普通高等教育中医药类"十二五"规划教材

全国普通高等教育中医药类精编教材

医学生物学

（第3版）

（供中医学专业、中西医结合专业、针灸专业、骨伤专业、中药学专业使用）

主　审	徐　莉
主　编	王志宏
副主编	李　兰
	吴　静
	张小莉
	米丽华

上海科学技术出版社

图书在版编目(CIP)数据

医学生物学/王志宏主编. —3 版. —上海：上海科学技术出版社,2013.9(2017.6重印)

普通高等教育中医药类"十二五"规划教材 全国普通高等教育中医药类精编教材

ISBN 978 - 7 - 5478 - 1871 - 8

Ⅰ. ①医… Ⅱ. ①王… Ⅲ. ①医学—生物学—高等学校-教材 Ⅳ. ①R318

中国版本图书馆 CIP 数据核字(2013)第 174419 号

医学生物学(第 3 版)
主编 王志宏

上海世纪出版股份有限公司
上 海 科 学 技 术 出 版 社 出版
(上海钦州南路 71 号 邮政编码 200235)
上海世纪出版股份有限公司发行中心发行
200001 上海福建中路 193 号 www.ewen.co
常熟市华顺印刷有限公司印刷
开本 787×1092 1/16 印张 15.75
字数 340 千字
2001 年 8 月第 1 版
2005 年 10 月第 2 版
2013 年 9 月第 3 版 2017 年 6 月第 13 次印刷
ISBN 978 - 7 - 5478 - 1871 - 8/R·630
定价：35.00 元

专家指导委员会名单

（以姓氏笔画为序）

万德光	王 华	王 键	王之虹	王永炎
王亚利	王新陆	邓铁涛	石学敏	匡海学
刘红宁	刘振民	许能贵	李灿东	李金田
严世芸	吴勉华	杨关林	何 任	余曙光
张伯礼	张俊龙	陆德铭	范永升	周永学
周仲瑛	郑玉玲	郑 进	胡鸿毅	施建蓉
耿 直	高思华	唐 农	梁光义	黄政德
翟双庆	颜德馨			

前　言

医学乃性命之学,医学教材为医者入门行医之准绳。上海科学技术出版社于.1964 年受国家卫生部委托出版全国中医院校试用教材迄今,肩负了近半个世纪全国中医院校教材建设、出版的重任。中医前辈殚精竭虑编写的历版中医教材,培养造就了成千上万的中医卓越人才报效于中医事业,尤其是 1985 年出版的全国统编高等医学院校中医教材(五版教材),被誉为中医教材之经典而蜚声海内外。

进入 21 世纪,高等教育教材改革提倡一纲多本、形式多样,先后有多家出版社参与了中医教材建设,呈现百花齐放之势。2006 年,上海科学技术出版社在全国高等中医药教学管理研究会和专家指导委员会精心指导下,在全国中医院校积极参与下,出版了供中医院校本科生使用的"全国普通高等教育中医药类精编教材"。"精编教材"综合、继承了历版教材之精华,遵循"三基"、"五性"和"三特定"教材编写原则,教材编写依据国家教育部新版教学大纲和国家中医药执业医师资格考试要求,突出"精炼、创新、适用"特点。在教材的组织策划、编写和出版过程中,上海科学技术出版社与作者一起秉承认真、严谨、务实的作风,反复论证,层层把关,使"精编教材"的内容编写、版式设计和质量控制等均达到了预期的要求,并获得中医院校师生的好评。

为了更好地贯彻落实《国家中长期教育改革和发展规划纲要(2010—2020 年)》,全面提升本科教材质量,充分发挥教材在提高人才培养质量中的基础性作用,2010 年秋季,全国高等中医药教学管理研究会和上海科学技术出版社在上海召开了中医院校教材建设研讨会。在会上,院校领导和专家们就如何提高高等教育质量和人才培养质量发表了真知灼见,并就中医药教育和教材建设等议题进行了深入的探讨。根据会议提议,在"十二五"开局之年,上海科学技术出版社全面启动"全国普通高等教育中医药类精编教材"的修订和完善工作。"精编教材"修订和完善将根据《教育部关于"十二五"普通高等教育本科教材建设的若干意见》(教高〔2011〕5 号)精神,实施教材精品战略,充分吸纳教材使用过程中的反馈意见,进一步完善教材的组织、编写和出版机制,有利于教材内容的更新、结构的完善和体系的创新,更切合中医院校的教学实践。

　　"教书育人，教材领先"。教材作为授业传道解惑之书，应使学生能诵而解，解而明，明而彰，然而要做到这点实在不易。要提高教材质量，必须不断地对其锤炼和修订，诚恳希望广大中医院校的师生和读者在使用中进行检验，并提出宝贵意见，以使本套教材更加适合现代中医药教学的需要。

全国普通高等教育中医药类精编教材
编审委员会

2011 年 5 月

编写说明

在全国高等中医药教学管理研究会教材学科组的支持下,《医学生物学》教材自 2001 年第一版、2005 年第二版出版以来,在国内多所中医药院校中使用。在此过程中,我们不断地总结经验,并与中医药院校同行之间相互交流使用信息,总体反映良好,得到了许多师生的关心、鼓励与厚爱,也收到一些学生和老师的意见与建议。我们衷心地感谢他们,因为这些鼓励和意见为我们第三版教材的修订起到重要的鞭策作用。

鉴于生命科学在 21 世纪与各学科更广泛的结合,根据国家实现中医药现代化的迫切要求,为了更好地贯彻落实《国家中长期教育改革和发展规划纲要》和《医药卫生中长期人才发展规划 (2011—2020 年)》,培养传承中医药文明、创新中医药事业的复合型、创新型高等医药专业人才的需要。我们确立了生命科学理论和技术与中医药理论发展和临床实践相结合的指导思想和切入点,对《医学生物学》进行全面的修订。本教材反映新世纪教学内容和教学改革的成果,从教材内容的选择和编写体系上,注意基础知识、实践能力、创新意识及素质教育的综合培养,为学生在知识、能力和素质协调发展上打下良好的基础,创造发挥才能的空间。

围绕中医药院校学生前期基础医学课程以及与中医药研究密切相关的问题,本教材淡化生命和环境等常识性问题,强化细胞生物学、医学遗传学的教学。在不改变现有教学核心内容的基础上,以细胞功能为主线,以分子机制为视点,以遗传病临床案例为特点,适当补充前沿知识,加强基础学科与临床的联系和结合,力图保持教材内容具有基础性、科学性和前沿性,注意把握好拓宽知识、更新内容的分寸,使学生感到学有所用,激发学生学习的内在动机和热情,为后继课程打基础,为将来进行中医药现代研究作准备。

第三版《医学生物学》将为中医药基础理论研究加入现代科学内涵,为中医临床实践提供现代科学的研究方法,为中药现代化架起更高的研究平台,使中医药研究从整体水平向细胞水平、分子水平和基因水平深入。

本书可作为高等中医药院校中医学专业、中西医结合专业、针灸推拿专业、骨伤专业、中药学专业的本科生教科书,同时也可以作为高等中医药院校教师和从事中医药研究的科研人员进行教学、科研的参考书。

　　本课程的教学时数在各校、各专业间有所不同,任课教师可根据具体情况对讲授内容做适当调整。实验指导的内容,也可根据各校实验室的条件适当取舍。

　　由于本书是一本将现代生物学知识与中医药教学、研究相结合的教材。限于水平,不当和错误之处在所难免。请不吝批评指正,以便做进一步的修改。

《医学生物学》编委会
2013 年 7 月

目　录

第一篇　细胞生物学

第二篇　医学遗传学

第三篇　实　验　指　导

■附录 ………………………………………………… 230

绪　论

一、 医学生物学及其研究内容

生物学(biology)是研究生命的科学。它是研究生命的现象和本质,并探讨生物发生和发展规律的一门科学,所以也称生命科学(life science)。

生物学是近年来发展最迅速的科学,研究范围的广泛性,研究方法的先进性,研究方向的多样性,是任何一个学科所不及的。从宏观宇宙对生物体的影响,到微观人类基因组计划中碱基对的破译,无不显示生命科学取得的辉煌成就。而医学生物学正是研究人体生命现象和本质的科学。它的发展是以生物学的发展为基础的,所以说医学生物学是一门与生物学有关的基本理论、基本知识和基本实验方法的基础医学学科,其研究内容是生命的基本结构、功能、发生、发展及其探索生命的奥秘,是一名医学生必须学习的最基础和最重要的一门课程。

二、 医学生物学与中医学的关系

医学生物学无论从宏观研究宇宙时空对人体的影响,还是从微观基因水平对人体疾病机制的揭示,都是在各个层面上不断地证明中医学的科学性、独特性和前瞻性。

中医学是研究人体生理、病理以及疾病的诊断和防治等的一门科学。它是中华民族五千年灿烂文化的结晶,是古人集天文、地理、自然、哲学、数学、物理、化学、历史、人文等科学为一身的综合科学的总结,并应用到人体科学中的一门学科。其理论之精深、内涵之广博,从它的理论体系特点"整体观念,辨证施治"得到体现。

生命科学是从生命结构的不同层次上研究人体正常和疾病状态下生命活动及其规律的一门科学,它主要研究生命发生、发展中,人体结构、功能、相互作用及其同疾病的关系,再应用到诊断、治疗上。中医药学是从宏观角度来认识人体并进行辨证施治的。随着生命科学的迅速发展及人类基因组计划的加快完成,使经典的中医药学只能从宏观上认识人体,难以深入到细胞分子水平的传统规则被打破,现代生物技术理论与技术在中医基础理论、中医临床及中药研究中的广泛应用,已经取得了令人瞩目的成果。证明了生命科学与中医药学之间的关系是密不可分的。

有人比喻,中医是采用"黑箱方法"来认识疾病的,即用中药输入人体,再通过输出观察人体病症是否消失来治疗疾病,反过来再推出中药的药理作用,推出脏腑的生理功能。由于中医对人体黑箱的可观察变量总是维持在一定的剂量水平,势必造成中医药发展的缓慢状态。而生命科学则正是采用彻底打开人体黑箱的"白箱方法"来认识人体生命的发生、发展中生理和病理过程的。中医药现代化是中医学发展的必然方向,是中医药实现现代化的必由之路。必须通过吸纳现代科学发展所取得的各项先进技术,吸收生命科学所取得的最先进的理论和技术，为我所用。这也是中医学在五千年发展中不断吸收各门科学成果来丰富和壮大自己的优良传统的又一次体现。使中医学在超越自我的同时，得到更大的发展，加快走向世界的步伐，为世界人民的健康，做出自己应有的贡献。

第一篇

细胞生物学

第一篇

昆虫生理学

第一章

什么 是 细 胞

一般认为,构成生命体的所有细胞都来自同一个祖先细胞。细胞起源的第一步是无机小分子合成有机小分子,随后小分子聚会产生了 RNA,而 RNA 则具有自我复制和催化生化反应的功能。催化生成核酸、蛋白质等细胞形成基础的生物大分子。核酸、蛋白质等生物大分子具有独特的组装结构和功能,可进一步演化成细胞。细胞可自主地将水、盐、生物分子(蛋白质、核酸、脂类和糖)按照一定规律,分层次地组装成细胞内结构,细胞器和单个细胞。细胞是一个开放体系,是构成多细胞生物体结构和功能的基本单位。

　　地球上绝大多数生命体,从细菌到植物、动物和人类,都是由细胞组成的。细胞在生物体中具有特殊地位——结构和功能的基本单位。在这个千万生命孕育繁衍的星球上,只有类病毒和病毒属于非细胞组成的生命体,但是病毒和类病毒的代谢和繁衍具有非自主特性,不能独立于细胞之外生存,从进化角度看,细胞是从分子到人类的过程中最重要的状态。细胞生物学以完整细胞的生命活动为着眼点,从分子、亚细胞、细胞和细胞社会的不同水平来阐述生命的这一基本单位的特性。

第一节 ｜ 细胞的起源和进化

　　细胞起源的过程实际上就是原始生命发生的过程,因没有办法回到几十亿年前去逐一验证这一过程中发生的关键事件,因此,此过程既复杂又难以研究。但是大自然同时也留下了众多可供探究的线索。目前已知的理论认为,生命进化是通过化学进化实现的。在生命出现以前的远古时代,经历了元素形成(C、H、O、N、P、S、卤素和金属)及简单化合物(CH_4、CO_2、H_2O、H_2S、H_3PO_4、NH_3 等)形成等过程。

一、细胞起源于无机物质

　　在 20 世纪 20 年代,A. I. Oparin 和 J. B. S. Haldane 相继提出了生命起源的化学进化观点,早期的地球经过若干亿年的演化,原始大气中主要含有二氧化碳、氮气、氢气及少量的甲烷、氨等,几乎没有氧气,大气层呈还原状态。这些物质在雷电、紫外线和火山爆发等外界因素作用下,形成简单的有机小分子,如氨基酸、核苷酸、糖和脂肪酸。这一理论在 20 世纪 50 年代,被 S. L. Miller、W. Groth 和 H. Weyssenhoff 等的实验所证实——无机小分子可以自发合成有机小分子(NH_3、CH_4、H_2 和 H_2O 混合,利用放电、紫外线作能源可合成甘氨酸、丙氨酸)。到了 20 世纪 60 年代,随着科学家在外太空的气体云层中发现了越来越多的复杂分子,也可以推断,地球大气层形成的同时,实际上也为有机物的合成提供了良好契机。在随后的年代里,科学家利用同 Miller 类似的实验条件,合成出来几乎全部与生命起源有关的生物小分子。

二、 生物大分子是细胞形成的基础

美国科学家 F Fox 发现,将各种氨基酸混合,置于 $130 \sim 180℃$ 下加热 1 个小时,或加入多磷酸 $60℃$ 温育较长时间后,多核苷酸也能按照这种方式生成。据此科学家认为,在原始地球上形成的有机小分子经过长期的进化和选择,逐渐聚合成生物大分子。核苷酸之间通过磷酸二酯键相连接,并逐步形成线性多核苷酸,氨基酸之间能够通过肽键相连接形成多肽。生命的设计就是生物大分子核酸和蛋白质的设计,生命的标志就是代谢着的核酸和蛋白质。

(一) 核酸

核酸是 1869 年 Miescher 从脓细胞中发现的。

1. 核酸的化学组成 核酸分为两类:核糖核酸、脱氧核糖核酸。

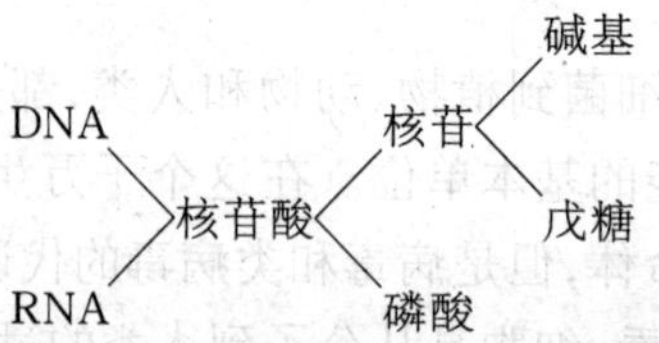

$$DNA \diagdown \, 核苷酸 \diagdown \begin{matrix} 核苷 \diagdown \begin{matrix} 碱基 \\ 戊糖 \end{matrix} \\ 磷酸 \end{matrix} \diagup RNA$$

组成核酸的碱基共有 5 种:腺嘌呤(adenine, A)、鸟嘌呤(guamine, G)、胞嘧啶(cytosine, C)、胸腺嘧啶(thymine, T)和尿嘧啶(uracil, U)(图 1 - 1 - 1)。

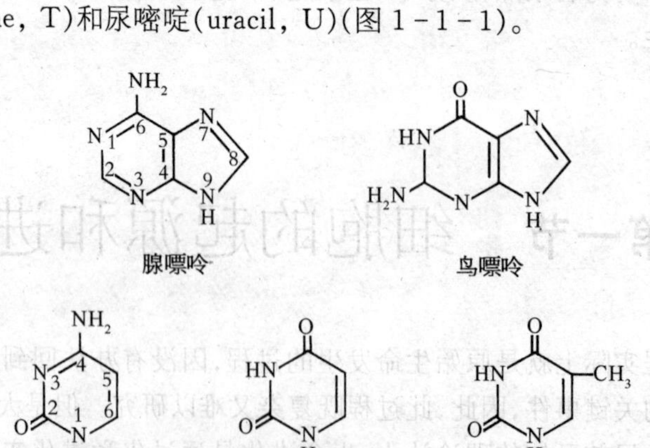

图 1 - 1 - 1 5种嘌呤和嘧啶的分子结构

DNA 分子中的戊糖是 $D - 2 -$脱氧核糖(即第二位碳原子上没有羟基相连),所以称之为脱氧核糖核酸。而 RNA 分子中的戊糖未脱氧(即第二位碳原子上有羟基相连),所以称为核糖核酸(图 1 - 1 - 2)。

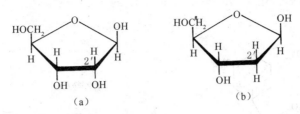

图 1-1-2　核糖(a)与脱氧核糖(b)的分子结构

　　碱基与戊糖缩合即成为核苷;根据戊糖的组成不同,核苷又可分为核糖核苷和脱氧核糖核苷。核苷的戊糖羟基与磷酸形成酯键,即成为核苷酸。组成 DNA 的核苷酸共有 4 种,即脱氧腺苷酸(dAMP)、脱氧鸟苷酸(dGMP)、脱氧胞苷酸(dCMP)和脱氧胸苷酸(dTMP);而组成 RNA 核苷酸则为另外 4 种,它们是腺苷酸(AMP)、鸟苷酸(GMP)、胞苷酸(CMP)和尿苷酸(UMP)。此外,有时磷酸可同时与核苷上的 2 个羟基形成酯键,这就形成了环化核苷酸 $3'$, $5'$-环腺苷酸($3',5'$-cyclic adenosine acid, cAMP),同时,与核苷结合的磷酸基团可以是一个,也可以更多,例如腺苷三磷酸(adenosine triphosplate, ATP)(图 1-1-3)。

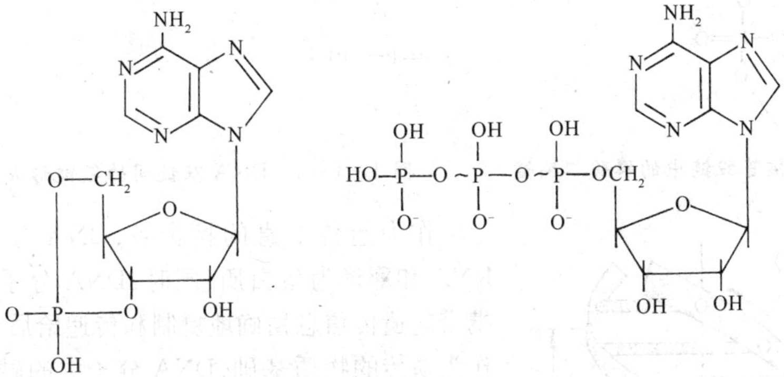

图 1-1-3　$3',5'$-cAMP 和 ATP 的分子结构

　　2. DNA 的结构与功能　组成 DNA 分子的脱氧核苷酸之间是通过磷酸二酯键连接在一起的,磷酸二酯键使上一个核苷酸脱氧核糖 3 位碳上的羟基与后一个核苷酸脱氧核糖第五位碳上的磷酸结合,这样一一相连成为一条长的多核苷酸链(图 1-1-4)。这样的长链必然有两个末端,一个是核糖的 $5'$ 末端,在此末端往往有磷酸相连,因而一般称为 $5'$ 磷酸末端;另一个是核糖的 $3'$ 末端,因其往往是游离羟基,所以也叫 $3'$ 羟基末端。

　　DNA 的一级结构就是指核苷酸在 DNA 分子中的排列顺序。由于 DNA 分子十分巨大,最小的 DNA 分子也包含了几千个碱基对,分子质量在 10^6 Da 以上。

　　1953 年,Watson 和 Crick 提出了著名的 DNA 分子双螺旋结构模型:脱氧核糖与磷酸交替排列构成了 DNA 的主链,每个 DNA 分子由两条这样的主链组成;两条链围绕着同一个中心轴形成螺旋,但走向相反,即一条链中磷酸二酯键连接的核苷酸方向是 $5' \rightarrow 3'$,另一条则是 $3' \rightarrow 5'$,螺旋的直径为 2 nm。由于糖与磷酸是亲水的,碱基是疏水的,因此主链在螺旋的外侧,而与戊糖相连的碱基处于螺旋的内部。同时,在双螺旋内侧,DNA 两条链中所含的碱基通过氢键形成互补的碱基对(A=T、C≡G)(图 1-1-5),每一碱基对位于同一平面上,并垂直于螺旋轴。相邻 2 个碱基对之间旋转 36°,沿 DNA 分子长轴方向相距 0.34 nm,因此每 10 个碱基对旋转 1 圈(360°),双螺旋的螺距为 3.4 nm(图 1-1-6)。

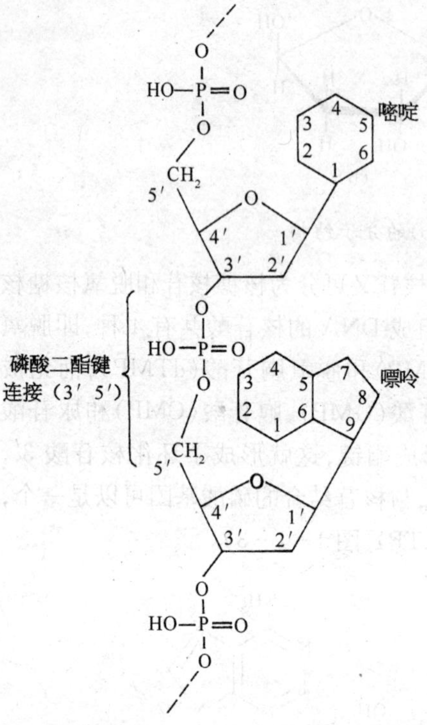

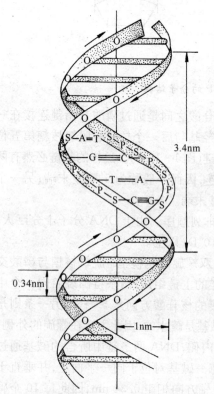

图 1-1-4　多核苷酸链中的磷酸二酯键

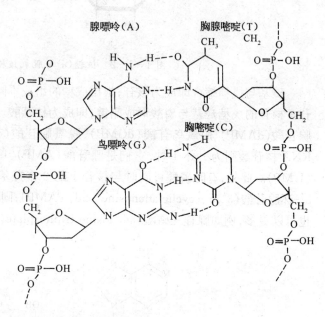

图 1-1-5　DNA 双链间的氢键形成(分子结构式)

作为遗传信息的携带者,DNA 分子能够转录为 RNA 和翻译为蛋白质;同时,DNA 分子还能够将它所携带的遗传信息精确地复制和传递给后代细胞。此外,作为遗传的物质基础,DNA 分子中的碱基序列改变将对其所决定的蛋白质组成和功能有重要的影响,并可导致多种疾病。例如:人类的镰刀状红细胞贫血症就是因第十一号染色体上决定血红蛋白组成的 DNA 分子的一个小区段发生了单个碱基的改变(A→T),导致血红蛋白组成上的异常变化,从而引起的严重疾病。如果 DNA 的某一段碱基序列所决定的蛋白质是一种酶,那么,当该序列的组成发生变化的时候,将造成这种酶结构的改变,继而引起它所催化的代谢过程发生中断或紊乱。苯丙酮尿症是由于缺少苯丙氨酸羟化酶,导致苯丙氨酸无法正常代谢所造成的,而白化病是由于缺乏酪氨酸酶致使黑色素无法正常形成所导致的。

图 1-1-6　DNA 双螺旋结构图解

3. RNA 的结构与功能　与 DNA 相似,RNA 分子也是由一定数量的核苷酸彼此间通过磷酸二酯键相连而成的长链状结构,但与 DNA 相比存在着以下不同:组成 RNA 的 4 种基本核苷酸是腺苷酸(AMP)、鸟苷酸(GMP)、胞苷酸(CMP)和尿苷酸(UMP),在碱基组成中,尿嘧啶代替了 DNA 分子中的胸腺嘧啶,而且其中的戊糖为核糖。同时,绝大部分 RNA 分子都是单链,在 RNA 分子的某些区域,有时可通过单链回折进行碱基互补配对,形成局部假双链结构。此外,在哺乳动物中,RNA 的含量要高于 DNA。根据 RNA 分子结构和功能的不同,可将它分为三类,即信使 RNA(mRNA)、转移 RNA(tRNA)、核糖体 RNA (rRNA)。

mRNA 占细胞 RNA 总量的 1%～5%,它的分子大小变异非常大,小到只含有几百个核苷酸,大到由近 2 万个核苷酸组成。mRNA 的结构在原核生物和真核生物中有很大的差别,这里着重介绍真核生物中 mRNA 的结构特点:① 5′端有帽子(cap)结构。所谓帽子结构就是在 5′末端的第一个核苷酸都是 7′氮上甲基化的鸟苷酸,而且它是以 5′端三磷酸酯键与第二个核苷酸的 5′端相连,而不是通常的 3′,5′-磷酸二酯键(图 1-1-7);随后,在第二个核苷酸(有时还包括第三个核苷酸)核糖的第二位羧基上也甲基化,分别形成帽子 0 型、1 型、2 型。帽子结构可保护 mRNA 不被核酸外切酶水解,进入细胞质后可被核糖体小亚基识别并与之结合。② 3′端有多聚腺苷酸尾巴(3′ polyadenylate tail),其长度在 20～200 个腺苷酸。它的存在主要与 mRNA 寿命有关,可以使 mRNA 保持稳定而不易解聚,并可促使它由细胞核移入细胞质中。

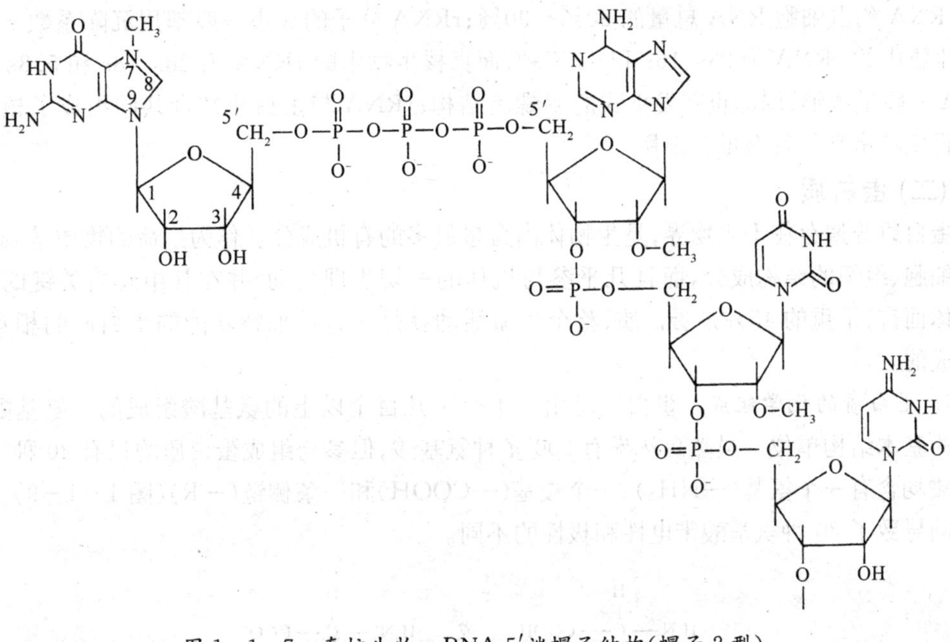

图 1-1-7　真核生物 mRNA 5′端帽子结构(帽子 2 型)

tRNA 占细胞 RNA 总量的 5%～10%,是单链小分子,含有 73～93 个核苷酸,分子质量约为 25 000 Da。它在结构上的特点是:5′端总是磷酸化的,而且往往是 pG,3′端是 CCA 三个碱基,在翻译过程中被激活的氨基酸即连接于此,形成氨酰-tRNA 复合体,运输到核糖体上的 mRNA 特定位点;同时,tRNA 分子中约半数的碱基互相配对形成双螺旋,其二级结构形状类似于三叶草,与 3′、5′端对应的基部环形结构称反密码环,其中间的 3 个碱基构成了反密码子;反密码子的组成决定了该 tRNA 运输氨基酸的种类(图 1-1-8)。tRNA 是氨基酸的运输工具,将氨基酸运输到核糖体上,参与蛋白质的合成。

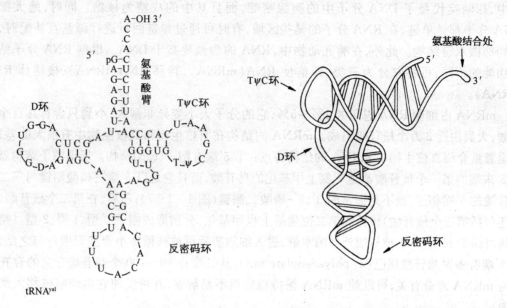

图 1-1-8　tRNA 的二级结构和三级结构

rRNA 约占细胞 RNA 总量的 80％～90％;rRNA 分子的大小一般都用沉降系数 s 表示,原核生物中的 rRNA 为 23s、16s 和 5s 三种,而真核生物中的 rRNA 为 28s、18s 和 5.8s 三种。rRNA 一般呈线形,局部也有发夹式的双螺旋结构;rRNA 与蛋白质结合共同组成了核糖体,对其行使正常功能具有重要作用。

(二) 蛋白质

蛋白质普遍存在于生物界,是生物体内含量最多的有机成分。作为生命的物质基础,它不仅是细胞、组织的结构成分,而且几乎参与机体的一切生理活动,并在其中起着关键的作用。就人体而言,干重的 45％是蛋白质,整个生命活动就是在各具独特功能的蛋白质的相互配合下完成的。

1. **蛋白质的化学组成**　蛋白质是由几十个至几百个以上的氨基酸组成的。氨基酸是蛋白质的基本结构单位。虽然自然界有 300 多种氨基酸,但参与组成蛋白质的只有 20 种。每个氨基酸均含有一个氨基(—NH₂)、一个羧基(—COOH)和一条侧链(—R)(图 1-1-9)。侧链的不同导致了 20 种氨基酸带电性和极性的不同。

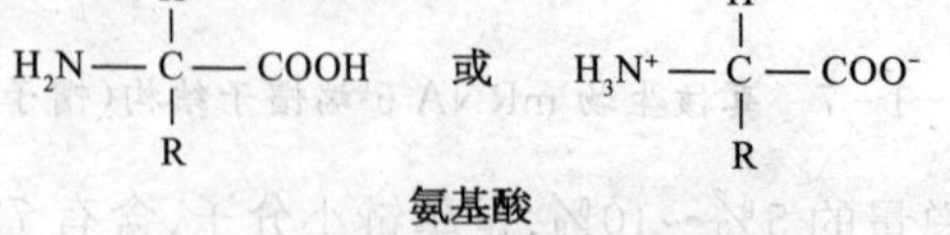

$$H_2N—\overset{\displaystyle H}{\underset{\displaystyle R}{C}}—COOH \quad 或 \quad H_3N^+—\overset{\displaystyle H}{\underset{\displaystyle R}{C}}—COO^-$$

氨基酸

图 1-1-9　氨基酸分子结构式

蛋白质就是由许多氨基酸残基通过肽键依次缩合而形成的多肽链。肽键就是一个氨基酸的α-氨基与相邻另一个氨基酸的α-羧基间脱水后形成的共价键(图 1-1-10)。由两个氨基酸残基缩合而成的化合物称为二肽,当氨基酸残基的数目在 10 个以上时则称为多肽。一般当其数目达到 50～100 个以上,而且整个分子具有稳定的空间结构时才称其为蛋白质。

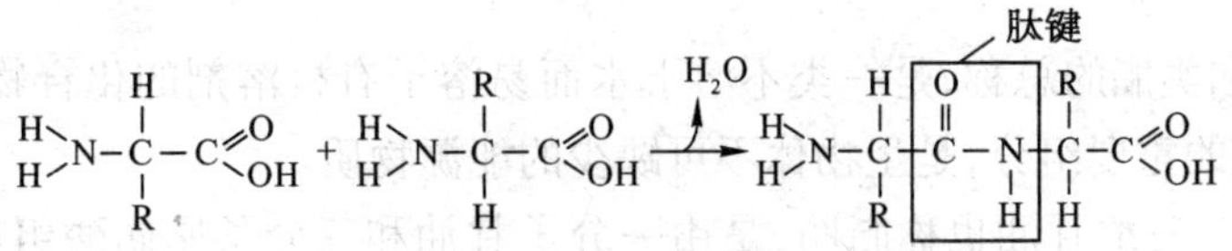

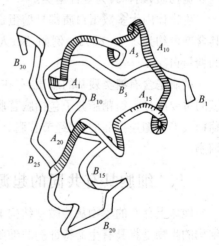

肽键 (由两个氨基酸残基缩合脱水而成)

图 1-1-10　氨基酸分子结构通式及肽键形成

2. 蛋白质的分子结构　蛋白质分子的结构相当复杂,可分为一级、二级、三级和四级结构。蛋白质的一级结构指的是多肽链中氨基酸的种类、数目和排列顺序,一级结构本身虽不能直接赋予蛋白质以生理功能,但不同蛋白质的一级结构,决定着蛋白质各自特定的空间结构和功能,它是蛋白质的基本结构(图1-1-11)。

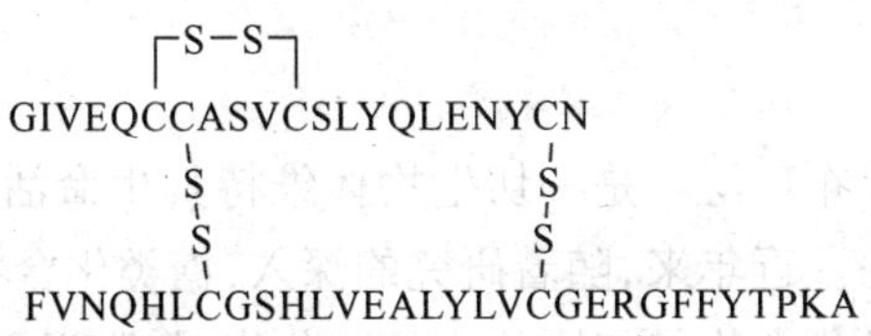

$$\begin{array}{c}\overset{\displaystyle\lceil S-S \rceil}{\text{GIVEQCCASVCSLYQLENYCN}}\\ \underset{\text{S}}{|} \qquad\qquad \underset{\text{S}}{|}\\ \underset{\text{S}}{|} \qquad\qquad \underset{\text{S}}{|}\\ \text{FVNQHLCGSHLVEALYLVCGERGFFYTPKA}\end{array}$$

图 1-1-11　胰岛素一级结构

蛋白质分子的二级结构是指肽主链原子的局部空间排布,是肽链上相邻近氨基酸残基之间主要靠氢键连接形成的局部有规律、重复的有序空间结构。它包括的基本构象单元有:α-螺旋、β-折叠、β-转角、无规则卷曲和π-螺旋及Ω-环等。在此基础上,蛋白质分子或蛋白质亚基中肽链的空间排布构成了蛋白质分子的三级结构,例如胰岛素分子即有接近球状的三级结构(图1-1-12)。蛋白质分子往往由几条多肽链构成,每条具有独立三级结构的多肽链即称为亚基,亚基间再排列组合成蛋白质分子的四级结构,例如血红蛋白分子即包括2个α-亚基和2个β-亚基。

几千年来,中药一直是人们防病治病的重要武器,过去一直认为动物或植物在生长过程中为了适应环境变化而产生的生物碱、萜类等特殊物质才是中药的有效成分,而像蛋白质这类维持其生长的结构物质是不具药效的。随着科学技术的不断发展,随着人们对客观世界认识的不断深入和变化,人们越来越深刻地认识到普遍存在于中药中的蛋白质成分,有些是具有显

图 1-1-12　胰岛素分子构象

著的生物活性和一定的医疗价值的。如天花粉中的天花粉蛋白有抑制绒癌和中期妊娠引产作用,并可治疗恶性葡萄胎;牛黄中的水溶性蛋白质具有收缩平滑肌和降压作用;水蛭中的蛋白质具有抗凝血作用;相思豆毒蛋白对肝癌细胞有一定程度的抑制作用;麝香的抗炎活性成分,也在近年来的实验中被证实其所含的是多肽,而不是过去认为的麝香酮。同时,许多酶制剂如胰蛋白酶、菠萝蛋白酶等可治疗炎症、水肿,分解坏死组织等疾患;番木瓜中的木瓜酶可作驱肠内寄生虫药。

（三）脂类

脂类是脂肪和类脂的总称，是一类不溶于水而易溶于有机溶剂的化合物。它广泛存在于人体内，是生物体的重要组分，是生物体不可缺少的能源物质。

1. **三酰甘油**　三酰甘油也称脂肪，是由一分子甘油和三分子脂肪酸组成的酯，故称甘油三酯，其通式如下：其中，R_1、R_2、R_3代表脂肪酸的烃链，它们可能相同，也可能不同。

$$
\begin{aligned}
&CH_2{-}O{-}COR_1\\
&CH{-}O{-}COR_2\\
&CH_2{-}O{-}COR_3
\end{aligned}
$$

2. **类脂**　类脂包括磷脂、胆固醇和糖脂等，它们都是构成生物膜的重要物质，约占体重的5%。

（四）糖类

糖类化合物在自然界分布广泛。是一切生物体维持其生命活动所需能量的主要来源，是生物体的基本结构物质之一。近年来，随着研究的深入，糖类化合物在生物体中的广泛作用日益受到了人们的重视。糖类化合物与细胞的生长和分化、细胞识别、细胞与环境之间的相互作用等方面均有着十分密切的关系。

单纯的糖类化合物常按其组分分为单糖、寡糖和多糖。单糖、寡糖或多糖链与蛋白质或脂类共价结合成糖蛋白、糖脂等糖结合物的过程称为糖基化作用。如果糖类化合物中含有了这些非糖物质，则称其为复合糖类。

生物体内大多数蛋白质都是糖蛋白，糖蛋白是由多肽链和糖链通过糖肽键相连而构成的，其含糖量约为1%～85%。例如，酶、人血清蛋白、多肽激素、膜蛋白等组分中均含有相当比例的糖蛋白。

糖脂是含有糖类残基的脂质，存在于动物体内的主要是糖鞘脂类，是动物细胞膜、内质网膜的重要成分。糖鞘脂分子包括脑苷脂和神经节苷脂两大类。脑苷脂是由神经酰胺与一个葡萄糖或半乳糖连接而成；神经节苷脂是一类结构复杂的糖脂，其分子中含有唾液酸，故为酸性糖脂。

三、　细胞具有共同的起源

地球上存在的生物从其微观结构上来讲，包括前细胞结构、原核细胞和真核细胞。前细胞结构的生物是指具有生命特征的非细胞结构的有机体，它们没有生物膜及细胞器。现今地球上的前细胞结构，如病毒，它们主要由核酸包以蛋白质外壳而构成，过去一度认为病毒是从非生物到生物的过渡形式，生物大分子首先形成了病毒的结构后，再由此产生原始细胞的结构。但随着对病毒研究的深入，发现许多事实不能用这种观点去解释。例如，病毒专门寄生于细胞内，它们只有在细胞内才能表现出生命现象，脱离细胞后就不能繁殖。因此，病毒的起源不可能先于细胞。病毒的基因组与其宿主的基因组在结构特点上十分相似，有些甚至在核苷酸序列上与宿主基因组的某些区域几乎一致。此外，病毒的结构与细胞内核酸和蛋白质的复合体——核蛋白的结构也有相似之处。所有这些事实使得人们现在比较普遍地认为病毒是由细胞衍生的，是细胞内"逃脱"出来的某些基因及蛋白质的复合体。

现在已有大量的分子生物学和古微生物学方面的事实表明,原核细胞和真核细胞有共同的起源,即有共同的祖先。而且,原核细胞比真核细胞在生物进化史上更早出现。因此,真核细胞是源于远古的原核细胞,因而可以把原核细胞看做是一类比较原始的细胞。但是,原核细胞毕竟已经是一类结构相当精密的细胞,在生命起源过程中,它们不可能一下子从非细胞的生命形式演化而成。

支原体可以说是现代最小最简单的细胞。支原体能独立生存,除了可以在细胞中寄生繁殖,还可以在无细胞的培养基中生长繁殖。它们多为球形,比细菌小得多,直径只有 $0.1 \sim 0.3\ \mu m$,从体积上来说是一般细菌的 $1/1\,000$,只相当于一些病毒的大小。支原体细胞的结构极为简单,只具有作为细胞所必需的结构。支原体的外围是细胞膜,其内的细胞质中只有核糖体等亚细胞结构,数目可多达千个。支原体的基因组,为双链 DNA,散布于整个细胞内,没有形成核区或拟核。在这种细胞内,含有 DNA、RNA 和多种蛋白质,包括上百种酶类。尽管支原体很小,但在结构和功能上与其他较为复杂的原核细胞相比相比不相上下。因此,它们是一类完整的生物体。

根据相关研究,一个现代的细胞要进行独立的生长和繁殖,至少需要 100 种酶。这些生物大分子进行生命活动需要拥有一个直径为 $0.05\ \mu m$ 的空间,再加上编码这些蛋白质的基因组,合成蛋白质的核糖体以及包围在外面的细胞膜。因此一个完整的细胞的最小直径,在理论上推测应该在 $0.1\ \mu m$ 左右。最小的支原体的直径刚好是 $0.1\ \mu m$。因此,可以把其作为原始细胞的一种模型。

作为最原始的细胞,支原体还是太复杂了。根据对现代细胞结构的研究以及对"RNA 世界"基因和基因组起源的认识,可以作一些合理的推测。

"RNA 世界"中产生了能自我复制的生物大分子,开始时这种大分子很可能是裸露的,即原始的生命还处于非细胞时期。此后,这些生物大分子被脂类膜所包围,成为一种拟膜 (membrane-like) 系统。初期的膜和拟膜系统都是不稳固的,容易破裂,也容易与其他拟膜发生融合。这种不稳定性使得膜内的生物大分子可以继续利用环境中的小分子元件进行自我复制,从而产生更多类似的拟膜系统。膜的存在能为最原始的"基因"或"基因组"等生物大分子提供一定的保护,但同时又不会把它们与外界完全隔离起来。这种由脂膜及其包裹的可自我复制的生物大分子组成的膜体系就是最原始细胞的雏形。起初,这种最原始细胞的膜体系中没有蛋白质,因为蛋白质的自发形成比较困难,另外原始生物中 RNA 身兼遗传信息贮存、自我复制以及一定的催化功能为一体,使得蛋白质在生命的早期往往"派不上用场"。这样,只要有原始的膜系统加上"基因"或"基因组",就足可以形成最原始的细胞。

最原始的细胞进化首先是其内的"基因组"向复杂化和多功能化发展,所以导致蛋白质生物合成的出现,进一步通过自组装建立起比较完善的膜系统和合成蛋白质的"机器"——核糖体,继而现代细胞系统的雏形方可显露。这种细胞可能类似现代的支原体。再发展下去,通过建立比较完善的能量代谢系统,而且基因组相对集中,形成拟核,就进化为原始的细菌类;如果此时还建立光合作用系统,就进化为原始的光合细菌,即现代蓝藻的祖先。这些原始的原核细胞已有可能留下它们的形态或活动痕迹的地质记录。

四、 原核细胞到真核细胞的演化

原核细胞结构简单,种类很少,当今世界上生存着的细菌、立克次体及支原体等微生物仍属原核细胞。在 15 亿年之前,由原核细胞又进化到一个更高级的阶段——即具有完整细胞核和含多种细胞器的真核细胞。真核细胞结构复杂,种类繁多,高等动物、植物以及人类均由真核细胞构成。

原核细胞与真核细胞的主要区别是:① 从大小来看,原核细胞一般仅有 $1\sim10~\mu m$,而真核细胞则为 $10\sim100~\mu m$。② 从遗传物质的存在方式和分布上看,原核细胞中的 DNA 分子是不与组蛋白结合的环状 DNA,而且就位于细胞质中,无核膜、核仁等构造;但真核细胞中的 DNA 分子是与组蛋白结合在一起的,而且集中于细胞核内,细胞核与细胞质之间以双层核膜为界。③ 从是否具有胞内膜系统上来看,原核细胞没有胞内膜系统,因而不存在内质网、高尔基体、溶酶体等膜性结构,没有或只有极少的细胞器;而真核细胞中的胞内膜系统非常完善,膜性细胞器丰富而发达;这些膜系承担着分泌、吸收及生物合成等多种功能。同时,真核细胞的内吞、外吐现象将胞内膜系统与细胞膜相关联。④ 从非膜性结构上看,原核细胞内没有微管、中心粒等结构,而真核细胞内有细胞骨架系统,这与真核细胞体积大,胞内各种细胞器需要有运动的轨道和桥梁是相适应的。同时,当细胞分裂时,也需要微管等细胞骨架的收缩和牵拉。此外,对另一种非膜性细胞器核糖体来说,虽然原核细胞与真核细胞中都含有这种结构,但其大、小亚基的组分在两种细胞中也是截然不同的。⑤ 原核细胞中 DNA 的含量少,复制的周期性不明显;而真核细胞中 DNA 的含量极多,大大超过编码细胞中蛋白质所需的量,大部分DNA 都是为基因表达担负开启与关闭等作用的"调节"DNA,而且 DNA 是在细胞增殖周期中的一定时期进行复制的。⑥ 从细胞的繁殖方式上看,原核细胞通过出芽或两分法等方式直接分裂为二,真核细胞则进行复杂的有丝分裂。⑦ 从蛋白质合成的过程上看,在原核细胞中,DNA 的复制、RNA 的转录和蛋白质的翻译是在同一地点连续进行的;而在真核细胞中,DNA 的复制及 RNA 的转录和加工在细胞核内完成之后,转录出的 mRNA、tRNA 和 rRNA 将从核内移至细胞质中,再进行蛋白质的合成。

原核细胞与真核细胞两者也存在着几个基本的共同点:它们都能独立地进行生命活动,都具有完整的细胞膜;细胞内都存在着遗传物质(DNA);在蛋白质合成中都遵循着基本相同的遗传密码;细胞在完成代谢活动中所需的某些酶系也都是基本一致的;这些共同点的存在表明了原核细胞与真核细胞之间有着发展联系。

真核细胞的起源与进化是生物学的重大课题之一,至今仍未取得一致的观点,概括起来有"共生论"和"进化论"两种说法。其争论的焦点是关于线粒体、质体、核膜、鞭毛等细胞器的起源问题。

"共生说"的根据是:① 由于共生体来源于自由生活的原核细胞,现存真核细胞的线粒体、质体仍有其独自的遗传物质 DNA、RNA 及蛋白质合成体系——核糖体、ATP、核苷酸等,这些都是自由生活细胞的遗迹。② 细胞以有丝分裂进行增殖时,线粒体、质体等也相应地分裂增殖。这些由于共生起源的细胞器至今仍保留其一定的独立性和连续性。③ 共生起源的细胞器如果在细胞中丧失,在适当条件下可以由细胞核的基因作用产生。④ 现存的有机体中仍能找到细胞器共生起源的自然存在的对应物,例如,绿草履虫、金藻类、绿水螅等。不少低等生物的细胞中都证明有绿藻、蓝藻和隐藻的共生体。

"进化说"的证据是:① 现存嗜氧原核细胞常有类似于线粒体的结构,它是由质膜内陷并迂回折叠的内膜系统,有呼吸功能的细菌细胞质被认为是与线粒体同源的蓝藻类(如满江红、鱼腥藻)及光合细菌的原核细胞内有重叠的片层状囊泡,其上面的光合结构,也是质膜内陷形成的。原核细胞内的呼吸和光合功能的膜相结构中,均可看作是线粒体和质体的雏形。这些细胞器是在原核细胞内渐渐进化来的,而不是共生的。② 真核细胞的分裂间期染色体(DNA)是附着在核膜内侧的,这是被保留下来的原始特征。这一事实充分证明上述模型中,假设遗传物质紧贴细胞膜是毋庸置疑的。③ 将真核细胞进行连续切片,发现核膜与内质网及质膜是连续结构,说明核膜与质膜的渊源关系。④ 有人认为,双层膜细胞器的内膜来自内陷的细胞膜:外膜与内膜具有近似性,如核膜外膜与内质网都有核糖体,外膜与内膜均略薄。从眼虫藻植物中可以观察到,内质网可以裹上叶绿体,显示了内质网有包裹其他细胞器的能力。

细胞的出现使生命有机体有了独立的特性和稳定性,从而加快了生物的进化进程。细胞的不断完善、进化,必将使生命向更高层次发展。

第二节　细胞的共性

一、 细胞是一个开放体系

细胞由细胞膜包裹着,使细胞质尤其是遗传物质与细胞外环境隔离开来,但细胞的基本特征是新陈代谢,细胞膜的另一个功能是胞内外物质和信息的选择性交流,它承担着物质出入、信息交换以及与细胞外环境联络和识别等作用。细胞与细胞外界的广泛联通,使得细胞与细胞外环境以及其他细胞之间形成了相互作用、相互协调的依存关系,这就是细胞的社会属性。

细胞社会不只是细胞的集合体,它强调的是生物体内细胞之间建立了联络和连接的关系,使不同细胞能够发生协调性活动,最终构成一个统一的多细胞生物体。单细胞生物体的功能有限,随着进化,多细胞生物出现,突破了单细胞活动的既有方式,细胞的功能大幅度地扩展,细胞之间的协调和整合更加完善,细胞分化导致生物体内细胞分工更加明确,功能更加专一,出现了器官和系统,使机体能够更好地适应复杂的或变化的外部环境。因此,细胞具有独特的属性,一方面它是由界膜包围的,相对封闭的功能单位,能够自我调节和独立生存;另一方面,它又是不断与外界进行物质、能量和信息交换的开放体系。一切生命现象,诸如生长、发育、增殖、分化、遗传、代谢、应激、运动、衰老和死亡等都在细胞的基本属性中得到体现。

二、 细胞是一个自组装和去组装呈现动态平衡的体系

所有的细胞都由水、盐、生物大分子和多种微量有机化合物组成,但这些化学物质并不是随机地或无序地堆砌,而是按照一定规律,分层次地组装成细胞内结构、细胞器和单个细胞。再由细胞构成组织、器官和系统,以执行机体的各种复杂的功能活动。细胞结构的组装是细胞功能的最重要的基础,组装形成的特定复合物,可以是细胞结构基础和功能单位,但也有许多并不是固定结构,而只是在细胞特定的功能活动中临时性组装的产物,例如 DNA 转录起始复合物、着丝粒等。

细胞结构的组装常常是自行发生的,称为自组装(self-assembly)。某些细胞内结构组装的指导信息存储在亚基中,其纯化的亚基可以在合适的体内或体外条件下自发组装成最终的

结构。例如,细菌核糖体包括 55 种不同的蛋白质分子和 3 种不同的 rRNA,在试管中的合适条件下,它们可以自发形成具有合成蛋白质功能的核糖体。

某些复杂的结构如线粒体、纤毛和肌原纤维等不能发生自发组装,它们的部分装配信息来自特定的酶和蛋白质,这些因子行使模板功能并引导结构组装,但并不出现在最终的结构中,称协助组装。

有些多肽链合成后,经过蛋白质的分选,直接组装到预先形成的结构上,称直接组装,如细胞质膜组分的组装。

细胞结构的组装和去组装常常同时发生,呈现动态平衡,以此维持和更新细胞的结构体系。参与组装的亚基之间的装配和解聚是一个可逆的过程,易于调控,这也有利于避免结构形成过程中的错误。但并非所有生物大分子的组装都是可逆的,某些细胞结构在解聚成相应组分后不能自发组装。

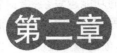

细胞膜与物质运输

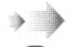

　　细胞膜是包围在细胞外表面的一层薄膜,既将原生质与外界环境分隔开来,也是一层选择透过性屏障。细胞膜的主要组成成分是脂类、蛋白质和糖类等,它不仅能够为细胞的生命活动提供一个稳定而特异性的内环境,而且行使着物质运输、信号传递等多种复杂功能。细胞膜的流动性和不对称性是膜功能具有方向性和多种复杂膜功能得以实现的重要条件。细胞膜是胞内外物质运输的主要通路,介导物质跨膜运输的转运蛋白包括通道蛋白和载体蛋白,通道蛋白介导的是被动运输过程,而载体蛋白既可介导被动运输,也可介导主动运输过程。细胞膜的物质运输功能与动作电位的形成、兴奋-收缩的偶联、葡萄糖等营养成分的吸收等均密切相关。

　　细胞膜(cell membrane)是包围在细胞外表面的一层薄膜,它将原生质与外界环境分隔开来,使细胞内部具有一个相对独立和稳定的内环境;同时,细胞膜也使细胞与外界环境保持着密切的联系。通过细胞膜,细胞可以从外部吸收营养,并排出代谢产物,完成内外物质和能量的交换;各种信息的跨膜传导也在不断地进行着,信息的准确传递将使细胞的生命活动更加有序,机体的代谢活动更加协调。

第一节 | 小分子物质穿膜运输的一般原理

　　细胞膜具有特异性的组成方式和结构特点,这也是细胞膜能够完成其物质转运、能量交换、信息传递功能的基础和保证。

一、膜和小分子物质的性质决定穿膜运输的形式

(一) 细胞膜的化学组成

　　细胞膜的化学成分主要包括脂类、蛋白质和糖类,还有水、无机盐和少量的金属离子。其中,脂类和蛋白质构成了膜的主体,糖类则多以复合糖的形式存在,与膜中的脂类和蛋白质分

别形成糖脂和糖蛋白。一般来讲,膜的功能越复杂,蛋白质的含量越高,种类也越多。

1. **膜脂**　膜脂主要包括磷脂、胆固醇和糖脂,其中磷脂的含量最多。脂类分子都含有一个亲水的末端和一个疏水的末端,以磷脂酰胆碱为例(图1-2-1 a),其头部由胆碱、磷酸和甘油组成,因胆碱和磷酸均带电荷,所以头部是亲水性的极性末端;其尾部的两条脂肪酸链为疏水性的非极性末端。这种一个末端亲水、一个末端疏水的分子称为双亲性分子(amphipathic molecule)。

真核细胞膜中的磷脂分为甘油磷脂和鞘磷脂两类。甘油磷脂主要包括卵磷脂(磷脂酰胆碱)、脑磷脂(磷脂酰乙醇胺)、磷脂酰丝氨酸和磷脂酰肌醇;这些磷脂分子均以甘油为骨架形成。鞘磷脂分子中没有甘油,且一般含量较少,但在神经细胞膜中含量较多。

胆固醇是一种中性脂质(图1-2-1 b),在动物细胞膜中有较高的含量;它也是一种双亲性分子,其头部亲水的羟基基团紧靠磷脂的极性头部,将固醇环固定在近磷脂头部的碳氢链上,使膜中的碳氢链间不易聚集,对调节膜的流动性有重要作用。其非极性疏水结构为固醇环和烃链。

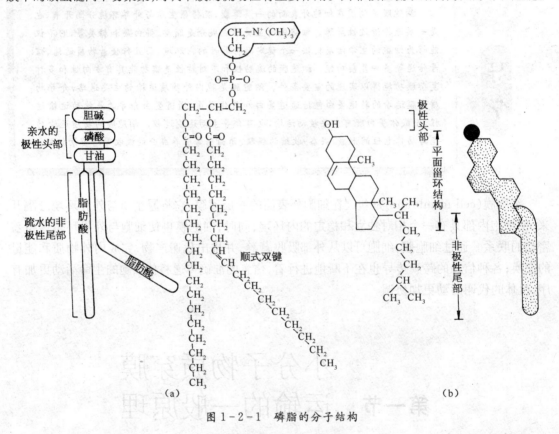

图 1-2-1　磷脂的分子结构

(a) 磷脂酰胆碱;(b) 胆固醇

糖脂由脂类和寡糖构成,也是细胞膜的一种重要组分,其糖基部分往往构成细胞膜受体识别的关键部位。动物细胞膜中的糖脂几乎均是鞘氨醇的衍生物,称为鞘糖脂。最简单的糖脂是脑苷脂,其头部只有一个糖基(半乳糖或葡萄糖)。较复杂的糖脂是神经节苷脂,其头部可含有多达7个糖残基,其中包括一到数个唾液酸。糖脂均位于膜的非胞质面,并将糖基暴露在细胞表面,其作用可能参与构成大分子的受体,与细胞识别和信号转导有关。

2. **膜蛋白**　蛋白质是膜最重要的组分,是膜功能的主要承担者,包括内在膜蛋白、外在膜蛋白和脂锚定蛋白;其含量和种类与膜的功能密切相关。内在膜蛋白(intrinsic membrane

protein)又称镶嵌蛋白,占膜蛋白总量的70%以上;一般来说,膜的功能越复杂,镶嵌蛋白的含量越多。其露出膜两侧的部分一般含极性氨基酸较多,属亲水性,而嵌入脂双层内的部分一般含非极性氨基酸较多,为疏水性,故内在膜蛋白也是双亲性分子。内在蛋白可不同程度地嵌入脂双层;也可贯穿整个脂双层,并可能多次折返穿越脂双层,形成单次或多次跨膜蛋白。外在膜蛋白(extrinsic membrane protein)又称周边蛋白,占膜蛋白总量的20%～30%,分布于细胞膜的内外表面,主要在内表面,为水溶性蛋白,它通过离子键、氢键与膜脂分子的极性头部相结合,或通过与内在蛋白的亲水区相互作用,间接与膜结合,故易于从膜上分离下来。脂锚定蛋白(lipid-anchored)又称脂连接蛋白,通过共价键的方式,蛋白质直接同脂分子结合或蛋白质通过一个糖分子间接同脂结合,位于脂双层的外侧 (图1-2-2)。

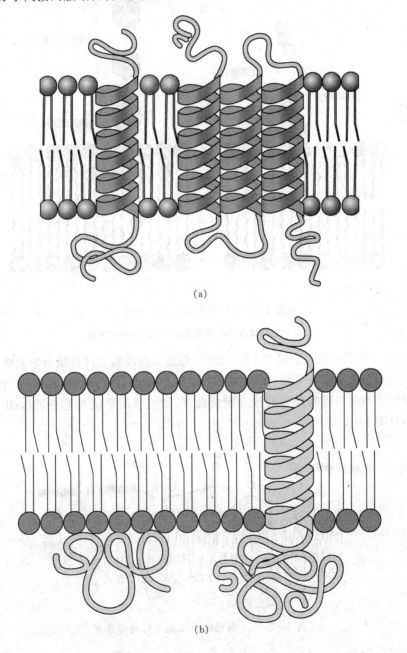

(a)

(b)

protein）是膜脂质的重要组成成分，约占总量的5.3%。一般认为，磷脂双分子层是膜的基本构架，而膜蛋白质则构成膜的功能。同种蛋白质在不同细胞膜上含量相差很大，而同一种蛋白质在不同的细胞膜上相差很大，如神经髓鞘的膜蛋白质含量较少，约占18%，而线粒体内膜的蛋白质可高达75%以上。膜蛋白质与膜脂质相比，有更大的多样性和复杂性，因此，膜蛋白质决定膜的功能特性。

（2）膜蛋白质的分类：根据膜蛋白质与膜脂质相互作用方式及其在膜中的位置，膜蛋白质可分为内在膜蛋白（intrinsic membrane protein）、外在膜蛋白（extrinsic membrane protein）和脂锚定膜蛋白（lipid-anchored protein）（图1-2-2）。

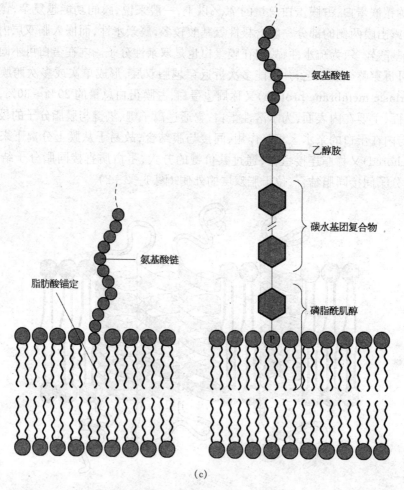

(c)

图1-2-2　蛋白与膜的结合方式

(a) 内在膜蛋白；(b) 外在膜蛋白；(c) 脂锚定蛋白

（图中标注：氨基酸链、乙醇胺、碳水基团复合物、磷脂酰肌醇、氨基酸链、脂肪酸锚定）

3. **膜糖类**　糖类占膜总重量的1%～10%，与膜蛋白或膜脂共价结合形成糖蛋白或糖脂。动物细胞膜上的糖类主要有7种：半乳糖、甘露糖、岩藻糖、葡萄糖、葡萄糖胺、半乳糖胺和唾液酸。糖类分子均伸向膜的外侧面或非胞质面，在细胞表面形成细胞外被（cell coat）或糖萼（glycocalyx）（图1-2-3）。

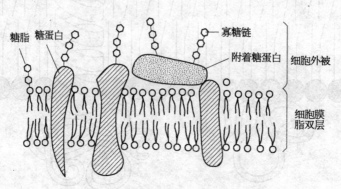

（图中标注：糖脂、糖蛋白、寡糖链、附着糖蛋白、细胞外被、细胞膜脂双层）

图1-2-3　细胞膜的组成与结构示意图

(二) 细胞膜的特性

细胞膜具有两个主要特性，即：不对称性(asymmetry)和流动性(fluidity)。膜中脂类分子在分布上的不对称性是"相对"的，这种不对称性主要表现在内外两层脂类成分的比例有较大差异，例如在红细胞膜上，磷脂酰胆碱和鞘磷脂多分布在膜的外层，磷脂酰丝氨酸、磷脂酰乙醇胺等则在膜的内层含量较多。不同类型的细胞膜中各种脂类的含量也不相同。同时，膜中蛋白质分子分布也具有不对称性，而且其不对称性是"绝对"的，即一种外在膜蛋白质总是固定地分布于膜的内侧或外侧，一种内在膜蛋白质在其穿膜区段的长短、方向、位置等方面也都是不变的。膜中糖类分子的分布也是不对称的，而且与蛋白质分子的分布特性类似，其不对称性也是"绝对"的，即糖类分子全部分布在细胞膜的外侧面(非胞质面)。膜结构的不对称性是膜功能方向性的保障，使膜两侧能够具有不同的功能，是生命活动高度有序性的重要结构基础。

膜具有流动性是指膜中的脂类和蛋白质等组分均处于运动状态，膜是一个动态的结构，这一特性是许多膜功能得以实现的基础。膜脂的主要运动形式包括：侧向扩散运动、旋转运动、左右摆动和翻转运动等(图1-2-4)；膜蛋白的运动形式则只有侧向移动和旋转运动。膜的流动性具有非常重要的生理意义，是包括物质运输、信息转导、细胞识别等许多重要膜功能得以完成的基础和保证。

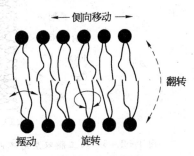

图1-2-4　膜脂分子
运动的主要形式

影响膜流动性的因素较多，脂肪酸链的长短和饱和程度、卵磷脂和鞘磷脂的比例、胆固醇的含量、温度以及膜蛋白的种类和含量等均可影响膜的流动性。一般来说，脂肪酸链越短，不饱和程度越高，卵磷脂与鞘磷脂比例越大，温度越高，嵌入蛋白越少，细胞膜的流动性将越大；胆固醇具有稳定质膜的作用，即在相变温度以上限制膜的流动性，在相变温度以下防止膜流动性的突然降低。

(三) 细胞膜的分子结构模型

细胞膜中的各种组分是如何排列构成细胞膜的呢？经过多年的研究及新技术的不断应用，人们的认识越来越深入。在片层结构模型和单位膜模型之后，S. T. Singer 和 G. L. Nicolson 在 1972 年提出的液态镶嵌模型(fluid mosaic model)较好地解释了膜的结构及其各种生理功能，其主要观点为：质膜由脂类双分子层构成其主体，蛋白质分子穿插在脂双分子层的内部及两侧，膜结构既具有固体分子排列的有序性，又具有液体分子的流动性；同时，脂类、蛋白质和糖类分子的分布均具有不对称性，这些都是膜实现各种生理功能的组成和结构上的重要基础。

此后，以液态镶嵌模型为基础，更加强调膜的流动性及膜功能区域性的晶格镶嵌模型、板块模型及脂筏模型等又使人们对膜的分子结构有了更深层次的认识。

(四) 小分子物质穿膜运输的形式

细胞膜的组成和结构决定了其对跨膜运输的物质具有选择和调节功能，这也是质膜固有的脂溶性和组成物质本身的特性所决定的，对维持细胞内环境的相对稳定性也具有重要意义。总的来说，由于组成膜主体的脂双层分子的中间部分是疏水性结构，所以脂溶性分子和小的不带电荷的分子能自由扩散通过质膜；但质膜对绝大多数溶质分子和离子都是高度不通透的，其跨膜转运必须依靠特殊膜转运蛋白的帮助才能得以实现。

根据运输过程是否消耗能量及运输方向是顺浓度梯度还是逆浓度梯度,小分子物质的穿膜运输可分为被动运输(passive transport)和主动运输(active transport)两种方式。被动运输是不消耗能量、物质顺浓度梯度转运的跨膜运输方式。主动运输是物质逆浓度梯度,在载体的协助下,在能量的作用下的跨膜运输方式。不需膜蛋白帮助就可以完成的跨膜被动运输称为简单扩散(simple diffusion)或自由扩散(free diffusing),是物质跨膜运输过程中最简单的一种形式。物质通过简单扩散方式跨膜运输的速率有较大的差异,其决定因素主要是通透物质的分子大小及分子在脂质中的相对溶解度,因为脂双层为疏水性结构,对于所有带电荷的分子(或离子)都是高度不通透的(图1-2-5)。一般来说,相对分子质量越小,脂溶性越强的物质通过脂双层膜的速率越高。脂溶性物质如醇、苯、甾类激素以及CO_2、O_2、NO等均可通过质膜进行顺浓度梯度的跨膜简单扩散。水分子因为分子小,且不带电荷,故也可进行简单扩散。在简单扩散方式以外的小分子物质跨膜运输均属于膜转运蛋白介导的被动或主动运输,而担负此功能的膜转运蛋白主要包括两种类型,即通道蛋白(carrier protein)和载体蛋白(channel protein)。

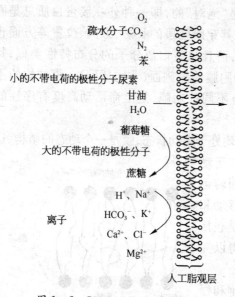

图1-2-5　人工脂双层对不同
分子或离子的相对通透性

二、 通道和载体蛋白是膜转运蛋白的主要类型

非脂溶性物质或亲水性物质,如氨基酸、糖和金属离子等借助跨膜蛋白的帮助顺浓度梯度或顺电化学浓度梯度,不消耗ATP进入细胞膜内的运输方式称为协助扩散(facilitated diffusion)。根据运输过程中介导蛋白的种类和作用的差异,该运输方式又分为通道蛋白协助扩散和载体蛋白协助扩散。在各种膜结合蛋白中,膜转运蛋白约占15%。作为膜转运蛋白的通道和载体蛋白对溶质蛋白的转运机制有所不同。

通道蛋白在协助扩散过程中不与被转运物质结合,而是形成贯穿膜的亲水性通道,一些特异性溶质分子从其中穿过并完成跨膜运输。通道蛋白介导的运输过程都是顺浓度梯度转运的被动运输。

载体蛋白几乎存在于所有类型的生物膜上,为多次跨膜蛋白。载体蛋白特异性很强,仅能与特定的溶质分子结合,然后通过其自身构象的变化完成被转运物质的跨膜运输。不同部位的生物膜通常含有适应该部位膜功能的特异性载体蛋白,因此载体蛋白的种类在不同部位的膜上往往差异较大,也体现着膜的功能特征。载体蛋白介导的运输过程可以是顺浓度梯度转运的被动运输,也可以是逆浓度梯度转运的主动运输(图1-2-6)。

质膜上膜转运蛋白的数目通过膜泡在生物膜之间的穿梭运输而受到调控。膜转运蛋白都是整合于高尔基体成熟面膜泡的膜上,然后被运输到质膜的。因此,膜运输蛋白可以停留在细胞内的膜泡上,在受到某种信号调控时被送到质膜表面,这是一个上膜的过程。相反,位于质

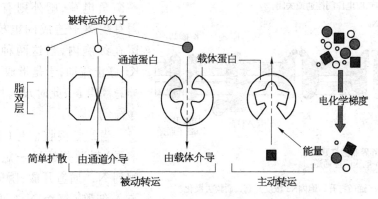

图 1-2-6　通道蛋白和载体蛋白在介导膜物质转运过程中的作用

膜的运输蛋白也可以通过胞吞被收回入细胞,随即被送到溶酶体途径实施降解。例如,血管加压素与肾脏集合管的主细胞质膜上的受体结合后可增加水通道蛋白的表达和上膜,阻断血管加压素与其受体结合可增加水通道的内吞。血管加压素就这样通过改变膜上水通道的数量实现对原尿中水分重吸收的调控。

第二节　通道蛋白介导的运输

一、　通道运输的特点和原理

经过通道蛋白进行运输时被转运物质并不需要与通道蛋白结合,且为顺浓度梯度运输,因此物质经过通道蛋白的运输速度较快,比载体蛋白介导的物质转运速度可高出 1 000 倍以上,而且没有饱和值。但通道蛋白对所转运离子具有高度选择性,其选择性主要取决于通道的直径、形状和通道内部带电荷氨基酸的分布情况,只有大小和带电荷情况都适宜的离子才能通过。例如 K^+ 通道只允许 K^+ 通过,而 Na^+ 不能通过。离子的跨膜电化学梯度为驱动其跨膜转运的动力。通道蛋白多数是在有特异性刺激时才开放的,如电压闸门离子通道、配体闸门离子通道、应力闸门离子通道等,即通道的开启和关闭受跨膜电位梯度、配体分子、应力变化的控制。

二、　依赖多种离子通道的动作电位

不同方式的物质跨膜运输产生并维持了膜两侧不同物质特异性的浓度分布。如果是带电荷的物质,特别是离子,就将形成膜两侧的电位差。细胞在静息状态下由于 Na^+ 泵作用,细胞内 Na^+ 是低浓度的,为平衡细胞内固有阴离子所需要的阳离子就只能是 K^+,在 Na^+-K^+ 泵的作用下细胞内高浓度 K^+ 的状态使细胞内有机分子所带负电荷得以平衡。但此时,所有细胞质膜上存在有对 K^+ 通透的通道,而且不需要特异刺激即可打开,即几乎没有"门控",因而也被叫做 K^+ 逸漏通道。K^+ 的浓度梯度驱使其逸出,这一现象使胞内留下了过量的非

① 静息状态：Na⁺,K⁺电压门控通道关闭。

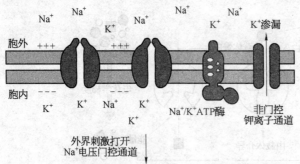

外界刺激打开
Na⁺电压门控通道

② 去极化期：Na⁺通道打开，胞内Na⁺浓度升高，质膜去极化。

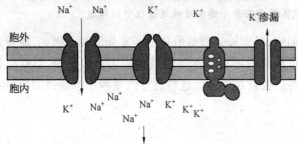

③ 反极化期：Na⁺通道关闭，K⁺通道全面开启，K⁺流出细胞。

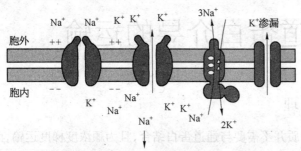

④ 超极化期：K⁺不断流出细胞，使细胞膜超极化，K⁺通道关闭。

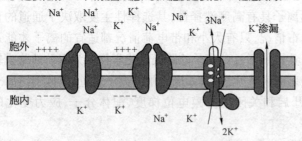

图 1-2-7　离子流与动作电位的关系

平衡负电荷，胞外则有过量正电荷，固有阴离子造成的电梯度又吸引其留在细胞内，当这两种力量平衡时，K⁺停止流动，于是形成了外正内负的静息膜电位，此时没有膜内外离子的净流动。

当细胞接收信号（电信号或化学信号）刺激并超过一定阈值时，电压闸门 Na⁺ 通道开放，瞬间大量 Na⁺ 流入细胞（每个 Na⁺ 通道每秒可通过 800 个 Na⁺），引起静息电位减小甚至消失（去极化），当胞内 Na⁺ 浓度进一步增加达到 Na⁺ 平衡电位，即形成瞬间内正外负的动作电位（反极化）。

当 Na⁺ 大量流入细胞时，K⁺ 通透性逐渐增加；当动作电位出现时，Na⁺ 通道失活，电压闸门 K⁺ 通道打开，K⁺ 大量流出使质膜再度极化，以至于超过原来的静息膜电位而呈现超极化状态。超极化膜电位使 K⁺ 通道关闭，膜电位重新恢复到静息状态。膜电位的形成和变化与质膜对 K⁺ 和 Na⁺ 通透性的差异及其通透性的特异性变化规律密切相关，而这些是依靠质膜上 K⁺、Na⁺ 通道蛋白及 Na⁺-K⁺ 泵等载体蛋白随膜电位变化发生有规律的开启或关闭来实现的。细胞膜电位具有非常重要的生物学意义，特别是在神经、肌肉等可兴奋细胞由化学信号或电信号引起的兴奋传递中有重要作用（图 1-2-7）。

三、Ca²⁺ 通道是心肌和骨骼肌兴奋收缩偶联的基础

多数离子通道并不是持续开放的，其开、闭是受闸门控制的。通道蛋白形成的闸门开放时间很短，一般只有几毫秒，随即关闭。这种特性非常有利于一些顺序性活动的完成，例如一个通道开放引起的离子流入可引起另一个通道的开放，而此时前一个通道将迅速关闭，另一通道的开放又会继发、顺次引起其他通道的开放和离子的流动。因此，离子通道顺次开放和关闭的切换和调节是许多细胞活动赖以完成的基础。

在心肌和骨骼肌兴奋收缩过程中,神经肌肉接头处的神经冲动传导就是离子通道,特别是 Ca^{2+} 通道的活动。当神经冲动传导至神经末梢时,首先引起细胞膜的去极化过程,导致膜上电压闸门 Ca^{2+} 通道开放,由于胞外 Ca^{2+} 浓度大大高于胞内(Ca^{2+} 泵维持),所以瞬时有大量 Ca^{2+} 从通道内流,引起神经末梢内突触小泡中的乙酰胆碱释放至突触间隙。释放出来的乙酰胆碱与突触后膜上的乙酰胆碱受体结合并使之开放形成阳离子通道, Na^+ 经此通道内流进入肌细胞,引起肌细胞膜局部去极化。去极化使膜上的电压闸门 Na^+ 通道开放,大量 Na^+ 流入肌细胞,使肌细胞膜进一步去极化,并导致动作电位沿整个肌细胞膜传播。肌细胞膜的广泛去极化引起肌质网上 Ca^{2+} 通道开放,大量 Ca^{2+} 流入细胞质,胞质内 Ca^{2+} 浓度的大量增加引发肌细胞的收缩(图 1-2-8)。

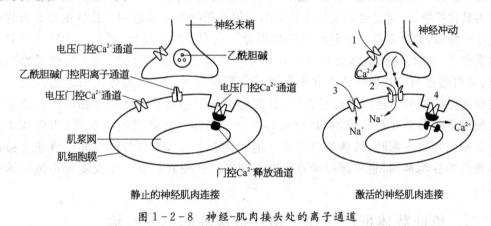

图 1-2-8 神经-肌肉接头处的离子通道

四、水通道蛋白的选择性转运

水是生物体的主要组成成分,约占体重的 70%。水分子是不带电荷的小分子,但其特点是具有极性。尽管水分子能够通过简单扩散的方式穿过脂双层,但速度较慢,对于一些与水吸收关系密切的组织,其在执行功能(如肾脏近曲小管对水的重吸收、唾液的形成、眼泪的形成等)时,仅仅依靠简单扩散肯定是难以满足需要的,此时水分子必须借助于质膜上的大量水通道蛋白以实现其快速跨膜运输过程。最典型的例子就是人肾近曲小管在完成对原尿中水的重吸收作用过程中,大量水分子通过水孔蛋白被重新吸收而再利用,因此尽管正常成年人一天原尿的产生量为 180 升,但最后排出的尿液只有约 1 升。

自从 20 世纪 80 年代,科学家在血红细胞膜中发现了第一个水孔蛋白,至今已有超过 200 种水孔蛋白被相继发现,哺乳动物细胞共有十余种水孔蛋白。研究表明,每个水孔蛋白由 4 个亚基组成,为四聚体。每个亚基均为 6 次跨膜的镶嵌蛋白,并可单独形成一个供水分子运动的中央孔,该孔道在转运中能够有效阻止 H^+ 的通过,表现出对水分子的特异通透性。因此,水孔蛋白是一个高度特异性的亲水通道,只允许水而不允许其他小分子溶质或离子通过。水孔蛋白在某些特异性组织中对水分的吸收或分泌有着非常重要的作用。

第三节 载体介导的运输

一、 载体介导运输的特点和原理

载体蛋白通过空间构象的变化进行物质的跨膜运输,如果是顺浓度梯度转运的运输过程称为易化扩散,如果是逆浓度梯度转运的运输过程称为主动运输。载体蛋白的最显著特点是专一性强,载体蛋白对所能转运的物质分子具有高度选择性,通常只能转运特异类型的溶质分子。如葡萄糖载体蛋白具有介导葡萄糖跨膜转运的功能,其上有葡萄糖的结合位点,并可通过自身构象的改变将葡萄糖释放到膜的另一侧。载体蛋白运输的另一特点是对被转运物质的转运方向是可逆的,其方向决定于物质的跨膜浓度梯度。载体蛋白仅在膜局部分布而并非在全膜均匀分布,其介导的转运过程还具有饱和性,当载体蛋白所有结合部位均被占据时,载体蛋白即处于饱和状态。载体蛋白与溶质的结合还可被溶质类似物竞争性地抑制,也可因与非竞争性抑制剂结合使其构象发生改变而不能与溶质分子结合。

二、 单向载体蛋白与葡萄糖、氨基酸的协助运输

葡萄糖载体蛋白是红细胞膜上重要的载体蛋白,含量占膜蛋白总量的5%,其相对分子质量为55 kD,是一种含有12次跨膜α螺旋的内在膜蛋白,其含有的一些极性氨基酸残基形成了与葡萄糖结合的位点,并通过构象的改变完成葡萄糖的协助扩散。该载体蛋白通过其两种构象状态交替改变完成葡萄糖转运功能的,在第一种构象状态下,葡萄糖先结合于载体蛋白朝向膜非胞质面的一侧,并因此引起载体蛋白构象的改变;此时葡萄糖的结合位点朝向膜内,并将葡萄糖释放到胞质溶胶中;载体蛋白的构象随即再次改变并回到转运过程的初始状态。这种构象的变化是可逆过程,红细胞依靠葡萄糖载体蛋白的工作不断将葡萄糖转运入细胞。因为葡萄糖进入细胞后迅速代谢,浓度降低,因此可继续由胞外运入细胞内。有些情况下,其转运方向也可以是由胞内向胞外,例如肝细胞可以合成葡萄糖并通过载体蛋白的介导将其运输至胞外(图1-2-9)。

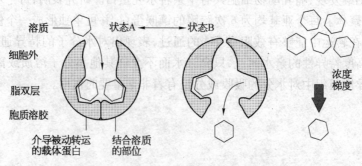

图 1-2-9 载体蛋白介导的协助运输

三、 Na⁺-K⁺ATP 酶驱动的主动运输

主动运输是消耗能量、物质逆浓度梯度并需要载体蛋白介导的跨膜运输方式。在质膜上，作为泵进行物质转运的 ATP 酶均具有专一性，不同的 ATP 酶专一性转运不同的离子。如 Na^+-K^+ ATP 酶就是一种逆浓度梯度运输 Na^+ 和 K^+ 的载体蛋白，其上有 Na^+ 和 K^+ 的特异性结合位点，可以通过 ATP 分解供应能量，依靠其构象的变化泵出 Na^+、泵入 K^+，对于维持细胞内外的钠、钾浓度梯度具有重要作用。

1 个 Na^+-K^+ ATP 酶分子包括 2 个 α 亚基和 2 个 β 亚基，α 亚基为大亚基，是一个多次跨膜蛋白，具有 ATP 酶活性，而且在其胞质面和非胞质面分别具有 3 个 Na^+ 结合位点和 2 个 K^+ 结合位点，是 Na^+-K^+ ATP 酶的主要功能基团。该酶蛋白催化的 Na^+、K^+ 转运的主要过程为：在胞质面的 3 个 Na^+ 结合位点与 Na^+ 结合，刺激 ATP 水解，解离下来的磷酸根与酶蛋白结合使之磷酸化，并导致酶蛋白构象改变，Na^+ 释放至胞外；与此同时暴露出了位于非胞质面的 2 个 K^+ 结合位点，K^+ 的结合使酶蛋白去磷酸化，构象再次改变，K^+ 被释放至胞质内，酶蛋白构象恢复原状，完成 Na^+-K^+ ATP 酶工作的一个周期——水解一个 ATP 分子，输出 3 个 Na^+，输入 2 个 K^+（图 1-2-10）。Na^+ 依赖的磷酸化和 K^+ 依赖的去磷酸化有序地交替进行，每秒钟 Na^+-K^+ ATP 酶构象可发生约 1 000 次变化。Na^+-K^+ ATP 酶不仅直接参与维持了细胞内外的 Na^+ 和 K^+ 浓度梯度，而且在调节细胞容积、维持渗透压、产生和维持膜电位、间接为某些物质吸收提供驱动力、为蛋白质合成及糖酵解等代谢活动提供必要条件等方面均有着重要的意义。

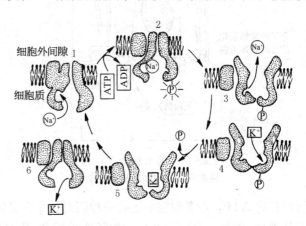

图 1-2-10 Na^+-K^+ ATP 酶工作过程

1. Na^+ 结合到膜上；2. 酶磷酸化；3. 酶构象变化，Na^+ 释放到细胞外；4. 酶与胞外侧的 K^+ 结合；5. 酶去磷酸化；6. 酶构象恢复原始状态，K^+ 释放到细胞内（引自 Alberts 等）

四、 同向和反向载体蛋白介导的偶联运输

除了前面介绍的只运送一种物质进行单一运输的载体蛋白外，另一些载体蛋白则可以进行一种物质的运输依赖于另一种物质的同时运输，两个运输过程相偶联的偶联运输（coupled transport 或 cotransport）。若两种物质由同向载体蛋白介导，运输方向相同，则称为同向协同运输（symport）；若两种物质由反向载体蛋白介导，运输方向相反，则称为反向协同运输（antiport）。这种载体蛋白对一种物质进行主动运输时，依赖另一种物质的电化学梯度所贮存的能量。这方面最重要和典型的例子就是，大多数动物细胞必须从细胞外液中摄取葡萄糖，细胞外葡萄糖浓度相当高，由葡萄糖载体蛋白执行单一运输而被动地运入；但是，肠腔和肾小管腔中葡萄糖浓度是低的，肠道和肾脏的上皮细胞从肠腔和肾小管管腔中摄取葡萄糖则需要偶联运输来完成。由于细胞外 Na^+ 浓度较高，Na^+ 有倾向于顺浓度梯度内流的趋势，葡萄糖或氨基酸在 Na^+ 内流过程中总是被一起带入细胞，即实现了葡萄糖或氨基酸由 Na^+ 跨膜梯度驱动

的同向协同运输。进入细胞内的 Na^+ 被 Na^+-K^+ ATP 酶泵出,从而使 Na^+ 跨膜梯度得以维持;葡萄糖或氨基酸的运入速率与 Na^+ 跨膜梯度成正比;因此葡萄糖或氨基酸运入细胞的能量,即偶联运输的能量实际是由 Na^+-K^+ ATP 酶消耗 ATP 间接提供和维持的。葡萄糖同向协同的偶联运输常见于小肠上皮细胞(图 1-2-11)。

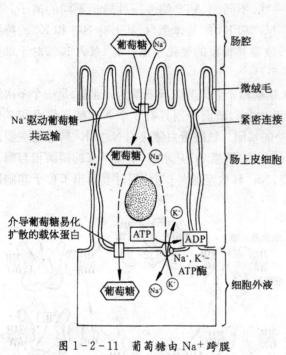

图 1-2-11 葡萄糖由 Na^+ 跨膜
梯度驱动的同向协同运输

最常见的逆向协同运输是与 Na^+-Ca^{2+} 和 Na^+-H^+ 交换载体蛋白。心肌细胞膜上的 Na^+-Ca^{2+} 载体蛋白的功能是当 3 个 Na^+ 顺浓度梯度进入细胞时,1 个 Ca^{2+} 逆浓度梯度被排出细胞外,造成心肌细胞内的低钙浓度,这是细胞向外环境释放 Ca^{2+} 的一种重要方式。心肌细胞质基质游离 Ca^{2+} 浓度的升高会引发心肌收缩,该转运蛋白的逆向跨膜转运 Ca^{2+} 能减弱心肌收缩强度。

Na^+-H^+ 载体蛋白的功能是当 Na^+ 顺浓度梯度入胞时,H^+ 逆浓度梯度输出,这是细胞代谢过程中产生的过量 H^+ 被排出、维持细胞正常 pH 的一种重要方式。上述逆向协同偶联运输的能量均间接来源于 Na^+-K^+ ATP 酶工作所消耗的 ATP。许多细胞中还有一种阴离子交换载体 $Cl^--HCO_3^-$ 交换器,与 Na^+-H^+ 交换载体类似,在胞内 pH 增加时,它的活性也增高,从细胞内排出 HCO_3^-,并交换 Cl^- 进入细胞,引起细胞 pH 下降。

细胞内膜系统及蛋白质的
分选和定向转运

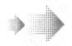

导学

　　真核细胞在进化上一个显著特点是形成了发达的细胞内膜系统,将细胞内环境分隔成许多功能不同的区室。这些区室既有各自独立的结构和功能,又有密切的联系。它们的膜结构通过蛋白质分选和膜泡运输可以实现相互转换。细胞内膜系统包括细胞核、内质网、高尔基体、溶酶体、内体等五类膜性细胞器,广义上有时也把线粒体和过氧化物酶体等膜性细胞器归为内膜系统。不同的膜性细胞器功能不一样,细胞内合成的蛋白质需要定向转运到这些膜性细胞器内,从而执行其功能。如果转运异常就会引起相应的疾病。

　　在真核细胞中,存在着许多由膜包被而形成的细胞器,其中内质网、高尔基体、溶酶体、细胞核和内体等五类膜性细胞器组成一个在结构、功能或发生上具连续性的膜系统,称为内膜系统(endomembrane systems)。广义的内膜系统概念也包括线粒体、过氧化物酶体等细胞内所有膜结构的细胞器。

　　在所有真核细胞中,细胞核是最主要的细胞器,一般位于细胞的中央,有两层膜结构,其外膜与内质网膜相联系。内质网是相互连接的扁状囊、小囊泡和小管构成的连续膜系统,位于细胞核的外侧。核糖体附着在内质网膜的胞质侧,这类内质网称为粗面内质网。那些没有附着核糖体的内质网被称作滑面内质网。高尔基体靠近细胞核,但在内质网外侧,接受来自内质网的蛋白质和脂质,对它们进行修饰和分选运输。溶酶体是含有水解酶的囊泡,它是由高尔基体分泌而来,能够降解废旧的细胞器和细胞通过内吞作用摄入的大分子和颗粒。内体是由内吞作用产生的具有分选作用的细胞器,它能向溶酶体传递从细胞外摄取的物质。过氧化物酶体是单层膜的小细胞器,含有许多降解脂质和消除有毒分子的氧化反应中所需的酶。线粒体是由双层膜包围的细胞器,是真核细胞氧化的主要场所。

　　在真核细胞内,由核糖体合成的蛋白质必须被精确地分选并定向转运到细胞核、线粒体、内质网、溶酶体、过氧化物酶体等各个部位,才能保证生命活动的正常进行。

　　蛋白质的分选和定向转运总体上可分为两条途径。① 翻译后转运:在细胞质基质中完成多肽链的合成,然后转运至线粒体、过氧化物酶体、细胞核及细胞质基质的特定部位;② 共翻译转运：蛋白质合成起始后转移至粗面内质网,新生肽链边合成边转入粗面内质网腔中,随后经高尔基复合体运至溶酶体、细胞质膜或分泌到细胞外。内质网和高尔基体自身所需的蛋白质也是通过这一途径完成的(图1-3-1)。

细胞中的蛋白质运输主要由两个因素决定：一是蛋白质带有分选信号；二是细胞内有识别这些信号的受体,它能够将含有分选信号的蛋白质运送到适当的目的地。

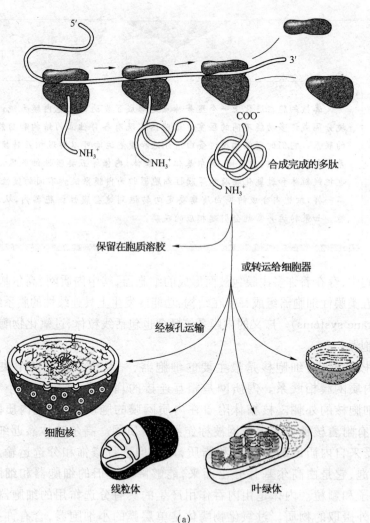

(a)

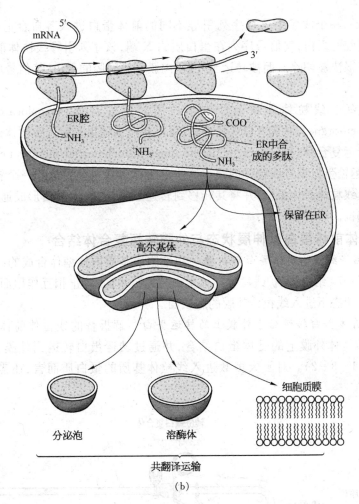

图 1-3-1 细胞内蛋白质转运途径

(a) 蛋白质翻译后转运；(b) 共翻译转运

第一节 蛋白质进入线粒体和过氧化物酶体的转运

输入到线粒体和过氧化物酶体的蛋白质是在细胞质基质中合成后转运至这些部位的，称这种转运方式为翻译后转运(post-translational translocation)。

一、蛋白质输入到线粒体中起始于线粒体外膜上的转运蛋白

线粒体蛋白质大部分由细胞核 DNA 编码，在细胞质基质内合成之后定向转运至线粒体外膜、内膜、膜间腔和基质腔。

(一) 线粒体前体蛋白转运需要信号序列和转运蛋白

1. 信号序列 在细胞质基质内合成的线粒体蛋白称为前体蛋白，其上含有一段信号序列

(signal sequence)，一个或多个信号序列引导不同的前体蛋白进入各自合适的线粒体部位。进入线粒体基质腔的蛋白，其信号序列在蛋白质的 N 端，该序列引导线粒体前体蛋白转运至线粒体基质腔并很快被切除。而被转运至外膜、内膜和膜间腔的蛋白，其信号序列位于蛋白内部，不被切除。

2. 转运蛋白　线粒体外膜上含有蛋白质转运复合体（translocator of the outer mitochondrial membrane），称为 TOM 复合体，可以使被运输蛋白穿过线粒体外膜。线粒体内膜上亦有蛋白转运复合体（translocator of the inner mitochondrial membrane），称为 TIM 复合体，可以使被运输蛋白穿过线粒体内膜。这些复合体包括一个受体和一个转运蛋白。受体能够识别并结合线粒体前体蛋白，并将其转移到转运蛋白处；转运蛋白形成通道，是前体蛋白进入线粒体的部位。

（二）线粒体前体蛋白以伸展状态与外膜转运复合体结合

1. 分子伴侣将线粒体前体蛋白解折叠　由细胞质基质内核糖体合成的线粒体前体蛋白质与分子伴侣 Hsc70 结合，保护线粒体前体蛋白质的疏水面，防止相互作用而凝聚，使其在相对伸展的未折叠状态下进入线粒体外膜的胞质面。

2. 线粒体前体蛋白转运始于外膜上的转运蛋白　解折叠的线粒体前体蛋白通过 N 端的信号序列与线粒体外膜上的受体蛋白结合，并通过转运蛋白转运到外膜上或穿过外膜，进入膜间腔（图 1 - 3 - 2）。对于大多数进入线粒体基质的蛋白质而言，还需要穿过线粒体内膜。

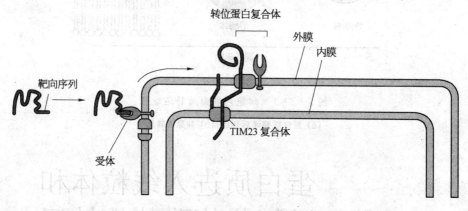

图 1 - 3 - 2　蛋白质输入线粒体

二、　线粒体外膜和内膜中的复合体在线粒体蛋白的输入过程中相互合作

实验表明，线粒体前体蛋白能够穿过线粒体的双层膜进入线粒体基质腔，得益于线粒体内外膜中的转运复合体的相互作用。在电子显微镜下观察，在线粒体内外膜上存在着一些内膜与外膜相互接触的地方，在这些地方，膜间腔变狭窄，形成转运接触点（translocation contact site）是蛋白质进入线粒体的通道。在转运接触点，TOM 复合体首先转运信号序列穿过外膜进入膜间腔，然后与 TIM 复合体结合，开放复合体上转运蛋白通道，这时蛋白质多肽链就进入线粒体基质（图 1 - 3 - 3）。

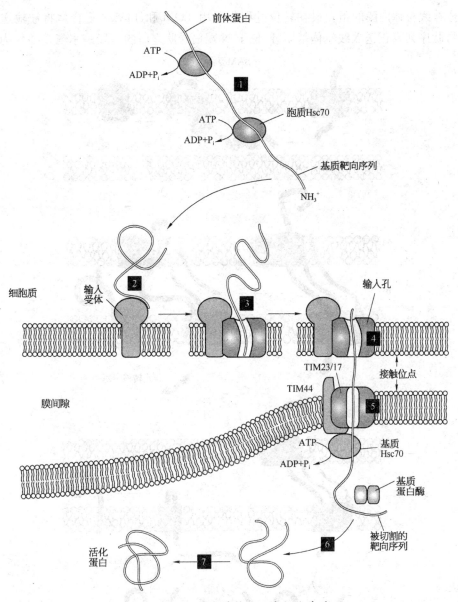

图 1-3-3　蛋白质转运至线粒体基质

在游离核糖体上合成的前体蛋白，与胞质蛋白分子伴侣 Hsc70 结合，并使其保持未折叠或部分折叠
状态，其 N 端具有基质靶向序列(步骤 1)，前体蛋白与内外膜接触点附近的输入受体(TOM20/22)结
合(步骤 2)，被转运进入输入孔(步骤 3)，输入的蛋白进而通过内外膜接触点的输入通道(外膜为
TOM40，内膜为 TIM23/17，步骤 4、5)，线粒体基质分子伴侣 Hsc70 与输入蛋白结合并水解 ATP 以驱
动基质蛋白的输入。输入的基质蛋白其基质靶向序列，在基质蛋白酶作用下被切除，同时 Hsc70 也
从新输入的基质蛋白上释放出来(步骤 6)，进而折叠，产生活性构象(步骤 7)。

三、　向线粒体内外膜和膜间腔的转运有多种机制

　　线粒体外膜含有丰富的孔蛋白(porin)。孔蛋白是桶状蛋白，首先通过 TOM 复合体被输
入膜间腔，在那里与特化的伴侣蛋白短暂结合以防凝聚，然后再与外膜的 SAM 复合体结合，
在其帮助下插入外膜并正确折叠(图 1-3-4a)。

　　定位在线粒体内膜的蛋白最初转位过程也利用 TOM 和 TIM23 复合体将被输送蛋白的 N 端信号肽序列真正送入线粒体基质腔,位于 N 端信号肽之后的一段疏水氨基酸作为停止转

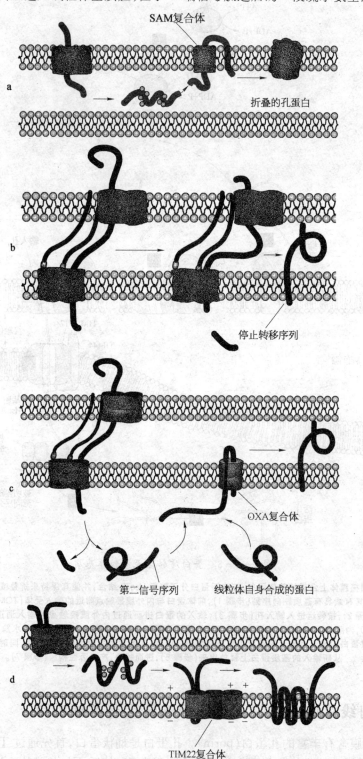

图 1-3-4　蛋白质输入线粒体各部位的过程

移序列,防止穿越内膜的进一步转位。TOM 复合体牵引着蛋白的剩余部分通过外膜进入膜间腔,信号肽在基质腔被切除;从 TIM23 释放的疏水序列仍镶嵌锚定在内膜(图 1-3-4b)。

在另一种向内膜转运的途径中,TIM23 复合体最初将完整蛋白转位至基质腔,基质信号肽酶切除 N 端信号肽,暴露出新 N 端的一段疏水序列。引导蛋白经内膜转位蛋白复合体 OXA 插入到内膜上(图 1-3-4c)。

内膜不存在孔蛋白,由一组特异性运输蛋白大家族来担当大量小分子跨内膜运输的任务,包括 ATP、ADP 和磷酸盐的运输。这些多次穿膜蛋白 N 端不含可被切除的信号肽,但含有内部信号肽。它们穿过外膜的 TOM 复合体后,膜间腔的分子伴侣蛋白引导它们到 TIM22 复合体,通过一个需要膜电位而非线粒体 Hsc70 或 ATP 的过程,插入到内膜(图 1-3-4d)。

四、 胞质合成的蛋白质以折叠形式穿膜进入过氧化物酶体

过氧化物酶体是非常简单的细胞器,是一种由单层膜构成的囊泡状细胞器,以肝细胞和肾细胞中所含数量为多。在细胞质基质中合成的将要输入到过氧化物酶体中的蛋白质的 C 端具有过氧化物酶体靶信号(peroxisomal targeting signal, PTS),在细胞质基质中和过氧化物酶体的膜上均有 PTS 受体。需要进入过氧化物酶体的蛋白首先与细胞质基质中的 PTS 受体结合,该 PTS 受体再与过氧化物酶体膜上的 PTS 受体结合,从而将过氧化物酶体蛋白转运至过氧化物酶体中(图 1-3-5)。过氧化物酶体蛋白以天然折叠的构象输入过氧化物酶体。

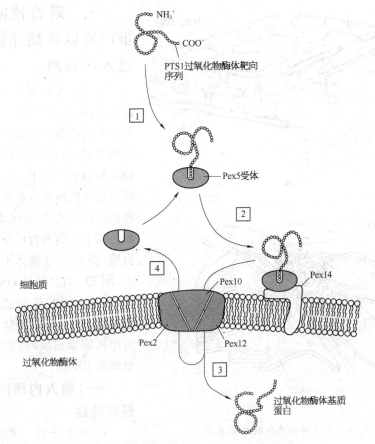

图 1-3-5　蛋白质转运至过氧化物酶体

如果过氧化物酶蛋白不能正常输入过氧化物酶体会引起疾病。如人类的脑肝肾综合征(Zellweger综合征)是一类与过氧化物酶体有关的遗传病。患者细胞内与过氧化物酶体的酶蛋白输入有关的蛋白质变异，导致酶蛋白不能运入过氧化物酶体，使过氧化物酶体以膜状"空穴"存在，即过氧化物酶体中缺乏正常的各种酶，继而相关的氧化反应不能进行，从而造成患者脑、肝、肾异常，并导致早期幼儿死亡。

第二节　新生肽链向内质网的转运和加工

内质网(endoplasmic reticulum,ER)是由单位膜围成的一些形状大小不同的小管、小泡及扁囊状结构，相互连接形成一个连续的三维网状膜系统。膜表面附着有核糖体的为粗面内质网，没有附着核糖体的为滑面内质网。粗面内质网(rough endoplasmic reticulum,rER)形态上多为板层状排列的扁囊，少数为小管和小泡。滑面内质网(smooth endoplasmic reticulum,sER)形态上多为彼此连通的分枝小管或小泡，小管直径50～100 nm,很少扁囊(图1-3-6)。

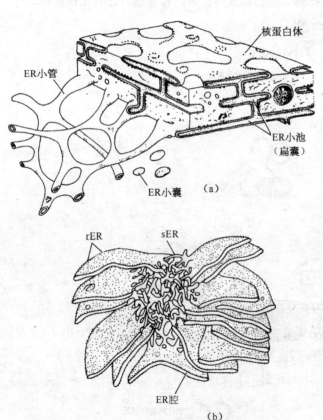

图1-3-6　内质网的立体结构模式图

(a) ER的3种形态；(b) ER的两种类型

一、附着核糖体合成的蛋白质以共翻译转运的方式进入内质网

与进入线粒体和过氧化物酶体的蛋白不同，大多数进入内质网的蛋白质在多肽链尚未完全合成之前就穿越内质网膜，这就要求合成蛋白质的核糖体附着在内质网上。因此，在细胞质基质中的核糖体有两类：① 膜结合核糖体附着在内质网膜的胞质侧(及核外膜上)，负责合成输入内质网的蛋白质；② 游离核糖体不附着在任何膜上，制造所有其他核DNA编码的蛋白质(如输入线粒体和过氧化物酶体的蛋白)。当一个核糖体合成带ER信号序列的蛋白质时，信号序列引导核糖体到ER膜。

(一) 输入内质网蛋白质的共翻译转运

1. 信号序列　绝大多数分泌蛋白、溶酶体蛋白和膜蛋白的N端都含有信号序列,信号序列长 13～36 个氨基酸残基,其功能是引导新生肽链进入内质网,之后就被切除。

2. **信号识别颗粒及其受体** 信号序列被转运至 ER 膜,需要两个关键成分:① 信号识别颗粒(signal recognition particle,SRP),它位于细胞质基质中,能与信号序列结合;② SRP 受体,其位于 ER 膜内部。SRP 与信号序列结合使核糖体蛋白质合成作用慢下来,直到核糖体及其结合的 SRP 与一个 SRP 受体结合为止。

3. **转运过程** 分泌蛋白和溶酶体蛋白的合成是在游离核糖体上开始的,之后新生肽链 N 端的信号序列引导核糖体附着在内质网膜上继续合成,蛋白质边合成边转运。① 游离核糖体合成新生肽链信号序列;② 信号序列与 SRP 结合;③ SRP 与内质网表面的 SRP 受体结合;④ SRP与其受体结合后,核糖体与贯穿内质网膜的转运蛋白结合,转运蛋白通道开放,信号序列引导新生肽链穿过,同时 SRP 及其受体解离;⑤ 新生肽链的合成继续进行,并通过转运蛋白通道进入内质网腔,内质网腔中的信号肽酶切除信号肽(图 1-3-7)。一旦蛋白质的羧基端通过 ER 膜,蛋白质便释放入 ER 腔。

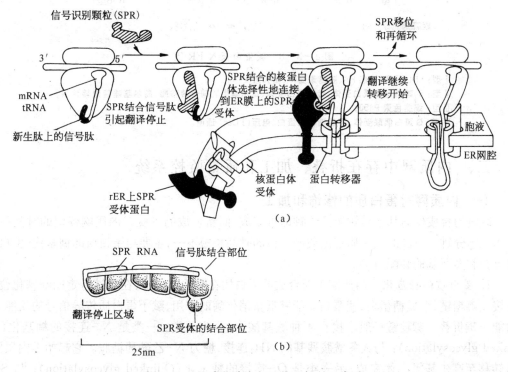

图 1-3-7 蛋白质共翻译转运机制示意图

(a) 模式图;(b) SRP 结构

(二) 膜蛋白的共翻译转运机制

内质网膜、高尔基体膜、溶酶体膜和细胞质膜的跨膜蛋白都是在粗面内质网上合成的。当这些膜蛋白被合成时也转移进 ER 膜,所用装置与分泌蛋白和溶酶体蛋白的合成装置相同。但是,不像分泌蛋白和溶酶体蛋白完全穿过 ER 膜,膜蛋白内部含有一个或多个疏水的跨膜片段,与内质网膜有很强的亲和力,能阻止蛋白质进一步转移进 ER 腔,这些片段称内在停止转移锚定序列(internal stop-transfer anchor sequence,STA)。如果一种多肽只有 N 端信号序列

（起始转移序列）而没有停止转移锚定序列，那么这种多肽合成后一般进入内质网腔中，如果一种多肽的停止转移锚定序列位于多肽的内部，那么这种多肽最终会成为内质网膜的跨膜整合蛋白。含有多个起始转移序列和多个停止转移锚定序列的多肽将成为多次跨膜的膜蛋白（图1-3-8）。

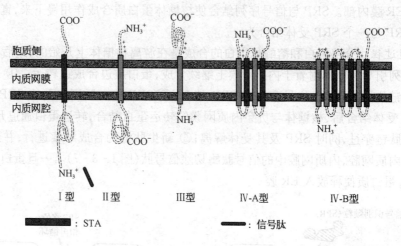

图 1-3-8 膜蛋白嵌入 ER 膜

Ⅰ型：LDL 受体、流感 HA、胰岛素受体、生长素受体；
Ⅱ型：无唾液酸糖蛋白受体、转铁蛋白受体、高尔基半乳糖苷转移酶、高尔基唾液酸转移酶；
Ⅲ型：细胞色素 P450；
Ⅳ型：G 蛋白偶联受体、葡萄糖转运蛋白、电压门 Ca^{2+} 通道。

二、内质网中存在折叠、加工和质量监控系统

（一）内质网对蛋白质的修饰和加工

肽链的合成仅需几十秒钟至几分钟即可完成，而新合成的多肽在内质网停留的时间往往长达几十分钟。不同的蛋白质在内质网停留的时间长短不一，主要与蛋白质的糖基化、蛋白质的折叠和多亚基的装配有关。

1. **蛋白质的糖基化** 内质网上新合成的蛋白质在酶的催化下，在肽链特定的糖基化位点连接上寡糖链，形成糖蛋白，使蛋白质能够抵抗消化酶的作用、赋予蛋白质传导信号的功能、蛋白能正确折叠。寡糖链一般连接在 4 种氨基酸上，分为两类：一类是 N-连接的糖基化（N-linked glycosylation）：与天冬酰胺残基的 NH_2 连接，糖为 N-乙酰葡糖胺。它起始于内质网，再转移至高尔基复合体完成；另一类是 O-连接的糖基化（O-linked glycosylation）：与 Ser、Thr 和 Hyp 的 OH 连接，连接的糖为半乳糖或 N-乙酰半乳糖胺，在高尔基体上进行 O-连接的糖基化。

2. **新生多肽的折叠与组装** 内质网中有一种蛋白二硫键异构酶（protein disulfide isomerase，PDI），它附着在内质网膜腔面上，催化半胱氨酸上的游离巯基（SH）形成二硫键（S—S）并产生正确折叠的构象。

内质网中还含有一种属于 Hsp70 家族成员的分子伴侣 Bip（binding protein），它能识别没有正确折叠的蛋白质以及没有完成最后寡聚体组装的蛋白质亚基，依靠与这些多肽链暴露出的氨基酸序列的反应（正常情况下应不外露），防止这些蛋白质凝聚，并帮助它们正确折叠或组

装。一旦这些蛋白质形成正确构象或完成装配,便与 Bip 分离,进入高尔基体。

(二) 内质网内的质量监控系统

非折叠蛋白的危害极大。没有正确折叠的蛋白质会将疏水氨基酸序列暴露给水,引发非折叠蛋白凝集以屏蔽疏水表面。这些凝集体可以很大,并能够通过诱导折叠蛋白向非折叠蛋白的转变来进一步充实自己。因此,非折叠蛋白可以是已折叠蛋白向非折叠蛋白转变的催化剂。如果这些凝集体离开 ER,它们能迅速扰乱细胞其他部位既存蛋白的正常作用。此外,如果这些非折叠蛋白暴露在细胞外,则给免疫系统提供了新抗原位点,从而引发不必要的自身免疫反应。

在 ER 腔内,不正确折叠的蛋白质、二聚的或多聚的蛋白质装配不适当时,就会与 ER 中的伴侣蛋白结合并相互作用而被扣留在 ER 中,直到形成正确折叠。否则,错误折叠的蛋白会被运输到 ER 外的细胞质基质中,这个过程称为"逆转运",即通过转运蛋白从它们进入 ER 腔的路线返回。一旦进入细胞质基质,这些错误折叠的蛋白就会通过泛素化和蛋白酶体所降解。如果非折叠蛋白在 ER 中积累过多,则会启动非折叠蛋白应答(unfolded protein response,UPR),即诱导更多的分子伴侣的合成和"逆转运"途径相关蛋白量的增加以除去多余的非折叠蛋白。这个过程称为质量控制(quality control)。用这种方法,ER 腔控制着运往高尔基体的蛋白质质量。

三、 光面内质网的功能

1. 脂类的合成　磷脂和胆固醇是构成膜脂双分子层的主要成分,其中绝大部分都是在光面内质网膜上合成的。其中的磷脂主要是卵磷脂(磷脂酰胆碱),磷脂合成的每一步所需的酶均在光面内质网膜上。

肾上腺皮质细胞、睾丸间质细胞和卵巢黄体细胞光面内质网也很发达,含有合成胆固醇的全套酶系和使胆固醇转化为皮质激素(如肾上腺激素、雄性激素和雌性激素)的酶类。此外,皮脂腺细胞也分泌脂肪性物质,它亦有发达的光面内质网。这些事实都证明光面内质网与脂类的合成有关。

2. 糖原的分解

肝细胞的一个重要功能是维持血液中葡萄糖水平的恒定,这一功能与葡萄糖-6-磷酸酶的作用密切相关。光面内质网中的葡萄糖-6-磷酸酶将葡萄糖-6-磷酸水解生成葡萄糖和无机磷,释放游离的葡萄糖进入血液,供细胞之用。

3. 解毒作用　由肠道吸收的外源性毒物或药物以及机体代谢自生的内源性毒物,均由肝细胞光面内质网中的混合功能的氧化酶通过氧化、甲基化、结合等方式,使毒性降低或去毒后排泄。

4. 横纹肌的收缩　在骨骼肌和心肌的肌纤维中,光面内质网围绕在每条肌原纤维的周围,形成一个十分精致的网络状结构系统,称肌浆网。当肌纤维膜的兴奋传到肌浆网时,引起肌浆网释放 Ca^{2+} 到肌微丝之间,Ca^{2+} 激活 ATP 酶,使 ATP 转变为 ADP 并释放能量,激发肌丝的滑行,引起肌肉的收缩。当肌纤维松弛时,肌浆网又重新获得 Ca^{2+}。因此,光面内质网在肌纤维中通过摄取和释放 Ca^{2+} 参与肌肉的收缩活动。

5. 水和电解质代谢　在哺乳动物胃底腺壁细胞的胞质中,因细胞膜内陷而形成细胞分泌小管。在分泌小管的周围可见很多管泡状的光面内质网。这些光面内质网能将血浆中的 Cl^- 传递到细胞内分泌小管的膜上,Cl^- 可与胞质中由碳酸解离的 H^+ 在膜上结合而产生 HCl,排出细胞外。

6. **胆汁的生成**　胆汁的主要成分为胆盐和胆红素。90%的胆盐来自小肠上皮重吸收,再循环入肝,其余10%则由肝细胞内的光面内质网合成。胆红素原是非溶性颗粒,它们自血液入肝细胞内,经光面内质网上的葡萄糖醛酸转移酶的作用,成为水溶性的结合胆红素,而利于排出细胞外,进入毛细胆管形成胆汁。

第三节　从内质网向高尔基体的小泡运输

大多数共翻译转运的蛋白进入 ER 腔后,都要通过膜运输机制转运到细胞的其他部位,其中高尔基体是膜运输的第一站。rER 腔通常是互相连通的,促进了 ER 膜和 ER 腔蛋白从合成位点转移到面向细胞中心区的位点。在这些位点,运输小泡从 ER 出芽,并且不久这些运输小泡就形成较大的膜泡和相互连通的管道,因而远离 ER,移向高尔基体。

一、内质网到高尔基体的双向运输过程

高尔基体(Golgi apparatus)主要由一些扁平状的膜囊构成,具有膨大的边缘并结合有小泡和管网。高尔基体可分成几个功能独立的区域,这些区域沿着纵轴从最靠近 ER 的顺面到另一端的反面排列。顺面最外层由相互连接的管状网络组成,称为顺面高尔基网(*cis*-Golgi network,CGN),其主要功能是区分应运输回 ER 的蛋白和应进入高尔基体的蛋白。高尔基体主体部分由一系列大的扁平囊组成,这些扁平囊分为顺面、中间和反面膜囊。高尔基体的另一端反面含有不同的管网和小泡,称为反面高尔基网(*trans*-Golgi network,TGN),也具有分选功能。蛋白质在 TGN 被隔离成不同类型的小泡,面向质膜或细胞内不同的目的地(图1-3-9)。

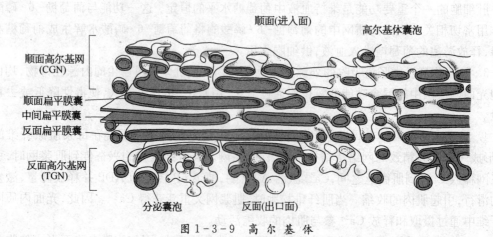

图 1-3-9　高 尔 基 体

高尔基体是细胞内物质运输的交通枢纽。高尔基体将内质网合成的多种蛋白质进行加工、分类与包装,并分门别类地运送到细胞的特定部位或分泌到细胞外。内质网上合成的脂

类一部分也要通过高尔基体向细胞质膜等部位运输。

(一) ER 向高尔基体的正向运输

除了内质网自身所需的结构和功能蛋白质外,其他在内质网合成的蛋白质都是通过小泡转运到高尔基体顺面,小泡与高尔基体顺面融合后,转运的蛋白进入高尔基体腔。这种小泡外被包被,包被是一种外被蛋白(coat protein Ⅱ,COP Ⅱ),这种外被 COP Ⅱ的小泡从 ER 芽生出来进入顺面高尔基网(CGN)。蛋白质靠一个高尔基体扁囊芽生的转运小泡和下一个扁囊融合的办法依次通过一系列扁囊。蛋白质在转运小泡内离开高尔基体中间扁囊到反面高尔基网(TGN)时,在 TGN 腔内,按照它们是去溶酶体还是去细胞表面被再分选。

(二) 高尔基体向 ER 的返回运输

造成高尔基体蛋白质向内质网返回运输的原因有:① 内质网在进行蛋白质运输时发生包装错误,将内质网自身所需的结构和功能蛋白运到了高尔基体,被高尔基体的监控蛋白发现并将其遣返。② 在不良环境下细胞做出的应急反应。从高尔基体运回内质网的小泡外被 COP Ⅰ包被蛋白,这种小泡从反面高尔基网(TGN)运向高尔基体中间扁囊,从中间扁囊运回顺面高尔基网(CGN),以及将蛋白从顺面高尔基网运回到内质网(图 1-3-10)。

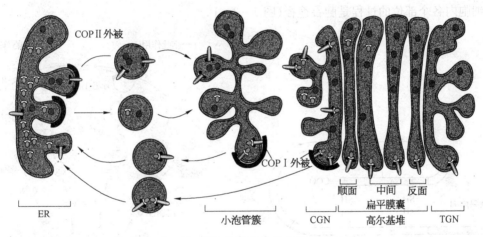

图 1-3-10　ER 与高尔基体之间的膜运输

二、 高尔基体内对蛋白质的加工

高尔基体的主要功能是参与细胞的分泌活动,对内质网合成的多种蛋白进行加工、分类和包装,并将它们分门别类地运输到细胞的特定部位或分泌到细胞外。

(一) 高尔基体的糖基化作用

1. **蛋白质的糖基化**　高尔基体在糖蛋白和糖脂的糖链组装上起着关键作用。在内质网合成的蛋白质大多数已经进行了糖基化,但需要进一步加工。蛋白质在内质网中的糖基化主要是 N-连接的糖基化,而在高尔基体中的糖基化主要是 O-连接的糖基化。无论是在内质网内的糖基化,还是高尔基体内的糖基化,单糖连接到寡糖链上的顺序是由特异的糖基转移酶的空间排列来决定的。

2. **蛋白聚糖的合成**　高尔基体也是合成蛋白聚糖的位点。蛋白聚糖多为胞外基质的成分,有些也整合在细胞质膜上,很多上皮细胞分泌的保护性黏液常常是蛋白聚糖和高度糖基化的糖蛋白的混合物。

(二) 前体蛋白的水解

有些分泌蛋白从内质网刚合成出来是较大分子的前体蛋白,这些前体蛋白被运输到高尔基体通过蛋白水解作用,形成成熟的分泌蛋白。如前胰岛素原形成胰岛素的过程。胰岛素是在胰岛 B 细胞合成的,刚从内质网合成的多肽链在 N 端有信号序列,称前胰岛素原。随后在内质网的信号肽酶的作用下,切除信号肽,成为含 84 个氨基酸残基的胰岛素原。运到高尔基体区室内,通过蛋白酶水解作用,形成由 51 个氨基酸残基组成的成熟胰岛素(图 1-3-11)。

三、 细胞的胞吐途径和胞吞途径

在 ER 合成的蛋白质被运到反面高尔基网(TGN)进行分选,形成多种小泡,有的是溶酶体酶的运输小泡,有的是质膜蛋白和分泌到细胞外蛋白的运输小泡等。从 ER 合成蛋白到这些蛋白转运至高尔基体,在高尔基体进一步加工、分选,最后通过运输小泡将蛋白运送到质膜或细胞外。这条通过膜泡运输物质的途径称为胞吐途径,这一过程也称为细胞的分泌活动。与胞吐途径的过程相反,胞外物质被包裹在由质膜内陷形成的小泡中,通过膜泡运输的方式,转运到细胞内各个部位的过程是胞吞途径(图 1-3-12)。

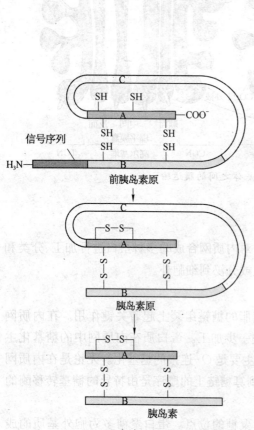

图 1-3-11 胰岛素分子的加工成熟

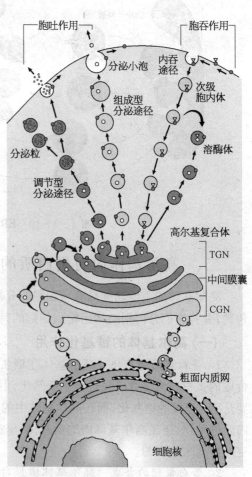

图 1-3-12 细胞的胞吐途径和胞吞途径

(一) 胞吐途径

人体各种细胞,均可通过分泌泡连续分泌某些蛋白质至细胞表面,特别是非极性细胞,该途径似乎不受调节,所以称为组成型分泌。其基本过程是:① 在内质网合成的物质通过小泡的运输方式运到高尔基体;② 在高尔基体内进行进一步加工和分选并芽生出分泌泡;③ 分泌泡被移向质膜并与质膜融合,把内含物分泌到细胞外,同时为细胞质膜提供新的膜蛋白和膜脂。

在极性细胞,分泌蛋白和质膜膜蛋白被选择性分选到顶面或基底面质膜。如流感病毒和水疱性口炎病毒可同时感染上皮细胞,这两种有囊膜病毒的囊膜蛋白均在 rER 上合成,然后经高尔基体转运到细胞质膜上。流感病毒的囊膜蛋白特异性地转运到上皮细胞游离端的细胞质膜上,而水疱性口炎病毒的囊膜蛋白则转运到基底面的细胞质膜上。

特化类型的分泌细胞,新合成的可溶性分泌蛋白在分泌泡聚集、储存并浓缩,只在特殊刺激条件下才引发分泌活动,所以称为可调节性分泌(regulated secretion)。例如胰腺 β 细胞将胰岛素储存在特殊分泌泡内,当细胞应答血糖升高时才会分泌。

(二) 胞吞途径

当细胞摄取大分子或颗粒时,首先被摄入物附着于细胞膜表面,部分质膜凹陷,逐渐包裹被摄入物,最后与细胞膜分离形成含有被摄入物的小泡,进入细胞质,这一过程称为胞吞作用。胞吞作用形成的小泡经过胞吞途径转运至细胞内的靶部位。胞吞途径始于小管和小泡状的动态网格集合体,统称为内体(endosome)。内体膜上有质子泵活性,所以内体腔呈酸性。内体分两种:早期内体(early endosome)和晚期内体(late endosome)。早期内体通常分布在细胞质膜下方的区域,晚期内体分布在细胞核附近。在胞吞途径中起着分选站的作用,就像反面高尔基网(TGN)向外的胞吐途径中起着分选功能一样。

胞吞途径首先是通过胞吞作用摄取胞外物质,再将摄入的胞外物质分选、转运。根据细胞膜凹陷形成的囊泡大小和内容成分不同,胞吞作用可分两种:吞噬作用(phagocytosis)和内吞作用(endocytosis)。

1. **吞噬作用**　吞噬作用是细胞摄入大的颗粒,如微生物或细胞碎片,形成吞噬体(phagosome)进行消化的过程。吞噬体直径一般大于 250 nm。在人类,只有特化的吞噬细胞才能摄入和消化大颗粒,细胞的吞噬作用是保护机制而不是摄食方式。如血液中的巨噬细胞和中性粒细胞可以吞噬入侵的微生物、受损的和死亡的细胞以及各种残渣。这些物质被摄取前由吞噬细胞表面受体识别并结合,然后质膜凹陷、融合形成吞噬体。

通过吞噬作用摄入到细胞内的细菌不是都能被降解。如结核分枝杆菌被吞噬作用摄入到巨噬细胞中,但包裹细菌的吞噬体不能与溶酶体融合。吞入的细菌抑制膜融合,以防其被降解,使它们得以在细胞内扩增。

2. **内吞作用**

内吞作用是用来摄取液体、溶解的溶质和悬浮的大分子,形成内吞泡进行消化的过程。内吞泡直径不超过 150 nm。内吞作用是细胞摄取营养物质的一种方式,分为两类:液相内吞作用(fluid-phase endocytosis)和受体介导的内吞作用(receptor-mediated endocytosis)。

(1) 液相内吞作用:液相内吞作用是非特异性地摄取细胞外液体以及包入液体中的分子,无论大小都能进入细胞。在一些特异性的细胞,如一直处于分泌状态的细胞,液相内吞作用会连续发生,其主要功能是将质膜转换成细胞内膜。

（2）受体介导的内吞作用：受体介导的内吞作用，是细胞通过内吞作用，摄入特定溶质大分子的过程。有50多种不同的蛋白质，如激素、生长因子、淋巴因子和一些营养物质等都是通过这种方式进入细胞。

大多数动物细胞进行受体介导的内吞作用是在细胞膜的特定区域进行的，这个区域称为有被小窝（coated pit）。其过程是：① 特定大分子与聚集于有被小窝的细胞表面受体互补结合（与受体结合的物质统称为配体），形成受体大分子复合物。② 有被小窝凹陷，从质膜上脱落成为有被小泡（coated vesicle），进入细胞内，这一过程称为受体介导的内吞作用。③ 有被小泡的包被很快解聚、脱落，形成无被小泡。④ 无被小泡将摄入物转运至内体，在内体中，摄入物与其受体分离。⑤ 摄入物由内体转至溶酶体，被溶酶体酶降解，而受体通过内体出芽成小泡，被运至质膜，参加再循环。

有被小窝的包被由两种成分构成：① 外层是由网格蛋白（clathrin）形成的篮子样网络结构；② 内侧是由衔接蛋白（adaptin）复合体构成。衔接蛋白既和网格蛋白结合，也和小泡膜结合，同时也和膜上的受体结合，帮助挑选要转运的分子。有被小窝内陷进入细胞质，然后质膜缢缩形成有被小泡，包被覆盖在小泡膜表面，面向胞质（图1-3-13）。

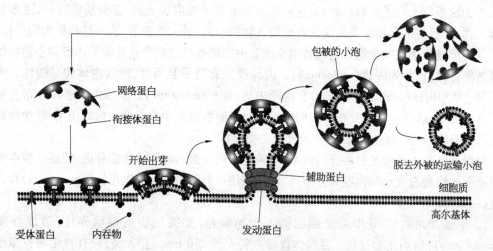

图1-3-13　有被小窝和有被小泡的结构

例如：受体介导的低密度脂蛋白（LDL）的内吞作用

LDL是一种球形颗粒的脂蛋白，直径22 nm。核心是1 500个胆固醇酯，外被磷脂和未被酯化的胆固醇，最外面有一个辅基蛋白（B-100）。LDL受体蛋白合成后被运输到细胞质膜，在质膜的含包被区域集聚成有被小窝。当血液中有LDL颗粒，LDL颗粒就会与LDL受体结合形成LDL-受体复合物。一旦LDL与受体结合，就会形成有被小泡被细胞吞入，接着是包被解聚，受体回到质膜再利用，而LDL被转运至溶酶体，在溶酶体中蛋白质被降解，胆固醇被释放出来用于质膜的装配，或进入其他代谢途径（图1-3-14）。

血液中LDL的水平与动脉粥样硬化有极大的关系。LDL受体缺陷是造成血液中LDL水平升高的主要原因。如家族性高胆固醇血症患者就是由于LDL受体缺陷，或因受体对LDL连接部位缺失，或因受体有被小窝的缺失，使细胞对LDL摄取障碍，结果导致血液中胆固醇含量比正常人高1倍，患者出现持续高胆固醇血症，未成年便发生动脉粥样硬化，多死于冠心病。

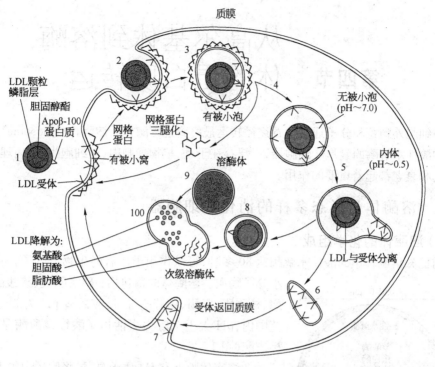

图 1-3-14 受体介导的胞吞作用

由内吞作用摄取的物质以内吞泡转运至早期内体,内体中的酸性环境使被摄入物与其受体分离,早期内体出芽将受体带回到质膜,而被摄入物由早期内体转运至晚期内体。到达晚期内体的物质再转运到溶酶体中,并在那里降解。溶酶体是胞吞途径的最后区域。晚期内体除了从早期内体接受物质外,还可以接受来自 TGN 新合成的溶酶体的酶。

四、受体介导的蛋白质运输

细胞内受体介导的蛋白质运输除了上文提到的受体介导的内吞作用外,细胞内合成的蛋白质向溶酶体转运和向细胞外分泌的过程也需要受体介导。

溶酶体蛋白在 rER 上合成后,与其他蛋白一起被带到顺面高尔基网(CGN),在此使溶酶体酶的甘露糖磷酸化。磷酸化的甘露糖(甘露糖-6-磷酸)是溶酶体酶的分选信号。在反面高尔基网(TGN)膜上有甘露糖-6-磷酸的受体,该受体伸进 TGN 腔的部分识别和结合溶酶体酶,伸进胞质的部分特异性地与 TGN 胞质面的膜衔接蛋白-网格蛋白复合体结合,以确保溶酶体酶被包裹在网格蛋白包被小泡内。一旦 TGN 出芽,网格蛋白包被小泡必然将溶酶体酶靶向运至溶酶体。

当 rER 合成的分泌蛋白转运到反面高尔基网(TGN)腔中时,通过分选信号与相应的受体结合。受体聚集于网格蛋白形成的小窝内,TGN 出芽形成有被小泡,可以确保分泌蛋白分选进分泌泡。

第四节 从高尔基体到溶酶体的蛋白质转运

许多细胞外颗粒和分子通过胞吞途径转运最终到达溶酶体。溶酶体(lysosome)是单层膜包裹多种酸性水解酶的囊泡状细胞器,广泛存在于动、植物细胞内,对细胞生理、病理过程以及细胞分化和衰老都起着重要的作用。

一、 溶酶体是形态多样的消化性细胞器

(一) 溶酶体的化学组成

目前已知溶酶体中的酸性水解酶达 50 多种,可以作用于所有的生物大分子,将其水解为

图 1 - 3 - 15　溶酶体

小分子物质。溶酶体的酶包括:磷酸酶类、硫酸酯酶、蛋白酶、核酸酶、脂酶、糖苷酶等,反应最适 pH 为 3～6,在酸性范围内,pH 大于 7 时失去活性。酸性磷酸酶是溶酶体的标志酶(图 1 - 3 - 15)。

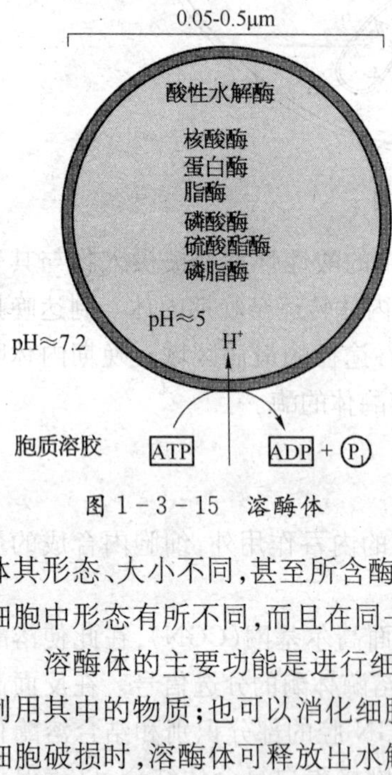

在溶酶体膜上有 H^+ 质子泵,可将胞质中的 H^+ 泵入溶酶体的基质内,以保持内部的酸性环境;溶酶体膜的蛋白高度糖基化,防止被自身的水解酶消化。溶酶体膜内镶嵌着特殊的转运蛋白,这种蛋白能将溶酶体消化水解的产物运出溶酶体,以供给细胞的利用或排出细胞外。

(二) 溶酶体的形态

溶酶体是由一层约 6 nm 的单位膜围成的球形或卵圆形囊状结构,常见直径在 $0.2～0.8\ \mu m$。不同来源的溶酶体其形态、大小不同,甚至所含酶的种类也不同。溶酶体是一种动态的细胞器,在不同类型的细胞中形态有所不同,而且在同一类细胞的不同发育阶段往往也不同。

溶酶体的主要功能是进行细胞内的消化作用。溶酶体可与吞噬体和内吞泡结合,消化和利用其中的物质;也可以消化细胞内破损的细胞器,有利于细胞器的重新组装及废物清除。当细胞破损时,溶酶体可释放出水解酶,使细胞自溶。

(三) 溶酶体的类型

溶酶体分为初级溶酶体(primary lysosome)和次级溶酶体(secondary lysosome)两类。

1. **初级溶酶体**　初级溶酶体是指溶酶体中只含有水解酶,不含底物。从本质上讲,初级溶酶体是刚刚从反面高尔基网(TGN)上形成的新生溶酶体,其中的水解酶处于无活性状态,形态上与高尔基体的分泌小泡相似。在数量上,初级溶酶体在不同类型的细胞中有较大差异。一般认为,中性粒细胞、巨噬细胞、肝细胞等细胞中,该类溶酶体较多。

2. **次级溶酶体**　次级溶酶体是指初级溶酶体与底物结合的溶酶体,是一种将要或正在进行消化作用的溶酶体。根据底物的来源不同分为异噬性溶酶体(heterolysosome)和自噬性溶酶体(autolysosome)。

（1）异噬性溶酶体：溶酶体内底物为外源性物质，即细胞经吞噬、内吞作用所摄入的细胞外物质。例如异物、细菌及坏死性组织碎片等。异噬性溶酶体实际上是初级溶酶体与内吞泡融合后形成的。

（2）自噬性溶酶体：底物来自细胞内，因而底物是一种内源性物质。如破损或废旧、衰老的细胞器，过剩的储藏颗粒等。这种溶酶体广泛存在于正常细胞内，起到"清道夫"的作用，作为细胞内细胞器及其他结构更新的正常途径。

二、初级溶酶体的形成

溶酶体的形成是一个非常复杂的过程，涉及的细胞器有内质网、高尔基体和内体等。

（一）溶酶体形成的甘露糖-6-磷酸途径

溶酶体的酶类在粗面内质网上合成，跨膜转运至内质网腔；然后与其他蛋白一起被带到顺面高尔基网（CGN）腔内，在这里带上甘露糖-6-磷酸标记后，经高尔基体中间扁囊转运至反面高尔基网（TGN）腔内。带有甘露糖-6-磷酸信号的溶酶体酶被甘露糖-6-磷酸受体（mannose-6-phosphate receptor，MPR）识别和捕获。MPR是整合膜蛋白，集中在TGN的网格蛋白包被小窝内。在网格蛋白帮助下形成有网格蛋白外被的溶酶体酶分泌小泡。溶酶体小泡脱去网格蛋白包被，与晚期内体结合。在晚期内体内溶酶体酶与受体脱离，并且脱磷酸。融合后的晚期内体形成两种小泡：一种是含有溶酶体酶，但没有MPR的小泡，这种小泡就是成熟的初级溶酶体；另一种是只含有MPR不含溶酶体酶的小泡，这种小泡主要与TGN膜囊融合完成MPR的再循环。有时这种小泡也会与质膜融合，将MPR运往细胞表面。如果细胞偶尔将溶酶体酶分泌到细胞外，溶酶体酶与质膜上的MPR结合，并通过受体介导的内吞作用被包装到早期内体，通过早期内体运往晚期内体，并在晚期内体内形成成熟的初级溶酶体（图1-3-16）。

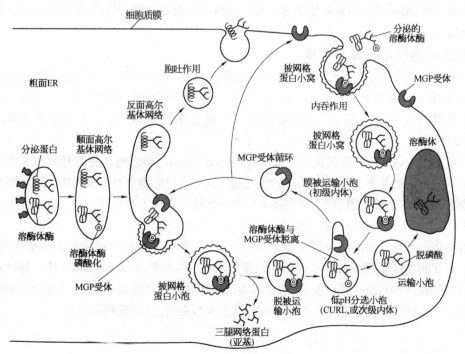

图1-3-16　甘露糖-6-磷酸分选途径与初级溶酶体形成

(二) 溶酶体酶形成的其他途径

一些溶酶体酶(如酸性磷酸酶)在内质网合成后是酶蛋白的前体,它们作为 ER 膜的整合蛋白结合到 ER 膜中,通过高尔基体被运往溶酶体,然后通过切割作为成熟的溶酶体酶被释放到溶酶体腔中。另外,溶酶体膜中的糖蛋白也是作为前体合成并结合到 ER 膜上,通过高尔基体被运至溶酶体,成熟后仍然结合在溶酶体膜上。

(三) 溶酶体酶转运异常与疾病

溶酶体酶分选信号是甘露糖-6-磷酸,如果该分选信号不能正常形成,使溶酶体的酶不能运往溶酶体,就会导致溶酶体酶的缺失,从而引起相应未降解的物质的累积。如黏脂质贮积症是由于磷酸转移酶的缺乏,不能在溶酶体酶的寡糖链上形成识别信号,致使在粗面内质网形成的多种酸性水解酶不能到达溶酶体中,而分泌到细胞外所引起的疾病,表现为血清中多种溶酶体酶大量增加。该病是少见的常染色体隐性遗传病。

三、 次级溶酶体的形成

溶酶体的主要功能是消化作用,其消化底物的来源有两种途径。① 胞吞作用:消化的是通过胞吞作用摄入的细胞外的物质;② 自体吞噬作用:消化的是细胞内的废旧细胞器或细胞内过剩的合成物。初级溶酶体和底物结合并对底物进行消化即形成次级溶酶体。

(一) 异噬性溶酶体的形成

由胞吞途径摄入的物质以内吞泡形式转运至早期内体并被分选,然后集中到早期内体的管状区,从这些小管上出芽的小泡将摄取的物质运至晚期内体,晚期内体与初级溶酶体融合,形成了异噬性溶酶体。在异噬性的溶酶体中,吞噬物被酶水解,水解后,那些可溶性小分子可通过溶酶体膜进入胞质溶胶,被细胞再利用或成为废物被排出。一些具有吞噬功能的细胞吞噬感染的病毒、细菌或一些颗粒物质等形成膜包裹的吞噬体,初级溶酶体很快与之融合形成异噬性溶酶体。

(二) 自噬性溶酶体的形成

自噬作用是溶酶体对细胞自身结构的消化降解作用。自噬作用主要清除细胞内受损伤的细胞结构、衰老的细胞器以及不需要的生物大分子等,有利于细胞器的更新。一个废旧细胞器由 ER 膜囊衍生的双层膜结构包围,然后 ER 膜与溶酶体融合,产生自噬性溶酶体(图1-3-17)。

自溶作用是细胞的自我毁灭(cellular self-destruction),即溶酶体将酶释放出来将自身细胞降解。在正常情况下,溶酶体的膜是十分稳定的,不会对细胞自身造成伤害。如果细胞受到严重损伤,造成溶酶体破裂,那么细胞就会在溶酶体酶的作用下被降解。在多细胞生物的发育过程中,自溶对于形态建成具有重要作用。

溶酶体除了在细胞内具有消化作用外,也可以将水解酶释放到细胞外消化细胞外物质。如精子头部的顶端质膜下方有一膜包裹的囊状结构,称为顶体(acrosome),是一种特殊的溶酶体,在受精过程中,通过顶体反应,将顶体中的溶酶体的酶释放到细胞外,消化卵外膜滤泡细胞,使精子抵达卵子质膜,卵子和精子的细胞质膜相互融合,达到受精的目的。

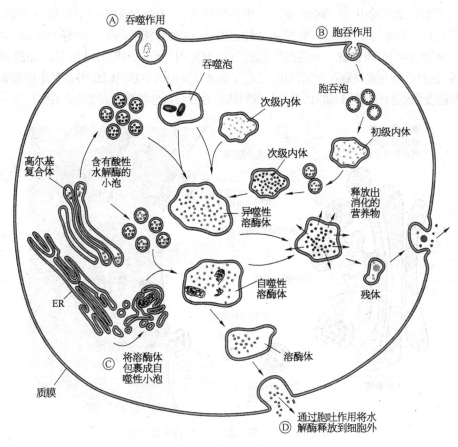

图 1-3-17　次级溶酶体的形成

第五节　蛋白质的转运与分泌泡的形成

蛋白质从内质网经高尔基体到细胞表面的物质运输是通过胞吐途径不断进行的。这种细胞的分泌活动分为两种：组成型分泌和调节型分泌。

(一) 组成性分泌小泡不断地将蛋白质从高尔基体转运到细胞膜

所有细胞需要组成性分泌途径来持续不断地工作，从 TGN 离开的组成性运输小泡稳定地流向细胞膜。这些小泡的膜蛋白和脂质为细胞膜提供了新的成分，而内部的可溶性蛋白则被分泌到细胞外空间。细胞以这种方式为细胞外提供酶、生长因子和大部分细胞外基质的蛋白聚糖和糖蛋白。在一个非极性细胞中，如白细胞或成纤维细胞，高尔基体囊腔内，除了要特异性地返回到 ER、作为高尔基体自身的驻留蛋白外，被选择为分泌性调节途径以及溶酶体途径的任何蛋白和脂质都自动被组成性分泌途径带到细胞表面。

(二) 在分泌信号的作用下调节性分泌小泡的出胞

在调节型分泌活动中,分泌小泡成群聚集在质膜下,只有在细胞外部信号的诱导下,质膜产生胞内信号后小泡才与质膜融合,分泌内含物。所以,这种分泌活动又叫诱导型分泌,常见于某些特化的细胞,如内分泌细胞。在这些特化的分泌细胞内,合成一些特殊的产物,如激素、黏液、消化酶等,这些产物先被储存在分泌泡中,通过芽生离开反面高尔基网(TGN)并聚集在细胞质膜附近。当细胞受到细胞外信号刺激时,就会与细胞质膜融合将内含物释放到细胞外(图1-3-18)。

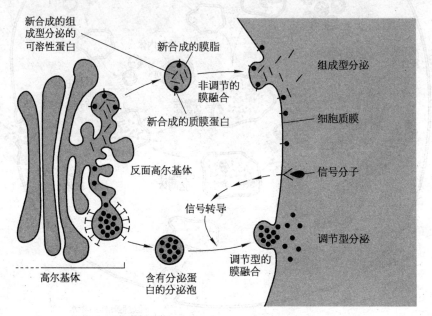

图1-3-18　组成型分泌和调节型分泌

一个分泌小泡一旦载有货物,必须到达其分泌场所。在有些细胞中这些场所距离高尔基体很远。神经元是一个最极端的例子:分泌蛋白,如肽类神经递质(神经肽)是在轴突末端的神经末梢释放的,它们先在核糖体、ER和高尔基体所在的细胞体部被制造、包装进入小泡,马达蛋白驱使小泡沿着可长达1 m或更长的轴突的微管所定位的方向移动到神经末梢。分泌小泡在细胞膜附近待命,直到接到指令后才与细胞膜融合,释放它们的内容物。在神经末梢,出胞作用的始动信号常常是一个电兴奋(一个动作电位),由化学递质结合到同一细胞表面其他部位的受体所激发。当动作电位到达神经末梢,引起Ca^{2+}经钙离子通道的流入。Ca^{2+}与特异感受器结合,激发分泌小泡(突触小泡)与细胞膜的融合,释放内容物到细胞外空间。

(三) 蛋白质在分泌泡中的加工

蛋白质浓缩不是分泌小泡形成和成熟的唯一过程。很多多肽类激素和神经肽以及分泌的水解酶是以非活性前体形式合成的,它们的活化有待于蛋白水解的加工过程。加工始于TGN,在分泌泡中仍在持续,有时更是在分泌后的细胞外液中进行。如胰岛素、人血清白蛋白等前体蛋白转变成有活性的成熟蛋白是在离开高尔基体后的分泌小泡中进行加工的。成熟的脑啡肽(由5个氨基酸构成的神经肽,具有吗啡样活性)太短以至于无法以翻译共转运的方式进入ER腔,或含有包装进入分泌小泡所需的信号。此外,对于分泌的水解酶或其他活性有害于细胞的蛋白来说,到达分泌小泡或分泌后的延迟活化有很明显的优点,可以防止在合成它的细胞内没有成熟就发挥作用。正常情况下,成熟分泌小泡由几个不成熟的小泡融合而成,然后通过加工使蛋白质成熟。

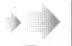

第四章

细胞骨架与细胞运动

导学

微管、微丝和中间纤维是广泛存在于真核细胞中的蛋白纤维网架系统,具有维持细胞形态和动态空间结构,赋予细胞支持力、张力、收缩与运动能力,介导细胞物质运输、能量转换、信息传递及参与细胞分裂、细胞分化等作用。细胞骨架成分的功能异常与多种疾病相关,如恶性肿瘤细胞的增殖速度快以及高侵袭性、转移性的生长特性都与微管和微丝的紊乱及异常组装相关;阿尔茨海默病(俗称老年痴呆症)与微管蛋白的稳定性相关。此外,进行性肌营养不良、遗传性球形红细胞增多症、纤毛不动综合征伴男性不育、肌萎缩性侧索硬化症也与细胞骨架异常有关。

　　狭义的细胞骨架即一般意义上的细胞质骨架,主要由微丝(microfilament,MF)、微管(microtubule,MT)和中间纤维(intermediate filament,IF)组成。广义的细胞骨架还包括细胞膜骨架(membrane skeleton)、细胞核骨架(nucleoskeleton)以及细胞外基质(extracellular matrix)等,是贯穿于细胞核、细胞质、细胞外的网络结构。

第一节 ｜ 细胞骨架的组成

一、微管

　　微管存在于所有的真核细胞中,在细胞内呈网状或束状分布,具有保持细胞形态、定位膜性细胞器、支持膜泡运输、参与细胞运动与细胞分裂等功能。

(一)微管的结构

　　1. 微管蛋白是微管的基本组分　微管是细长而中空的管状结构,内径约 15 nm,外径约 25 nm,壁厚约 5 nm。微管壁由 13 根原纤维纵向排列构成。微管蛋白(tubulin)是微管的基本组分,主要包括 α-微管蛋白和 β-微管蛋白,两者相间排列构成了微管的原纤维。α-微管蛋白和 β-微管蛋白约占微管总蛋白的 80%～95%,两者具有 35%～40%的氨基酸序列同源性,化学性质极为相似,在细胞中常以异二聚体结构存在(图 1-4-1),异二聚体上有 GDP/GTP、二

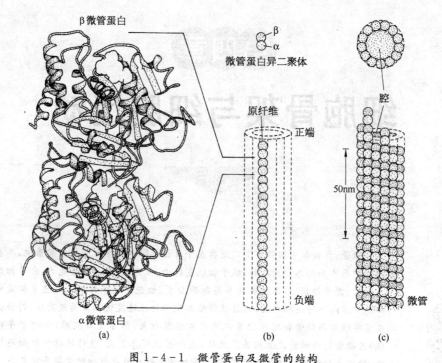

图 1-4-1 微管蛋白及微管的结构

(a) 微管蛋白异二聚体结构;(b) 原纤维;(c) 微管

价阳离子(Mg^{2+}、Ca^{2+})及秋水仙素、长春碱的结合位点,在微管的组装过程中起重要作用。

2. **微管的主要存在形式** 微管可组装成单管(singlet)、二联管(doublet)和三联管(triplet)(图 1-4-2)。单管是微管的主要存在形式,分散或成束分布,不稳定,在低温、Ca^{2+}等因素作用下易发生解聚;二联管由 A、B 两根单管组成,但 B 管与 A 管共用 3 根原纤维,主要构成纤毛和鞭毛的杆状部分;三联管由 A、B、C 三根单管组成,在二联管的组成基础上,C 管与 B 管共用 3 根原纤维,主要构成纤毛和鞭毛的基体部分及中心粒。

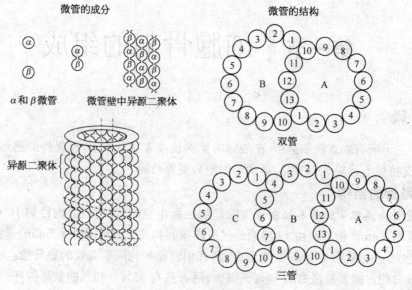

图 1-4-2 微管的 3 种形式

(二) 微管蛋白的动态组装与调节

1. 微管的体外组装 在体外适宜的温度、pH、微管蛋白临界浓度(1 mg/ml)、Mg^{2+}存在及 GTP 提供能量下,微管能进行自我装配。α-微管蛋白和β-微管蛋白组成的异二聚体当与GTP 结合后被激活,可高亲和性地添加于微管的两端;已聚合于微管两端的 GTP-异二聚体可被水解成 GDP-异二聚体而表现为亲和性下降,容易脱落。

微管的组装分为成核期、生长期和稳定期(图 1-4-3)。① 成核期:激活的α、β微管蛋白异二聚体聚合成寡聚体核心;接着更多的异二聚体连接于寡聚体核心的两端及侧面,使之扩展成片状结构,当加宽到 13 根原纤维时即卷曲,合拢成一段微管。② 生长期:微管两端组装的速度不同,组装快的一端称为正端(+),随着 GTP-异二聚体的不断聚合,在微管末端逐渐形成一个 GTP 帽的结构,防止微管解聚,因此正端微管逐渐增长;组装慢的一端称为负端(-),末端 GTP-异二聚体的添加速度小于 GDP-异二聚体的解聚速度,GTP帽变小,微管不断缩短。这种一端延长、另一端缩短的交替现象称为踏车现象(tread milling)(图 1-4-4)。当微管正端的聚合速度大于负端的解聚速度时,微管不断加长。同时,微管正端与负端的装配特性也赋予微管以极性的特征。③ 稳定期:随着游离微管蛋白浓度的降低,微管正端的聚合速度与负端的解聚速度达到平衡,微管长度趋于相对稳定。

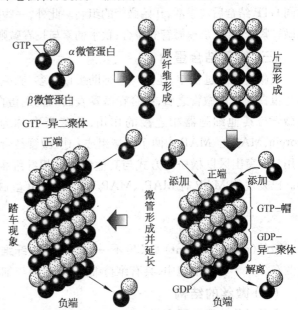

图 1-4-3 微管的体外组装过程

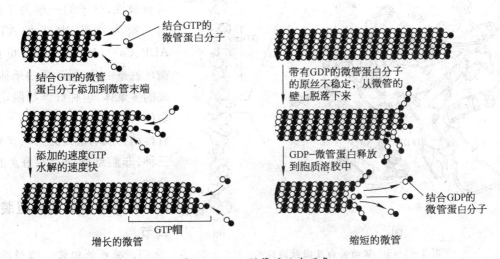

图 1-4-4 微管的踏车现象

2. **微管的体内组装**   微管的体内组装始于微管组织中心(microtubule organizing center, MTOC),即细胞的中心体与动粒(染色体与纺锤丝相连的部位)。在 MTOC 中发现了另外一种微管蛋白-γ 微管蛋白构成的环状复合体(γ-tubulin ring complex,γ-TuRC),γ-TuRC 一方面像"种子"一样,成为异二聚体结合的核心,启动微管的组装;另一方面像"帽子"一样,保护微管负端的稳定性。MTOC 决定了细胞微管的极性,即微管的负端指向微管组织中心,正端指向细胞周边。

3. **微管组装的调节**   微管的组装受 GTP、微管蛋白的浓度、温度、pH、离子等多种因素影响,如当微管蛋白的临界浓度约为 1 mg/ml,有 Mg^{2+}、无 Ca^{2+}、pH6.9、37℃的缓冲液中,异二聚体同 GTP 结合后被激活,开始微管的组装。此外,一些药物也影响微管组装与稳定,如紫杉醇能与微管紧密结合,加速微管的聚合;秋水仙素与长春碱则能抑制微管聚合、促进微管的解聚。

(三) 微管结合蛋白

在微管组装过程中,还需一些辅助蛋白的参与,它们不是构成微管壁的基本构件,而是在微管蛋白装配成微管之后,结合在微管表面的辅助蛋白,具有调节微管组装、稳定微管结构、促进微管与其他细胞器相连接的作用,这些蛋白称为微管结合蛋白(microtubule-associated protein,MAP)。MAP 由两个区域组成:① 微管结合区能与微管结合,具有加速微管成核的作用;② 突出区以横桥的方式与其他细胞骨架纤维相连,其长度决定微管在成束时的间距大小。已发现的 MAP 有 MAP_1、MAP_2、MAP_4、tau 蛋白、抑微管装配蛋白等。

二、 微丝

微丝(microfilament)为长度不一的一种实心纤维状结构,直径为 5～8 nm,呈束状、网状或散在分布于真核细胞中,具有维持细胞形态、参与细胞运动、物质运输、信号传导等作用。

(一) 微丝的结构

微丝又称为肌动蛋白纤维或肌动蛋白丝(actin filament),肌动蛋白分子为其主要成分。

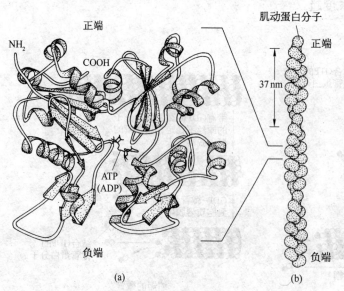

肌动蛋白分子,即球形肌动蛋白(G-肌动蛋白),形状呈哑铃状,具有极性,分子的一端为正极,另一端为负极,内部有 ATP/ADP、Ca^{2+}、Mg^{2+} 的结合位点。微丝就是由 G-肌动蛋白单体构成的多聚体,也称纤维状肌动蛋白(F-肌动蛋白)(图1-4-5)。脊椎动物肌动蛋白分为α、β 和γ三种,非肌细胞中只存在β 和γ两种。

图 1-4-5   肌动蛋白及微丝的结构

(a) 肌动蛋白单体;(b) 微丝

(二) 微丝的动态组装及调节

1. **微丝的组装**   微丝的组装与微管相似,但不同的是 ATP

是影响微丝组装动力学不稳定行为的主要因素。肌动蛋白单体与 ATP 结合,ATP-肌动蛋白分子亲和性增高,容易添加至微丝末端,倾向于微丝聚合;而 ATP 结合至微丝末端后,肌动蛋白分子构象发生改变,ATP 水解为 ADP,ADP-肌动蛋白分子亲和性降低,倾向于微丝解聚。脱落的 ADP-肌动蛋白分子可通过 ATP 置换重新形成 ATP-肌动蛋白分子,继续参加聚合过程。

微丝的组装亦分为成核期、延长期和稳定期。① 成核期:3~4 个肌动蛋白分子聚合成稳定的肌动蛋白寡聚体,即核心。② 延长期:更多的肌动蛋白分子迅速添加在核心的两端,微丝不断延长;组装快的一端称为正端(+),组装慢的一端称为负端(-),同样在微管末端逐渐形成 ATP 帽的结构,防止微丝解聚。随着微丝不断增长,负端 ATP 帽逐渐变小,当 ADP-肌动蛋白暴露出来时,负端的微丝就开始去组装。③ 稳定期:随着游离的微管蛋白浓度的降低,微管正端的聚合速度与负端的解聚速度达到平衡,微丝长度趋于相对稳定。因此,微丝的组装亦表现为"踏车运动"(图 1-4-6)。

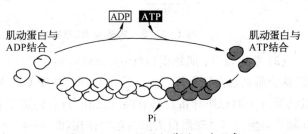

图 1-4-6 微丝组装的踏车现象

2. 微丝组装的调节 微丝的组装受到多种因素影响,在含有 ATP、Mg^{2+} 以及低浓度的 Na^+、K^+ 溶液中,微丝趋于解聚;在 Mg^{2+} 和高浓度的 Na^+、K^+ 溶液中,肌动蛋白单体则趋于组装成微丝。

一些药物也影响微丝的组装与稳定。如细胞松弛素通过与微丝的正端结合,抑制微丝的聚合;鬼笔环肽与微丝侧基结合,起稳定微丝及抗解聚的作用。

(三) 微丝结合蛋白

细胞内存在大量的微丝结合蛋白(microfilament-associated protein, MAP),它们与微丝相结合,影响着微丝的形态与功能、组装与去组装。目前已发现了 100 余种微丝结合蛋白,它们有些只在特定细胞中存在,有的是细胞所共有的。

1. 肌细胞中的微丝结合蛋白 肌肉由肌原纤维组成,肌原纤维由粗肌丝和细肌丝组成;粗肌丝的主要成分是肌球蛋白,细肌丝的主要成分是肌动蛋白、原肌球蛋白和肌钙蛋白。

(1) 肌球蛋白:属于马达蛋白,趋向微丝的(+)极。外观具有两个球形的头和一个螺旋化的干,头部有 ATP 酶活性。已知 15 类(myosin I ～ XV)。肌细胞中的肌球蛋白 II 是构成肌纤维的主要成分之一,约占肌肉总蛋白的一半。肌球蛋白 II 是由 2 条重链和 4 条轻链组成的杆状结构,2 个球形的头部有肌动蛋白及 ATP 酶结合部位,可利用 ATP 水解产生的能量,向微丝的正极端移动(图 1-4-7)。因此,肌球蛋白 II 与构成微丝的肌动蛋白分子共同参与肌丝的滑行。

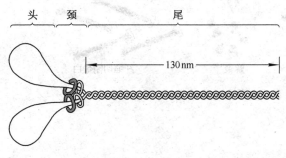

图 1-4-7 肌球蛋白 II 分子结构模式图

(2) 原肌球蛋白:原肌球蛋白

(tropomyosin,Tm)是由 2 条平行的多肽链形成的 α-螺旋结构,每条多肽链的长度相当于 7 个肌动蛋白,呈长杆状。两者有序结合,相伴而行(图 1-4-8),嵌入微丝螺旋浅沟内。原肌球蛋白与微丝肌动蛋白分子结合后,可调节肌球蛋白分子头部与肌动蛋白的结合。

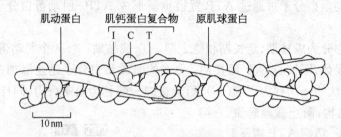

图 1-4-8　肌动蛋白、原肌球蛋白及肌钙蛋白结合模式图

(3) 肌钙蛋白:肌钙蛋白(troponin)由肌钙蛋白 C、肌钙蛋白 I 和肌钙蛋白 T 3 个亚基组成,称为肌钙蛋白复合体。肌钙蛋白 C 能与 4 个 Ca^{2+} 特异结合,引起肌钙蛋白构象发生变化;肌钙蛋白 T 对原肌球蛋白具有高度亲和力;肌钙蛋白 I 具有抑制肌球蛋白头部 ATP 酶活性,抑制肌动蛋白与肌球蛋白头部接触的作用(图 1-4-8)。

2. **非肌细胞中的微丝结合蛋白**　在非肌细胞中亦存在大量微丝结合蛋白,如单体结合蛋白(原纤维蛋白、切丝蛋白等)、切割蛋白、交联蛋白(细丝蛋白、血影蛋白等)、侧面结合蛋白(原肌球蛋白)、封端蛋白(戴帽蛋白、原肌球蛋白调节蛋白等)、成核蛋白、马达蛋白(肌球蛋白 I、肌球蛋白 II)、成束蛋白(毛缘蛋白、α-辅肌动蛋白等),它们主要与微丝的组装及功能有关(图1-4-9)。

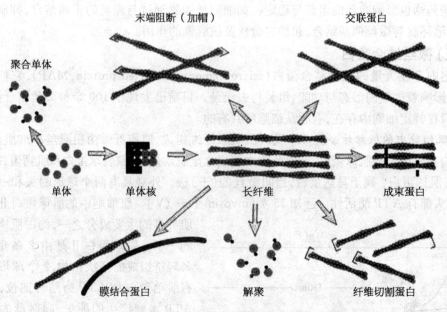

图 1-4-9　微丝结合蛋白功能示意图

三、 中间纤维

中间纤维(intermediate filaments,IF)直径 10 nm 左右,介于微管和微丝之间。中间纤维

绕核分布,成束成网,并扩展到细胞质膜,与质膜相连接,是细胞骨架结构中最稳定的成分。

(一) 中间纤维的结构

1. **中间纤维的结构基础**　中间纤维蛋白单体是构成中间纤维的结构基础,已发现50余种,具有遗传学上的高度同源性。每个中间纤维蛋白可分成头部、杆部和尾部。杆部高度保守,约含310个氨基酸残基;头部(氨基端)和尾部(羧基端)高度可变,决定了中间纤维的种类(图1-4-10)。

2. **中间纤维的类型**　根据基因结构、氨基酸序列、组装特性及组织分布的特异性,可将中间纤维分成不同种类,见表1-4-1。

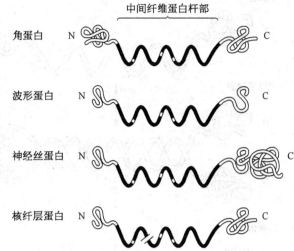

图 1-4-10　中间纤维蛋白单体功能区模式图

表 1-4-1　中间纤维蛋白的类型

类　型	中间纤维蛋白	细胞定位	分　　布
Ⅰ型	酸性角蛋白	细胞质	上皮细胞
Ⅱ型	中性/碱性角蛋白	细胞质	上皮细胞
Ⅲ型	波形蛋白	细胞质	间充质细胞
	结蛋白	细胞质	肌肉细胞
	胶质纤维酸性蛋白	细胞质	神经角质细胞、星形胶质细胞、肝脏星形细胞
	外周蛋白	细胞质	多种神经细胞
Ⅳ型	神经丝蛋白	细胞质	神经元
Ⅴ型	核纤层蛋白	细胞核	各类细胞中
Ⅵ型	融合蛋白	细胞质	肌肉细胞
	平行蛋白	细胞质	肌肉细胞
	巢素蛋白	细胞质	神经上皮干细胞、肌肉细胞
未归类的蛋白质	phakinin	细胞质	晶体细胞
	filensin	细胞质	晶体细胞

(二) 中间纤维的动态组装及调节

1. **中间纤维的组装**　中间纤维的组装比较复杂,分为4步:① 两个中间纤维蛋白单体首先形成双股超螺旋结构,即二聚体;② 两个二聚体反向平行、交错排列形成了四聚体;③ 每个四聚体以头尾相连形成一条原纤维;④ 8条原纤维盘绕形成一根完整的中间纤维。中间纤维两端对称,不具有极性(图1-4-11)。

2. **中间纤维组装的调节**　中间纤维的组装与去组装机制尚不清楚,但中间纤维蛋白的磷酸化作用是中间纤维动态调节最常见的调节方式。此外,中间纤维结合蛋白在中间纤维的组装与功能上亦发挥调节作用,如聚纤蛋白(filaggrin)能使角蛋白纤维聚集。

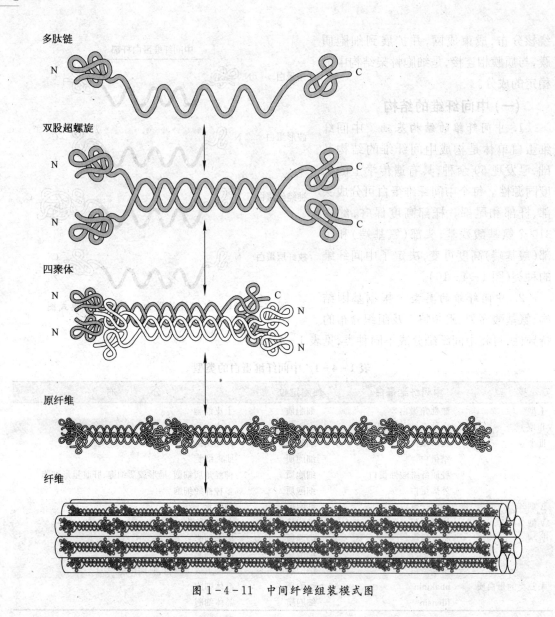

多肽链

双股超螺旋

四聚体

原纤维

纤维

图 1-4-11　中间纤维组装模式图

第二节　细胞骨架的功能体现

　　活细胞内的 3 种骨架结构之间存在相互联系,共同发挥维持细胞基本形态、参与细胞运动、物质运输、增殖与分化等作用。

一、细胞迁移运动

　　许多细胞(如巨噬细胞、白细胞、器官发育时的胚胎细胞、肿瘤细胞等)的胞膜下有一层由肌动蛋白纤维构成的网状结构,其与胞膜相连,为细胞提供强度和韧性,维持细胞性质,参与细胞迁移运动,这层网状结构称为细胞皮层(cell cortex)或肌动蛋白皮层(actin cortex)。细胞迁移运动大致包括 4 步:① 细胞前端突出形成伪足:这主要是由于细胞皮层局部肌动蛋白重新发生组装与去组装,不断聚合延长的微丝在细胞内部"顶"着细胞膜向前进。此外,微管也参与调控伪足的形成。细胞的形态改变与伪足形成是细胞迁移运动的关键步骤,它有赖于细胞骨架的高度动态变化,其中需要一系列蛋白质的相互协调,如 Rac(小分子 GTP 结合蛋白)促进微丝聚合,介导层状伪足的形成;Cdc42(细胞分裂周期蛋白)诱导丝状伪足形成;Formin(一种肌动蛋白结合蛋白)参与微丝的核化,促进微丝延长;ADF/cofilin(一种肌动蛋白结合蛋白)介导微丝的解聚等。② 伪足与基质黏着:当细胞前端的伪足接触到合适的表面时,胞膜表面上的黏附蛋白(如整合素)与细胞外基质中的分子或另一细胞表面上的分子结合,形成黏着斑。

黏着斑在胞内面与肌动蛋白纤维丝相连,为微丝提供锚着点;随着前端黏着斑不断生成,后端黏着斑的解聚,使细胞向前迈出"步伐"。黏着斑的形成与解聚受到黏着斑激酶(focal adhesion kinase,FAK)等蛋白的调节。③ 细胞主体前移:伪足与基质黏着后,细胞主体包括胞内的各种细胞器在微丝及微丝结合蛋白的共同作用下,实现胞质溶胶向前流动。④ 尾部收缩推进:细胞尾部与周围基质的解离是细胞迁移的限速环节,其收缩的动力主要来自肌球蛋白所产生的收缩力与微丝的动态聚合力;同时,构成尾部黏着斑的部分组分以胞吞方式被内吞,再在微管的作用下被运输、回收再利用(图 1 - 4 - 12)。

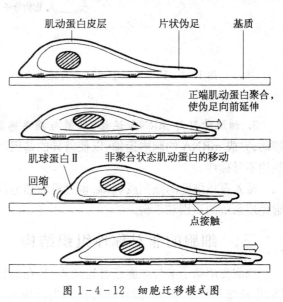

图 1 - 4 - 12　细胞迁移模式图

二、 细胞内物质的定向运输

由于真核细胞内存在复杂的内膜系统,因此细胞内物质的运输往往需要通过定向运输才能被运往其功能部位。细胞内物质的定向运输需要马达蛋白(molecular protein)和细胞骨架系统的共同参与才能完成。目前已知的马达蛋白有几十种,如肌球蛋白、驱动蛋白、动力蛋白等。

1. 肌球蛋白以微丝作为运行轨道参与物质的定向运输　传统的肌球蛋白即肌球蛋白 II,主要存在于肌细胞中,参与肌肉收缩、细胞迁移和胞质分裂。非传统肌球蛋白包括肌球蛋白 I 等,可携带不同"货物"沿着微丝"轨道"由负端向正端移动。

2. 驱动蛋白和动力蛋白以微管作为运行轨道参与物质的定向运输　驱动蛋白(kinesin)是一类微管激活的 ATP 酶,有一对 ATP 酶活性的球形头部、一个颈部、一个螺旋状杆部和一个可承载膜性"货物"的尾部。头部通过结合并水解 ATP,导致颈部发生构象改变,使两个头部交替与微管结合、解离,从而将尾部携带的"货物"沿微管由负端向正端移动(图 1 - 4 - 13)。

动力蛋白(dynein)是一个由 9～12 个亚基组成的巨大蛋白质复合物,具有 ATP 酶活性,与动力肌动蛋白(dynactin)复合物结合后,才能沿着微管由正端向负端移动,为细胞内物质运输和纤毛运动提供动力(图 1 - 4 - 14)。

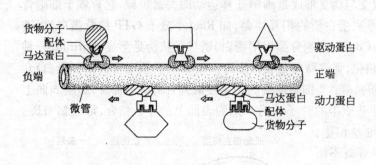

图 1-4-13 沿微管运输的马达蛋白

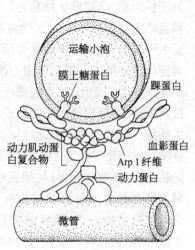

图 1-4-14 动力蛋白与动力
肌动蛋白的结合

3. 细胞骨架与 mRNA 运输、细菌与病毒感染 mRNA 同样通过马达蛋白沿微丝、微管移动,完成 mRNA 的胞内运输,以使特异的基因产物表达于特定的亚细胞区域,建立和维持细胞的不对称性。

侵入真核细胞的细菌或病毒,也可沿着细胞骨架系统移动至细胞特定部位,以逃避宿主细胞免疫系统的识别和杀伤。

三、 细胞的非对称性组织结构

细胞皮层除了参与细胞迁移运动外,其在胞膜下形成的网状结构,还为细胞提供强度和韧性,维持细胞特定形态。微丝还可在胞内形成应力纤维(stress fiber),紧邻质膜下方,一端与质膜的特定部位相连,另一端插入到细胞质中,或与中间纤维结合,贯穿细胞的全长。应力纤维具有收缩功能,可维持细胞韧性和强度,保持细胞的非对称组织结构。此外,成束的微丝突起于某些细胞(小肠上皮细胞)表面形成微绒毛,增加消化与吸收功能。

微管具有刚性,中间纤维能耐受剪切力,这在提供细胞机械强度、维持细胞形态方面具有重要意义。

四、 肌肉收缩和胞质分裂

骨骼肌细胞的收缩单位是肌原纤维,组成肌原纤维的粗/细肌丝之间的滑动,引起了肌肉的收缩。

在有丝分裂末期,核分裂完成后,在赤道板的相应位置上大量微丝平行排列,形成一个收缩环(contractile ring)或缢缩环。这些微丝具有不同的极性,通过微丝间相对滑动,使收缩环收缩,形成分裂沟,使细胞一分为二。

五、 纤毛和鞭毛是运动的结构

纤毛和鞭毛具有运动功能,是细胞表面的特化结构。两者均由基体、杆部和顶部组成,基体源于中心粒,由 9 组三联管组成,呈"9×3+0"结构,是纤毛和鞭毛的发生部位(图 1-4-15 a);

杆部外围包裹着 9 组二联管,中央鞘包被着 2 条分开的中央微管,呈"9×2+2"结构(图
1-4-15 b),通过动力蛋白与微管的结合,利用 ATP 功能,使相邻二联管之间产生弯曲力,引起纤毛与鞭毛的弯曲运动。

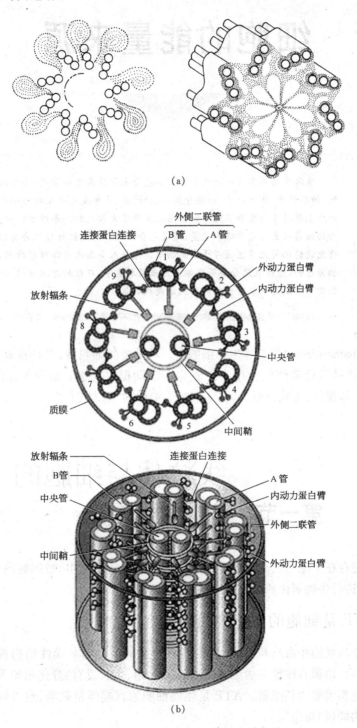

图 1-4-15　纤毛与鞭毛横切面模式图

(a) 基体呈"9×3+0"结构;(b) 杆部呈"9×2+2"结构

第五章

细胞的能量来源

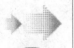

生活于自然界的一切生物都需要能量来维持其生命活动,如生物合成、肌肉收缩、神经传导、体温维持、细胞分裂、主动运输、生物发光等生理活动都要消耗能量,地球上维持生物生命的能量归根结底来源于太阳光能。各种植物和一些有光合能力的细菌从太阳光中摄取能量,通过光合作用在将无机物转化为有机物的过程中,将光能转化为化学能储存于有机物中。包括人类在内的各种动物则以植物的有机物为原料,通过氧化分解等化学反应来获取能量,以维持有机体的生命活动。动物细胞中实现这一能量转换的结构就是线粒体。

线粒体(mitochondrion)是高等生物细胞内一种重要的细胞器,它具有复杂的亚微结构和能量转换系统,通过氧化磷酸化作用为细胞生命活动提供能量。细胞生命活动所需能量的90%都是由线粒体提供,因此,线粒体被人们喻为细胞的"动力工厂"。

第一节 | 线粒体与细胞的能量转换

线粒体普遍存在于除哺乳动物成熟红细胞以外的真核细胞中,是细胞内一种重要的膜性细胞器,是细胞进行生物氧化和能量转换的主要场所。

一、 ATP 是细胞的直接能量来源

细胞是一个独立的生命结构体,细胞内各种复杂的膜性与非膜性结构各司其职,各尽其能,并且相互配合、协调有序地完成细胞诸如新陈代谢、生长发育、分化增殖等活动,所有这些生命活动的完成都需要消耗能量。ATP 是生物细胞的直接能量来源,也可以说 ATP 是维持细胞生命活动的能量"货币"。

ATP 全称是三磷酸腺苷酸,它是活细胞内的一种游离核苷酸,由腺嘌呤、核糖与 3 个分子磷酸组成,分子中后两个磷酸基团聚合时所形成的化学键不是普通的化学键,这些键的键合形

式都比较活泼,很容易被水解而断裂,释放出较多的自由能,因此叫高能磷酸键,用"～"表示。含有高能磷酸建的化合物就称为高能磷酸化合物。实际上细胞内还有 GTP、CTP、UTP 等高能磷酸化合物,但作为细胞能源物质最直接也是最重要的当属 ATP。

ATP 在细胞的产能和需能过程中起着重要的桥梁作用,机体在物质氧化的某些过程所释放出的大量自由能,往往是先形成 ATP 这种高能磷酸化合物,再由 ATP 水解引起高能磷酸键断裂,释放出大量自由能供给需能反应。所以 ATP 是能量的转运者,不是能量的储存者。维持细胞生命活动所需 ATP 主要由细胞内的线粒体通过氧化代谢合成。

二、线粒体中的氧化代谢

线粒体是活细胞生物氧化产生能量的主要结构。人们对于线粒体的研究已有 100 多年的历史。早在 1850 年,光镜下就已经观察到不同动物细胞的细胞中有小颗粒结构的存在。1890年德国学者 Altman 通过较系统研究,将其命名为 bioblast。1898 年 Benda 将其命名为线粒体(mitochondrion)。1900 年 Michaelis 用詹纳斯绿 B(Janus green B)通过活体染色证明线粒体是具有氧化还原能力的结构。

(一)线粒体的基本特征

细胞中的线粒体光镜下观察通常呈细线状、颗粒状或短杆状,还有呈圆球状、哑铃状、星状等,其形态多种多样。线粒体形态因细胞的种类和生理状态不同而有所差异(图 1-5-1)。如肝细胞和脂肪细胞的线粒体多为球状,肾小管上皮细胞和成纤维细胞的线粒体多呈环状等。

线粒体直径一般为 0.5～1.0 μm,长度为 1.5～3.0 μm。个别的还可见到巨大线粒体,如骨骼肌细胞中的线粒体长度可达 8～10 μm。细胞类型和生理状态的不同,渗透压、pH 和温度的改变,都可引起线粒体形态、大小的变化。

线粒体的数目在不同类型的细胞中差异很大。哺乳动物成熟的红细胞中无线粒体,正常细胞中线粒体有 1 000～2 000 个,精子中线粒体较少,约 25 个。线粒体的数目多少与细胞的生理功能密切有关。一般来说,新陈代谢旺盛、需要能量较多的细胞,线粒体的数目就较多,如心肌细胞、肝细胞、骨骼肌细胞、肾小管上皮细胞等;反之,新陈代谢较低、需要能量较少的细胞,线粒体的数目就较少,如淋巴细胞、精子细胞。当细胞处于病变、体温过高或细胞基质酸性过高的环境下,线粒体易溶解或因过度膨胀破裂而使其数目减少。在同一类型细胞中,线粒体的数目是相对稳定的,若功能发生变化,其数量也会发生变化,如腺细

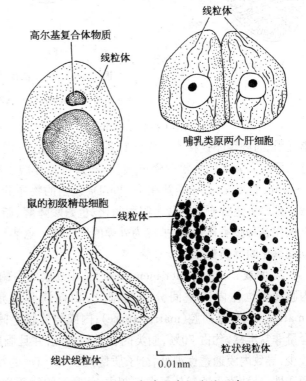

图 1-5-1 光镜下线粒体的形态

胞在分泌活动旺盛时,线粒体数目增多,经常运动的人肌细胞内的线粒体比不运动的人肌细胞内的线粒体多。

线粒体在细胞内通常是均匀分布在胞质中,如肝细胞,但也因细胞形态和类型的不同而存在差别。线粒体通常分布于细胞生理功能旺盛的区域和需要能量较多的部位。如蛋白质合成活跃的细胞,线粒体被包围在粗面内质网中;分泌活动旺盛的细胞,线粒体总是分布在分泌物合成的区域;肌细胞中线粒体沿肌原纤维规则排列;肠上皮细胞中线粒体分布在两极;肾小管细胞中当主动运输功能活跃时,线粒体就大量集中于质膜的内缘;精子细胞的线粒体集中于鞭毛区;处于分裂的细胞,线粒体均匀地集中在纺锤丝的周围。

(二) 线粒体与氧化代谢有关的结构

在电镜下观察,线粒体是由两层单位膜围成的封闭囊状结构,两层膜套叠形成囊中之囊,主要由外膜、内膜、膜间腔和基质腔组成(图1-5-2)。

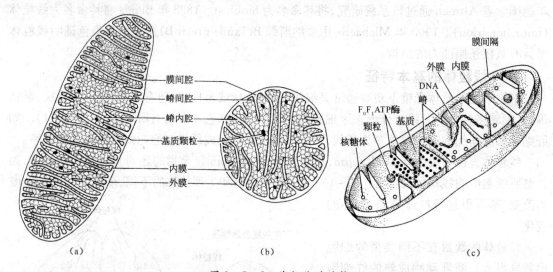

图 1-5-2　线粒体的结构

(a) 纵切面;(b) 横切面;(c) 线粒体立体结构

1. 外膜　外膜(outer membrane)是包围在线粒体外表面的一层单位膜,厚6~7 nm,平整光滑,与内膜不连接。外膜含有多种运输蛋白,它们构成脂类双分子层上水溶性物质可以穿过的通道。分离的外膜用磷钨酸负染时,可见外膜上有排列整齐的筒状圆柱体,中央有直径2~3 nm 的小孔,分子质量在10 000 Da 以内的物质分子可以自由通过,包括一些小分子的多肽。外膜上还分布参与肾上腺素氧化、色氨酸降解、脂肪酸链延长的特殊酶类,单胺氧化酶可以催化各种胺类氧化物,被视为外膜的标志酶。这表明外膜可对那些将在线粒体基质中进行彻底氧化的物质先行初步分解。

2. 内膜　内膜(inner membrane)位于外膜的内侧,也是由一层单位膜组成,厚5~6 nm。内膜将线粒体内部空间分为两部分,由内膜包围形成的空间称为内腔,内腔含有基质(matrix),又称基质腔(matrix space);内膜与外膜之间的腔隙则称为外腔。内膜中蛋白质的含量非常丰富,约占70%,脂类的含量相对低,并且脂质中富含心磷脂(cardiolipin),胆固醇则较少,导致内膜通透性很低,分子质量大于150 Da 的物质就不能通过。但内膜有高度的选择通透性,借助膜上的载体蛋白控制内、外腔间的物质交换。内膜上还有参与电子传递、氧化磷酸化的酶,内膜的标志酶是细胞色素氧化酶,它是组成呼吸链的成分之一。

内膜向线粒体内部突伸形成很多褶壁性的结构称为嵴(cristae),嵴是线粒体富有标志性的结构。嵴的出现大大增加了内膜的表面积,这对线粒体进行高速率的生化反应是极为重要的。嵴与嵴之间的间隙,称为嵴间腔(inter-cristal space),外腔伸入嵴内的部分称为嵴内腔(intercristae space)。线粒体嵴的形态、嵴的数目以及嵴的排列则与细胞种类、细胞本身所处的生理状态有密切关系。一般需要能量较多的细胞,胞内线粒体数量多,线粒体内嵴也多;需要能量较少的细胞,其线粒体数量少,嵴也少。如心肌细胞代谢率高、耗能多,线粒体嵴较多;相反,代谢率低的肝细胞和小肠上皮细胞线粒体嵴就疏少。在病理情况下,线粒体嵴的形态往往明显减少。

在内膜和嵴膜的基质面上有许多带柄的小颗粒,称为基粒(elementary particle)。基粒与膜面垂直而规则排列,可将呼吸链电子传递中释放的能量用于使 ADP 磷酸化生成 ATP,是ATP 的重要形成部位,其化学本质就是ATP 合成酶,因此基粒也称 ATP 酶复合体。基粒由头部、柄部和基片三部分组成(图 1-5-3)。头部与柄部相连凸出在内膜表面,柄部则与嵌入内膜的基片相连。头部也称 F_1 偶联因子,是由 5 种多肽构成的复合体,是偶联磷酸化(ADP 磷酸化生成 ATP)的关键部位。柄部是对寡霉素敏感蛋白(oligornycin-sensitivity conferring protein,OSCP),其作用是调控质子通道。基片嵌入内膜中,为疏水蛋白(HP),又称 F_0 偶联因子,构成质子通道,是偶联磷酸化抑制剂寡霉素或二环己基亚胺(DCCD)作用的部位。

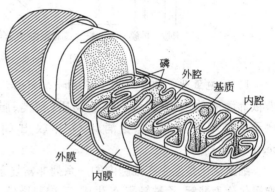

图 1-5-3　基粒结构示意图

3. 膜间腔　膜间腔(intermembrane space) 是外膜与内膜之间封闭的腔隙,体积较小,宽6~8 nm。但在细胞活跃呼吸条件下,该腔隙可扩大。膜间隙中充满无定形液体,内含许多可溶性酶、底物和辅助因子。膜间隙中的酶多为催化核苷磷酸化的激酶,标志酶是腺苷酸激酶,其功能为催化 ATP 分子末端磷酸集团转移到 AMP 生成 ADP。

4. 基质腔　基质腔(matrix space)由内膜包围形成的空腔,充满电子密度较低的可溶性蛋白和脂类等基质成分。基质蛋白中富含酶类,三羧酸循环、脂肪酸氧化、氨基酸分解和蛋白质合成等有关的酶以及核酸合成酶系,还含有线粒体 DNA、线粒体 mRNA 和 tRNA 及其线粒体核蛋白体。此外,基质中还含有一些较大的致密颗粒,直径为 30~50 nm,称为基质颗粒(matrical granule),内含有钙、镁、磷等元素。基质颗粒可能具有调节线粒体内离子环境的功能。

线粒体是细胞中含酶种类最多的结构之一,已经发现的酶就达 120 多种,组成三羧酸循环酶系、脂肪酸氧化酶系、氧化磷酸化酶系等,分布于线粒体的各个结构组分中,尤其以内膜和基质中含酶最为丰富,这也决定了线粒体是细胞中物质氧化代谢的主要场所。

三、　呼吸链与电子传递

细胞生命活动所需能量(ATP)90%以上是由线粒体提供。线粒体能将细胞中的糖类、脂肪、蛋白质等能源物质氧化分解,能量释放与转换伴随着氧化分解过程同步实现,最终在线粒体内生成 ATP,为细胞生命活动提供直接能量。所以线粒体是细胞内各种能源物质氧化释放能量并进行能量转换的最终场所。在线粒体内能源物质所含的化学能通过一系列酶的催化作用所引起的电子传递和氧化磷酸化,转变为 ATP 的高能磷酸键,再经 ATP 的去磷酸化过程,释放能量为细胞生命活动所用(图 1-5-4)。

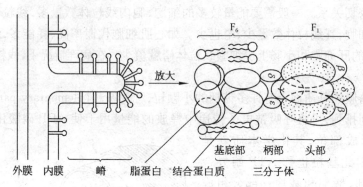

图 1-5-4　线粒体与基粒

1. **细胞氧化**　细胞氧化(cellular oxidation)或生物氧化(biological oxidation)是指细胞内依靠酶的催化,氧将各种供能物质(糖类、脂类、蛋白质)氧化分解而释放能量的过程。由于细胞氧化过程中,要消耗 O_2 并放出 CO_2 和 H_2O,所以又称为细胞呼吸(cellular respiration)。

细胞氧化是发生在细胞内的一系列非常复杂的生化反应过程,为了便于描述和理解将细胞氧化分为酵解、乙酰辅酶 A 生成、三羧酸循环、电子传递和氧化磷酸化等 4 个阶段。机体内的糖类、脂肪、蛋白质等供能物质首先要经过消化作用,降解为葡萄糖、脂肪酸、氨基酸等才能进入到细胞内开始细胞氧化过程。酵解是在细胞质中进行,反应过程不需要氧,故称为无氧酵解。例如葡萄糖,由于它不能直接进入线粒体,在细胞质中先酵解生成丙酮酸。1 个葡萄糖分子在酵解酶系的作用下,分解为 2 分子丙酮酸,同时通过底物水平磷酸化形成 2 分子 ATP。

丙酮酸进入线粒体后,在内膜的丙酮酸脱氢酶系作用下,进行脱氢、脱羧并与辅酶 A 结合,生成乙酰辅酶 A(乙酰 CoA)(图 1-5-5)。基质中乙酰辅酶 A 与草酰乙酸缩合成含有 3 个羧基的柠檬酸,经过一系列氧化脱羧的酶促反应,柠檬酸最后降解成草酰乙酸,草酰乙酸又可与乙酰辅酶 A 缩合形成柠檬酸,即进入柠檬酸循环;由于柠檬酸含有 3 个羧基,所以又称三羧酸循环(tricarboxylic acid cycle,TCA)。三羧酸循环是供能物质彻底氧化的共同代谢

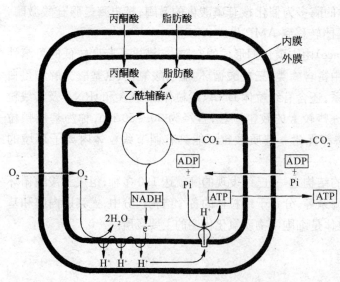

图 1-5-5　线粒体主要代谢反应示意图

途径。每循环一次氧化分解 1 个分子的乙酰基,所产生的 CO_2 通过膜排出线粒体外,产生的氢则由受氢体 NAD(烟酰胺腺嘌呤二核苷酸)或 FAD(黄素腺嘌呤二核苷酸)所接受(图 1-5-6),并将其传递到线粒体内膜的呼吸链上,经过电子传递和氧化磷酸化的作用,葡萄糖被彻底氧化,分解为 CO_2 和 H_2O 并释放大量能量,形成 ATP。

2. 呼吸链与电子传递 呼吸链(respiratory chain)是一组酶的复合体,分布并嵌在线粒体内膜上,细胞吸入的氧,在这条链上被利用与氢结合,由于呼吸链在递氢时也同时传递电子,故称为电子传递呼吸链。

细胞氧化过程中,经过三羧酸循环所脱下的氢由递氢体(NAD 或 FAD)携带到线粒体内膜的呼吸链上,伴随着电子的传递,发生一系列的氧化还原反应。在氧化还原反应过程中,H 被解离为 H^+ 和 e^- 分别由氢载体和电子载体依次传递。所以呼吸链实际是在线粒体内

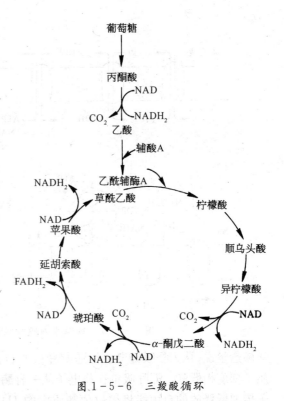

图 1-5-6 三羧酸循环

膜上有序排列的具有递氢、递电子作用的多酶复合体,是由一系列的递氢反应和递电子反应按一定的顺序排列所组成的连续反应体系,它将氢交给氧生成水,至此,葡萄糖彻底氧化分解形成 CO_2 和 H_2O。

四、 氧化磷酸化与 ATP 生成

细胞氧化产生的氢经过线粒体内膜呼吸链电子传递系统的逐级传递,最终与氧结合形成水,这一过程称为氢的氧化作用。线粒体内膜在完成氢的氧化作用的同时,伴随着高能电子由底物到氧的逐级定向传递,能量被逐步释放;当电子传递到一定位置,氧化还原所产生的自由能,在线粒体内膜基粒头部 ATP 合成酶的催化下,即可发生 ADP 的磷酸化作用,使 ADP 磷酸化形成 ATP,使氧化所释放的能量储存于 ATP 的高能磷酸键,即 ADP+Pi+能量→ATP。

在正常的生理条件下,线粒体中氧化反应和磷酸化反应这两个过程是紧密地偶联在一起,只要发生氢的氧化作用,就会进行 ADP 的磷酸化过程,这就意味着氧化是磷酸化的基础,而磷酸化又是氧化的结果。这种伴随电子传递链的氧化过程所进行的能量转换和 ATP 的生成,称为氧化偶联磷酸化,简称为氧化磷酸化(oxidative phosphorylation)(图 1-5-7)。

实际上,细胞内 ATP 的生成方式有两种,除氧化磷酸化外,还有一种称为底物水平磷酸化(substrate level phosphorylation),是指底物分子中的能量直接以高能磷酸键形式转移给 ADP 生成 ATP,如葡萄糖降解为丙酮酸的过程中,通过底物水平磷酸化形成 2 分子 ATP。

电子传递过程中伴随氧化还原所释放的自由能是怎样转入 ATP 分子的?这是氧化磷酸化的作用机制问题。关于氧化磷酸化的偶联机制有多种假说,如化学偶联学说、构象学说和化学渗透学说。目前为大家所公认、实验证据较充足的是英国生物化学家 Peter Mitchell 的化

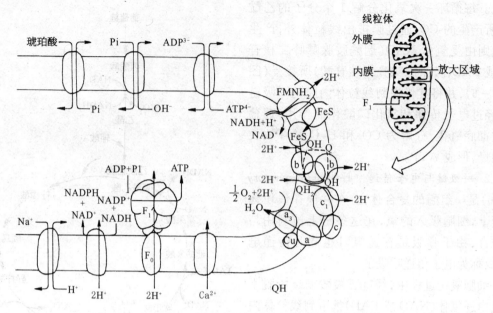

图 1-5-7　线粒体内膜呼吸链电子传递与氧化磷酸化模型

学渗透学说,认为呼吸链电子传递所释放的自由能和 ATP 的合成是与一种跨线粒体内膜的质子梯度相偶联。即呼吸链在将电子从一种酶复合物向另一种酶复合物定向传递的同时,电子传递所释放的自由能将线粒体基质中的 H^+ 转移到膜间隙,因此,形成了跨线粒体内膜的 H^+ 离子梯度。膜间隙中的 H^+ 又可通过线粒体内膜基粒上的质子通道,顺浓度梯度由膜间隙进入基质中。H^+ 顺浓度梯度方向运动的同时,驱动 ATP 合酶构象的变化,机械能转变为化学能,使 ADP 与 Pi 结合成 ATP。

第二节　线粒体是半自主性细胞器

线粒体是细胞内一种相对比较独立的膜性细胞器。虽然它是由两层膜组成的结构,但无论是从形态、功能以及发生上来看,与细胞的其他膜性结构间没有直接的联系,因此,线粒体不属于内膜系统,它是真核细胞内唯一含有 DNA 的细胞器,是一个具有一定自主性的细胞器。

一、线粒体半自主性

1963 年 M. Nass 和 S. Nass 发现线粒体中含有 DNA,进一步研究发现,线粒体内还有 mRNA、rRNA、tRNA、核糖体,以及与遗传信息传递和表达所需的全套酶系(DNA 聚合酶、RNA 聚合酶、氨基酸活化酶等),同时研究证明,线粒体 DNA 具有遗传功能,能够进行遗传信息的转录、复制和表达,所以将线粒体 DNA 视为真核细胞的第二遗传系统。

1. 线粒体 DNA　在真核细胞中,线粒体 DNA(mitochondrial DNA,mtDNA)也称为线粒

体基因组。mtDNA 大多数是双链环状分子,和细菌 DNA 相似,裸露而不与组蛋白结合,分散在线粒体基质的不同区域。不同生物细胞内 DNA 分子数目可有一个或几个不同,如人每个线粒体中有 2～3 个 DNA 分子,由于编码产物的差异,双链中外侧的称为重链(H 链),内侧的称为轻链(L 链)。线粒体基因组的全序列测定已经完成,mtDNA 全长 16 569 个碱基对(bp),组成 22 个 tRNA、2 个 rRNA 和 13 个多肽链共 37 个基因。

人线粒体基因组相比于核基因组,具有基因序列内无内含子,相邻基因间少有非编码的间隔序列,调节 DNA 序列较短;H 链编码 28 个基因,L 链编码 9 个基因,两条链均有编码功能;与“通用”遗传密码不完全相同(表 1-5-1)等特点。另外,由于 mtDNA 缺乏修复能力,因此其突变率要高于核内 DNA。

表 1-5-1 “通用”密码与线粒体遗传密码的差异

密码	“通用”密码	哺乳类线粒体密码	酵母线粒体密码
UGA	终止	色氨酸	色氨酸
AUA	异亮氨酸	甲硫氨酸	甲硫氨酸
CUA	亮氨酸	亮氨酸	苏氨酸
AGA	精氨酸	终止	精氨酸
AGG			

2. 线粒体蛋白质合成 线粒体含有自身特有 mRNA、tRNA 和 rRNA 及其蛋白质合成的其他组分,如氨基酸活化酶和线粒体核糖体等,表明线粒体可以自主合成蛋白质。但由于 mtDNA 分子小,其上含有的基因数量不多,由它编码合成的蛋白质有限,仅有 13 种多肽链,而线粒体含有蛋白质有 1 000 多种,因此,由 mtDNA 所合成蛋白质只占线粒体全部蛋白质的 10%左右,并多为疏水蛋白,主要参与组成呼吸链上酶复合物和 ATP 合成酶。线粒体其余约 90%的蛋白质是由核基因编码的,如 mtDNA 复制、转录所需的各种 mtDNA 聚合酶、mtRNA 聚合酶、起始因子、延长因子以及翻译过程所需的各种酶、线粒体外膜的孔蛋白、内膜的特定转运蛋白、膜间腔和基质腔内的各种可溶性蛋白等。

线粒体内核糖体的沉降系数为 70s,由 50s 和 30s 两个亚基组成,与原核细胞中的核糖体类似。核糖体内 12SrRNA 和 16SrRNA 是由 mtDNA 编码,此外,mtDNA 还编码具有转运氨基酸功能的 22 种 tRNA。

这表明线粒体的生物合成依靠两套遗传系统。由于线粒体具有自己的 DNA,并能进行表达,这是其自主性。而实现线粒体基因组复制与表达所需要的许多酶又是由核基因组编码的,所以线粒体是一个半自主性的细胞器(semiautonomous organelle)。

二、 线粒体起源

对于线粒体的研究虽然已经有 100 多年的历史,但关于线粒体的进化起源,迄今为止还是一个没有研究清楚的问题。目前主要提出内共生起源假说和非共生起源假说两种观点,均尚需研究证实。

1. 内共生起源假说 由于线粒体在细胞内具有一定的独立性,其结构、功能与细菌存在着相似性,如 DNA 均为环形、裸露分子,基因无内含子;均为 70s 型核糖体;对细胞质蛋白合成抑制剂放线菌酮不敏感,反而对细菌蛋白质合成抑制剂氯霉素敏感等现象,一些研究者提出,线粒体由共生于细胞内的细菌演变而来。他们设想,原始真核细胞具有吞噬功能,能将吞噬的糖类等供能物资通过无氧酵解来获取能量。当含有三羧酸循环和电子传递系统酶系的需氧细菌被吞噬后,不仅没有被消化,宿主细胞与细菌间反而形成互利的共生关系,通过寄生菌的呼吸作用将酵解产物丙酮酸氧化分解,以此获取更多的能量,寄生菌则逐渐演变为线粒体。这就是内共生起源假说(symbiosis hypothesis)。

2. **非共生起源假说**　这种学说的假设是真核细胞的前身是一种需氧细菌,比典型的原核细胞大、进化程度较高是其特点,需氧细菌的呼吸链和氧化磷酸化的酶系统分布在细胞膜上,随着进化,细胞要不断增加膜表面积,扩大呼吸功能,导致膜向细胞内凹陷,折叠,最终演变为线粒体。这一学说可以解释真核细胞被膜形成与演化的过程,但缺乏足够的实验证据。

第六章

细胞核与遗传信息的传递

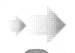

　　生物机体具有的各种生命活动依赖于细胞的完整结构。细胞是生命物质在漫长的演化过程中所形成的。自然界中最早出现的细胞结构简单，只有核糖体等少数几种细胞器，没有真正独立的细胞核，只有一个被称为拟核的 DNA 存在的区域，这类细胞称为原核细胞。而构成人体以及高等生物机体的细胞，由于进化地位较高，随着复杂的胞内膜系统的出现，细胞内具有了真正独立的细胞核，这类细胞称为真核细胞。细胞核的出现，使得遗传物质 DNA 被聚集在特定的空间区域，保证了遗传信息的转录和翻译过程在细胞不同的空间区域进行，提高了细胞的代谢效率。

　　细胞核是真核细胞与原核细胞的根本区别所在。原核细胞中没有真正的细胞核(称为拟核)。有的真核细胞中也没有细胞核，如哺乳动物成熟的红细胞等极少数细胞。细胞核是细胞的控制中心，在细胞的代谢、生长、繁殖、分化中起着重要作用，是细胞内遗传物质储存、复制及转录的主要场所。任何有核细胞一旦失去了核，便失去了其固有的生命功能，就很快趋于死亡。

　　细胞核的形态、大小、数量及在胞质中的位置均因细胞类型的不同而变化。细胞核的形态大多与细胞的形态相适应，球形和立方形细胞的核为圆形，柱状和菱形细胞的核为卵圆形，细而长的肌细胞的核呈杆状等。一般真核细胞中只有一个核，但肝细胞、肾小管上皮细胞和软骨细胞中可见双核；肌细胞和破骨细胞中细胞核的数目可达上百个；哺乳动物成熟的红细胞中没有细胞核。核的大小在不同的生物和不同生理状态下有所不同，高等动物细胞核直径为 5～10 μm，核的大小通常用核质比表示：

核质比＝细胞核(体积)/细胞质(体积)

　　细胞核的形态在细胞周期各阶段不同，一般将其分为分裂间期和分裂期两个阶段。间期可见到细胞核的全貌，称为间期核。通常所说的细胞核均指间期核，其结构包括核膜、染色质、核仁与核基质四部分(图 1-6-1)。

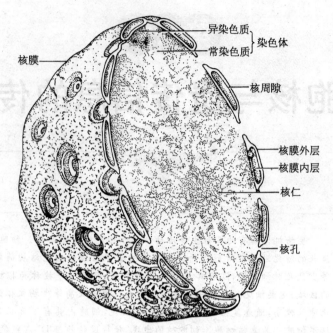

图 1-6-1　电镜下细胞核立体结构模式图

第一节 核膜与物质运输

核膜(nuclear membrane)包围核质,使细胞核成为细胞中一个相对独立的体系,形成了核内特殊的微环境。核膜为不对称的双层膜,是细胞内膜系统的一部分。同时,核膜又是选择性渗透膜,起着控制核和细胞质之间物质交换的作用。此外染色体定位于核膜上,有利于解旋、复制、凝缩、平均分配到子核。

一、核膜与核纤层

核膜主要由蛋白质和脂类组成,蛋白质占 65%~75%,所含酶类与内质网极为相似,所不同的是内质网的酶浓度高于核膜。核膜所含脂类也与内质网中的相似,例如都含有不饱和脂肪酸、胆固醇和三酰甘油等,由此可见,核膜与内质网关系密切。

电镜下,核膜是多孔状的双层平行排列的单位膜,有内外两层核膜、核周隙、核孔复合体及核纤层等结构(图 1-6-2)。

(一) 外核膜

外核膜(out nuclear membrane)面向胞质,较内核膜厚,多在 4~10 nm,表面附有颗粒状核糖体,形态结构和生化性质与粗面内质网相似,并与之相连,因此所谓核膜实际上是包围核物质的内质网的特化部分,有利于核膜与内质网的物质交流及核膜的更新。外核膜的外表面存在网状分布的中间纤维,参与细胞核在细胞质中的定位。

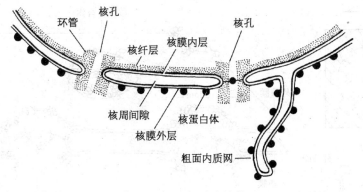

图 1-6-2　核膜的结构

(二) 内核膜

内核膜(inner nuclear membrane)面向核质,表面无核糖体附着,光滑平整。但内表面有一层电子密度高的蛋白质细丝附着,称核纤层。

核纤层纤维直径为 10 nm 左右,纤维纵横排列整齐呈纤维网络状,厚度随不同细胞而异,为 30～100 nm。核纤层外与中等纤维相连,内与核基质连接,构成贯穿于细胞核和细胞质的统一网架结构体系,位于内核膜与染色质之间。内核膜上含有核纤层纤维蛋白 B 受体,可为核纤层蛋白 B 提供结合位点,从而使核纤层附着于内核膜上,将核膜固定,稳定核的形态,同时使核膜具有一定的强度。核纤层可与核内染色质的特定区段结合。核纤层与核膜、染色质及核孔复合体在结构上有密切联系,为它们提供结构支架,起介导作用。因此,间期细胞中的核纤层具有维持细胞核形态的作用;而在细胞分裂期,核纤层通过磷酸化与去磷酸化过程参与核膜的崩解与重组。

(三) 核周隙

核周隙(perinuclear space)是位于内外核膜之间的腔隙,宽度为 20～40 nm,可随细胞的生理和病理状态而变化,内含有多种蛋白质和酶。核周隙与细胞质中的内质网腔是相通的,它不仅是核质与胞质之间物质交换的重要通道,也是核与质之间的生理缓冲地带。

二、 核孔复合体与物质运输

核膜上由于内外核膜彼此融合而成的孔状结构,称为核孔(nuclear pores)。核孔直径为40～150 nm,大多为 50～70 nm。核孔的数目与细胞的种类和代谢状态有关,在分化程度低、功能旺盛以及核仁大的细胞中,核孔数目较多。

电镜下,核孔并非简单的孔洞,而是由蛋白质以特定方式构成的复合结构,称为核孔复合体(nuclear pore complex, NPC)(图 1-6-3)。

关于核孔复合体的结构,近几年提出的捕鱼笼式核孔复合体模型较受关注。该模型认为由胞质环(cytoplasmic ring)、核质环(nuclear ring)、辐(spokes)和中央栓(central plug)等结构成分构成核孔复合体。胞质环和核质环分别与外核膜和内核膜相连,组成核孔复合体的胞质面和核质面,环上分别对称地连有伸向胞质和核内的 8 条纤维;核内纤维末端形成一个 8 个颗粒构成的终末环,这样由核质环、核内纤维和终末环形成核篮(nuclear cage)的结构,类似"捕鱼笼"(fish-trap);辐连接胞质环与核质环构成核孔的壁,并由核孔边缘伸向中心。颗粒状或

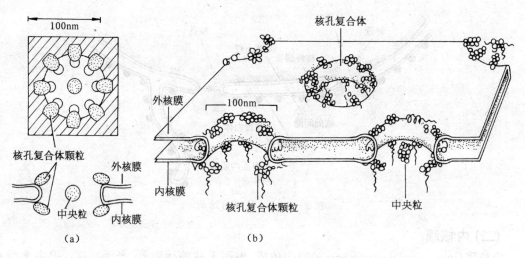

图 1-6-3 核孔复合体模式图

(a) 顶面观和中心垂直切面。"中心颗粒"在有些孔中可以看到,而在另一些孔中看不到。虽然这些颗粒可能是孔的组成部分,但人们往往认为它们是正在运送物质过孔时被拍摄的大复合体。(b) 一小块核膜的三维图像

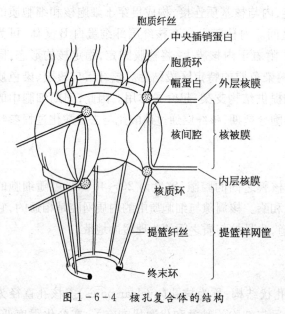

图 1-6-4 核孔复合体的结构

棒状的中央栓由跨膜蛋白组成,位于核孔中央,对核孔复合体在核膜上的锚定有一定作用(图 1-6-4)。

核孔复合体在核选择性的物质转运中起重要作用,是细胞核和细胞质之间的双向物质运输通道。细胞核中转录加工形成的 RNA、组装完成的核糖体大、小亚基前体通过核孔复合体运送到胞质;细胞核中 DNA 复制、RNA 转录所需的各种酶,经核孔复合体从细胞质运送到细胞核内。因此,核孔复合体可以看作是一种特殊的跨膜运输蛋白复合体,并且是一个双功能、双向性的亲水性核质交换通道。

第二节 染色质与基因

染色质(chromatin)是间期细胞核内能被碱性染料染色的物质,是细胞内遗传物质的载体。染色质呈丝状,它们在核内的螺旋程度不一,螺旋紧密的部分染色较深,螺旋疏松的部分染色较浅,在光镜下染色质呈现颗粒状,不均匀地分布于细胞核中。染色体(chromosome)是在细胞有丝分裂时,染色质细丝高度螺旋化形成的较粗的棒状和杆状结构。染色质和染色体

是同一物质在细胞分裂间期和分裂期的不同形态表现。

一、 染色质的 DNA 和蛋白质

染色质的化学成分主要是 DNA 和蛋白质,此外有少量的 RNA。

(一) DNA

DNA 是染色质中重要的化学成分,携带有大量遗传信息。同种生物细胞内 DNA 的结构和含量恒定。一般来说,DNA 的含量随生物的进化程度增加而增加,但也有例外。真核细胞中 DNA 碱基序列可分为 3 种类型:

1. **单一序列**　单一序列(unique sequence),又称非重复序列,在一个基因组中一般只有一个拷贝,在人类基因组中占 60%～65%,包含绝大多数结构基因。结构基因一般指负责编码蛋白质氨基酸序列的基因。

2. **中度重复序列**　中度重复序列(moderately repetitive sequence)在人基因组中占 20%～30%,有 10^4～10^5 个拷贝,一般是非编码序列,大部分中度重复序列与基因表达的调控有关,包括调控 DNA 复制的起始,促进或终止转录等,它们可能是与 DNA 复制和转录的起始、终止等有关的酶和蛋白质因子的识别位点。也有一些是具有编码功能的基因,如 rRNA 基因和 tRNA 基因等。这类重复序列往往构成序列家族出现在基因组的许多位置上,有些同单一序列间隔排列。

3. **高度重复序列**　高度重复序列(highly repetitive sequence),这些重复序列的长度为 6～200 碱基对,高度重复序列在基因组中重复频率高,可达 10^5 以上,在基因组中所占比例随种属而异,占 10%～60%,在人基因组中约占 10%,多分布在染色体的着丝粒区和端粒区,大多组成异染色质。

(二) 蛋白质

构成染色质的蛋白质可分为组蛋白(histone)和非组蛋白(non-histone)。

1. **组蛋白**　组蛋白是染色质蛋白含量最高的一种,总量约与 DNA 相当。组蛋白相对分子质量较小,含精氨酸和赖氨酸等碱性氨基酸特别多,两者加起来约为所有氨基酸残基的1/4,故属碱性蛋白质。组蛋白与带负电荷的双螺旋 DNA 结合成 DNA-组蛋白复合物。组蛋白与 DNA 结合阻止 DNA 聚合酶进入 DNA 复制起点,从而抑制 DNA 的复制,结合组蛋白的 DNA 也抑制 RNA 聚合酶的转录。

组成染色质的组蛋白有 5 种,即 H_1、H_2A、H_2B、H_3 和 H_4 组蛋白。除 H_1 外,其他 4 种组蛋白组成核小体的核心颗粒,没有种属和组织特异性,特别是 H_3 和 H_4 在进化上高度保守。例如,豌豆和牛在进化上分歧有 3 亿年,但 H_4 的 10^2 个氨基酸残基中仅有两个不同。H_1 组蛋白可将相邻的核小体包装成染色质丝,分子质量相对较大,约含 220 个氨基酸残基,有一定的种属和组织特异性,进化上较不保守。

2. **非组蛋白**　非组蛋白是染色质中除组蛋白以外所有蛋白质的统称,属酸性蛋白质,富含带负电荷的天冬氨酸、谷氨酸等酸性氨基酸。非组蛋白种类繁多,功能各异,与组蛋白相比,数量很少。非组蛋白具有种属和组织特异性,能识别染色体上高度保守的特异 DNA 序列并与之结合,故又称序列特异性 DNA 结合蛋白(sequence-specific DNA-binding protein)。因此,非组蛋白在染色体的构建、基因复制的启动、基因转录的调控方面具有重要的作用。

染色质中的 RNA 含量很低,不同物种中含量变化较大,是染色质的正常组分,还是新合成的各类 RNA 前体,尚无定论。

二、 染色体的结构

人的体细胞中有 46 条染色体,即 46 个 DNA 分子,约 $6×10^9$ bp,总长 174 cm,这么长的 DNA 分子如何存在于细胞核中?显然,DNA 分子必定经过高度有序的折叠和包装过程,这对基因准确的复制和表达是非常重要的。目前普遍认为染色质纤维由若干个核小体排列成串,进一步折叠、压缩,包装成染色体。

(一) 核小体

核小体(nucleosome)是染色质中 DNA、RNA 和蛋白质组装形成的一种致密结构形式,是染色质的基本结构单位。核小体由核心颗粒(core particle)和连接区 DNA(linker DNA)两部分组成,电镜下呈念珠状。核心颗粒由组蛋白 H_2A、H_2B、H_3 和 H_4 各两分子构成核小体的盘状核心结构(又称核心组蛋白),长度约 140 bp 的 DNA 超螺旋链缠绕组蛋白八聚体 1.75 圈;连接区包括两相邻核心颗粒间约 60 bp 的连接 DNA 和位于连接区 DNA 上的组蛋白 H_1。H_1 组蛋白在核小体核心 DNA 进出处与连接 DNA 结合,具有稳定 DNA 的作用。组蛋白与 DNA 之间的相互作用主要是结构性的,基本不依赖于核苷酸的特异序列。

如果每个核小体的 DNA 分子长度平均以 200 个 bp 计算,那么平均每个 DNA 分子的全长大约形成 60 万个核小体,将每个 DNA 分子所构成的全部核小体称为"核小体串"。一串一串的核小体形成了直径 10 nm 的细丝,电镜下清晰可见。200 bp 的核小体 DNA 长度约为 70 nm(3.4 nm×200),核小体核心的直径约为 10 nm,由于核小体的形成,DNA 的长度压缩了 7 倍(图 1-6-5)。核小体组成的串珠状纤维是染色质的一级结构。

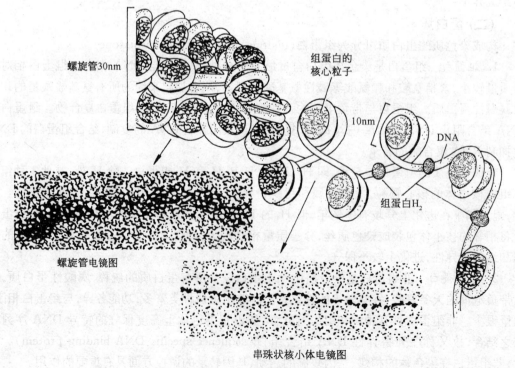

螺旋管30nm

组蛋白的核心粒子

10nm

DNA

组蛋白H_2

螺旋管电镜图

串珠状核小体电镜图

图 1-6-5　核小体结构图解

(二) 螺线管

电镜下观察经温和处理的细胞核,可见直径为 30 nm 的染色质纤维,实际上是核小体串螺旋形成的中空的线状结构,称为螺线管(solenoid)。组蛋白 H_1 位于螺线管的内侧,组蛋白 H_1 有一球状中心和两个氨基酸臂,前者与自身核小体核心的特异位点结合,后者与相邻的核小体八聚体结合,是螺线管形成和稳定的关键因素。

螺线管是由核小体螺旋化形成,每 6 个核小体绕一圈,长度压缩 6 倍,也将 DNA 的长度压缩了 42 倍。直径 30 nm 的螺线管是染色质的二级结构。

(三) 染色质的高级结构

从螺线管到染色质的高级结构究竟怎么演化的还不十分清楚。目前得到广泛认可的有多级螺旋模型(multiple coiling model)和染色体支架-放射环模型(scaffold-radial loop structure model)。

多级螺旋模型认为染色质的三级结构为超螺线管(super-solenoid),是螺线管进一步螺旋化形成的直径为 $0.4\ \mu m$ 的圆桶状结构,DNA 分子的长度压缩 40 倍,是染色体包装的三级结构。超螺线管进一步螺旋折叠形成直径 $1 \sim 2\ \mu m$、长度 $2 \sim 10\ \mu m$ 的结构——染色单体(chromatid),是染色质包装的四级结构,DNA 分子的长度压缩 5 倍。一个 DNA 分子被最终包装成染色单体,总长度压缩了 8 400 倍。

染色体支架-放射环模型认为染色质上的非组蛋白组成染色体支架,姐妹染色单体的非组蛋白支架在着丝粒处相连,构成染色体的框架。螺线管一端与支架结合,另一端沿支架纵轴向周围呈环状迂回,最后回到支架,即折叠成放射环,或称襻环。在染色体的横切面上有 18 个襻环,称为微带(miniband),是染色体的三级结构。每个襻环的 DNA 含有 315 个核小体,长约 63 000 bp。染色单体是染色体的四级结构(图 1-6-6、图 1-6-7)。

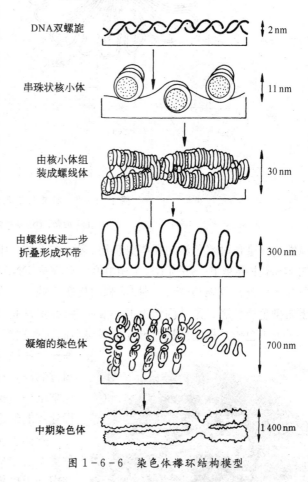

DNA双螺旋	2 nm
串珠状核小体	11 nm
由核小体组装成螺线体	30 nm
由螺线体进一步折叠形成环带	300 nm
凝缩的染色体	700 nm
中期染色体	1 400 nm

图 1-6-6 染色体襻环结构模型

三、 常染色质和异染色质与基因激活

间期细胞核内的染色质,根据形态特征和染色性能,分为常染色质(euchromatin)和异染色质(heterochromatin)。

常染色质是指间期核内染色质纤维折叠压缩程度低,即螺旋化程度低,处于伸展状态,用

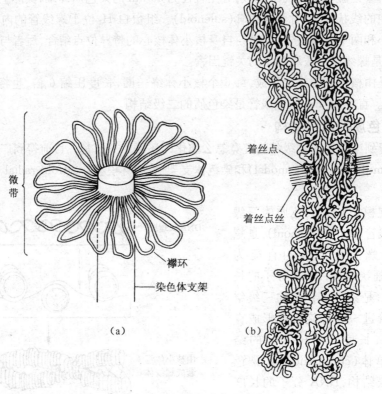

图 1-6-7　微带与染色体模式图

(a) 微带；(b) 染色体

碱性染料染色时着色浅的那些染色质,多分布于核的中央,少量伸入到核仁内。构成常染色质的 DNA 主要是单一序列 DNA 和中度重复序列 DNA(如组蛋白基因和 tRNA 基因),在一定条件下可进行复制和转录,调控细胞的代谢活动。常染色质并非所有基因都具有转录活性,处于常染色质状态只是基因转录的必要条件,而不是充分条件(图 1-6-8)。

异染色质是指间期核内碱性染料染色时着色较深,高度螺旋化,盘曲比较紧密的染色质纤维丝。异染色质多分布于核内膜的边缘,核孔的周围,部分与核仁结合,成为核仁相随染色质的一部分。与常染色质相比,异染色质是转录不活跃部分。分化程度高的细胞,核内异染色质的含量多。

异染色质分为结构异染色质和兼性异染色质两种类型。结构异染色质是指各类细胞在整个细胞周期内处于凝集状态的染色质,多定位于着丝粒区、端粒区。兼性异染色质是在一定细胞类型或在生物一定发育阶段凝集,并丧失转录活性的异染色质。兼性异染色质在胚胎细胞中的含量较少,而在高度特化的细胞中的含量较多,说明在细胞的分化过程中,较多的基因逐渐以凝聚状态而关闭。如雌性哺乳动物含

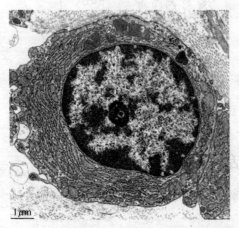

图 1-6-8　常染色质

一对 X 染色体,其中一条始终是常染色质,但另一条在胚胎发育的第十六至第十八日变为凝集状态的异染色质,该条凝集的 X 染色体在间期形成染色深的颗粒。

常染色质和异染色质在结构、位置和功能上有明显的区别,但两者的区分不是绝对的,两者的化学本质是相同的,因此常染色质和异染色质只是染色质的不同存在状态,而且两种状态在一定条件下可以相互转化。

四、 人类染色体

染色体(chromosome)是遗传物质(基因)的载体。它由 DNA 和蛋白质等构成,具有储存和传递遗传信息的作用。真核细胞的基因大部分存在于细胞核内的染色体上,通过细胞分裂,基因随着染色体的传递而传递,从母细胞传给子细胞、从亲代传给子代。各种不同生物的染色体数目、形态、大小各具特征。而在同一物种中,染色体的形态、数目是恒定的。

(一) 人类染色体形态特征

1. **人类染色体数目**　生物的不同物种其染色体数目各不相同,而同一物种的染色体数目是相对恒定的。例如,果蝇的染色体数目为 6,小鼠染色体数为 40。染色体数目的恒定对维持物种的稳定性具有重要意义,染色体数目也是物种鉴定的重要标志之一。

在真核生物中,一个正常生殖细胞(配子)中所含的全套染色体称为一个染色体组,其上所包含的全部基因称为一个基因组(genome)。具有一个染色体组的细胞称为单倍体(haploid),以 n 表示;具有两个染色体组的细胞称为二倍体(diploid),以 $2n$ 表示。人类正常体细胞染色体数目是 46,即 $2n=46$ 条,正常性细胞(精子或卵子)中染色体数为 23 条,即 $n=23$ 条。

2. **人类染色体形态结构**　在细胞增殖周期中的不同时期,染色体的形态结构不断地变化着。在有丝分裂中期的染色体的形态是最典型的,可以在光学显微镜下观察,常用于染色体研究和临床上染色体病的诊断。

每一中期染色体都具有两条染色单体(chromatid),互称为姐妹染色单体,它们各含有一条 DNA 双螺旋链。两条染色单体之间由着丝粒(centromere)相连接,着丝粒处凹陷缩窄,称初级缢痕(primary constriction)。着丝粒是纺锤体微管(纺锤丝)附着部位,在细胞分裂中与染色体的运动密切相关,失去着丝粒的染色体片段通常不能在分裂后期向两极移动而丢失。着丝粒将染色体划分为短臂(p)和长臂(q)两部分。在某些染色体的长、短臂上还可见凹陷缩窄的部分,称为次级缢痕(secondary constriction)。

在染色体短臂和长臂末端各有一个称为端粒(telomere)的部位,它是由端粒 DNA 和端粒结构蛋白组成的特化结构。端粒 DNA 为高度重复序列,进化上高度保守;端粒结构蛋白为非组蛋白,可保护端粒免受酶的降解。研究表明缺失端粒的染色体,易发生染色体末端彼此黏着、缺失或重组等改变,因此,端粒是染色体结构稳定的必要条件,对于维持染色体形态结构稳定性和完整性方面具有重要作用。

人类近端着丝粒染色体的短臂末端有一球状结构,称为随体(satellite)。随体与短臂间的细丝样结构属于次级缢痕。人类随体染色体次级缢痕与核仁的形成有关,称为核仁形成区或核仁组织者区(nucleolus organizing region,NOR)(图 1-6-9),所以随体染色体也称为核仁组织染色体(nucleolar-organizing chromosome)。

3. **人类染色体类型**　染色体上的着丝粒位置是恒定不变的,根据染色体着丝粒的位置可将人类染色体分为 3 种类型:① 中着丝粒染色体(metacentric chromosome),着丝粒位于或靠近染色体中央。若将染色体全长分为 8 等份,则着丝粒位于染色体纵轴的 1/2～5/8,着丝粒将染色体分为长短相近的两个臂;② 亚中着丝粒染色体(submetacentric chromosome),着丝粒位于染色体纵轴的 5/8～7/8,着丝粒将染色体分为长短不同的两个臂;③ 近端着丝粒染色体(acrocentric chromosome),着丝粒靠近一端,位于染色体纵轴的 7/8～末端,短臂很短(图 1-6-10)。

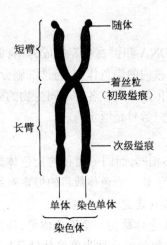

图 1-6-9　染色体结构示意图

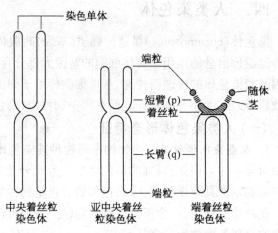

图 1-6-10　染色体类型

(二) 核型

一个体细胞中的全部中期染色体,按其大小、形态特征、分组配对、顺序排列所构成的图像称为核型(karyotype)。核型代表着生物个体细胞染色体数目、大小、着丝粒、随体等形态特征的总和,所以又被称为染色体组型。将待测细胞的染色体通过分组、排序、配对等进行数目、结构、形态特征的分析过程,称为核型分析(karyotype analysis)。

为了更好、更准确地表达人体细胞的染色体组成,1960 年在美国丹佛市召开了第一届国际细胞遗传学会议,讨论并确立了世界通用的细胞内染色体组成的描述体系——Denver 体制。该体制根据细胞内各对染色体的大小及着丝粒位置的不同,将染色体由大到小依次编号(1～22 号),并分为 A、B、C、D、E、F、G 7 个组,X 和 Y 染色体分别归入 C 组和 G 组。人类各组染色体基本特征见表 1-6-1。

表 1-6-1　人类染色体分组与形态特征

组	染色体编号	大小	着丝粒位置	副缢痕	随体
A	1～3	最大	近中、亚中着丝粒	1 号可见	
B	4～5	大	亚中着丝粒		
C	6～12	中等	亚中着丝粒	9 号可见	
D	13～15	中等	近端着丝粒		有
E	16～18	较小	近中、亚中着丝粒	16 号可见	
F	19～20	小	近中着丝粒		
G	21～22;Y	最小	近端着丝粒		21,22 有;Y 无

1. **人类染色体非显带核型**　染色体标本未经特殊处理,按常规染色方法(一般用 Giemsa 染色)所得到的核型称为非显带核型。非显带核型染色体除着丝粒和次缢痕浅染外,其他部位都均匀着色,因此,很难准确鉴别组内染色体的序号(图 1-6-11)。

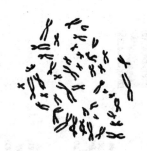

图 1-6-11　正常男性核型

　　核型的描述包括两部分内容,第一部分是染色体总数,第二部分是性染色体的组成,两者之间用","分隔开。正常女性核型描述为:46,XX,正常男性核型描述为:46,XY。在正常核型中,染色体是成对存在的,每对染色体在形态结构、大小和着丝粒位置上基本相同,其中一条来自父方的精子,一条来自母方的卵子,称为同源染色体(homologous);而不同对染色体彼此称为非同源染色体。

　　2. 人类染色体显带核型　由于非显带染色体标本不能将每一条染色体本身的特征完全显示出来。因此,只能根据各染色体的大致特征(大小、着丝粒位置)来识别染色体,即使是最有经验的细胞遗传学家,也只能较准确地识别出 1、2、3、16 号和 Y 等几条染色体,对 B、C、D、F和 G 组的染色体,则难以区分组内相邻号序的染色体,尤其是当染色体发生易位、倒位和微小的缺失等结构畸变时更难检出,对许多染色体异常,特别是结构畸变的研究与临床应用都受到极大限制。

　　20 世纪 60 年代后期兴起的染色体显带技术,可使染色体沿其长轴显示出明暗相间、宽窄不同的带纹结构,称为染色体带(band)。这种显示明暗条纹的染色体标本被称为显带染色体(banding chromosome)。由显带染色体所组成的核型称为显带核型。显带技术可将人类的24 种染色体显示出各自特异的、与其他染色体不同的带纹,称为染色体带型(banding pattern)。据此可将组内每一条染色体区分,而且可识别染色体所发生的结构改变,有利于临床通过核型分析进行染色体病的诊断。目前,用不同的显带技术可得到不同的显带染色体标本,如 Q 带、G 带、C 带等;其中 G 显带方法简便,带纹清晰,染色体标本可以长期保存,因此被广泛用于染色体病的诊断和研究(图 1-6-12)。

　　3. 染色体带的命名　每条显带染色体根据 ISCN 规定的界标(landmark)划分为若干个区,每个区(region)又包括若干条带(band)。界标是确认每一染色体上具有重要意义的、稳定的、有显著形态学特征的指标,包括染色体两臂的末端、着丝粒和某些稳定且显著的带。

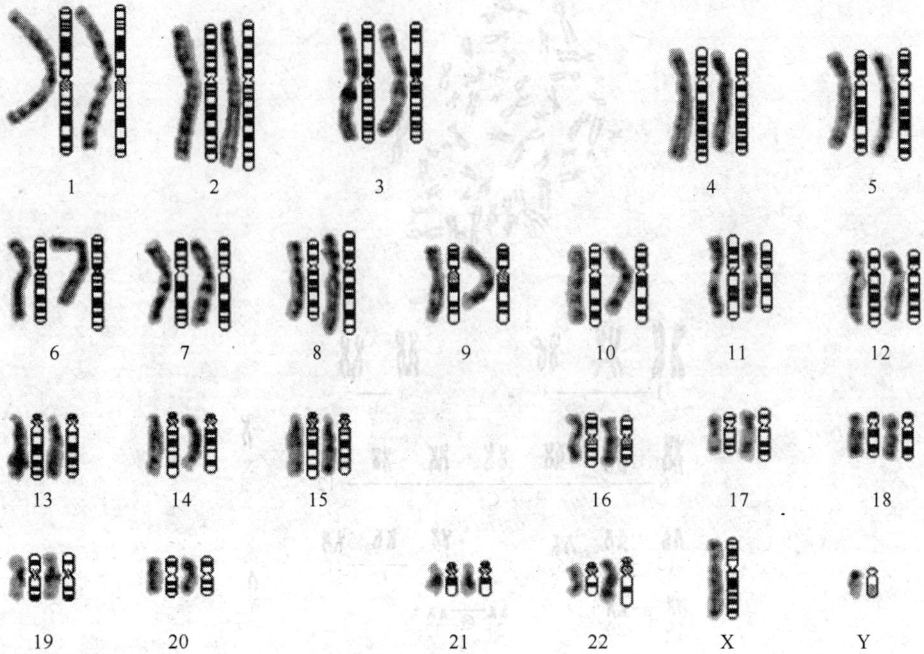

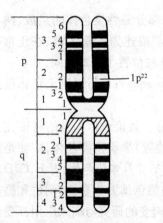

图 1-6-12 人类染色体 G 显带核型

图 1-6-13 人类 1 号染色体的带型和带的命名示意图

两相邻界标之间为区。每一条染色体都是由一系列连贯的带组成,没有非带区。区和带均从着丝粒为起点向臂的远端依次编号;界标所在的带属于此界标以远区的 1 号带。被着丝粒一分为二的带,分别标记为长臂的 1 区 1 带和短臂的 1 区 1 带(图 1-6-13)。

描述某一特定带时需要写明 4 个内容:① 染色体序号;② 臂的符号;③ 区的序号;④ 带的序号,这些序号依次列出,无需间隔或标点符号。例如,1p31 表示 1 号染色体短臂 3 区 1 带。在高分辨显带的染色体中,作为界标的带和一个普通的带都可能分辨为若干条更细微的亚带、次亚带等,如 1p22.21 表示 1 号染色体短臂 2 区 2 带 2 号亚带中的 1 号次亚带。

第三节 核 仁

核仁(nucleolus)是真核细胞间期核中最明显的结构,多为圆球形,光镜下为均质无包膜、折光性强的海绵状球体。核仁的大小、形状、数目随生物的种类、细胞类型和细胞代谢状态而变化。蛋白质合成旺盛、活跃生长的细胞,如分泌细胞、卵母细胞的核仁大,可占总核体积的 25%,蛋白质合成能力不活跃的细胞,如肌肉细胞、精子,其核仁很小,甚至没有。核仁通常位于核的一侧,也可移到核膜边缘。

在细胞周期中,核仁是一个高度动态的结构,在有丝分裂期间表现出周期性的消失与重建。细胞分裂时核仁消失,分裂结束后两个子细胞分别产生新的核仁。核仁随细胞周期的变化而变化,即形成—消失—形成,称为核仁周期。

一、 核仁的超微结构

(一) 核仁的化学组成

核仁的主要成分是蛋白质,占核仁干重的 80%,种类有 100 余种,例如核糖体蛋白、组蛋白、非组蛋白、RNA 蛋白酶、DNA 蛋白酶等多种酶类。核仁中 RNA 的含量约占干重的 10%,DNA 的含量约占核仁干重的 8%。另外,核仁中还存在微量脂类。

(二) 核仁的超微结构

在电镜下观察,核仁属于非膜相结构,呈较高电子致密度的海绵状球形,包括纤维中心(fibrillar component, FC)、致密纤维成分(dense fibrillar component, DFC)及颗粒成分(granular, GC)3 个不完全分割的区域。

1. 纤维中心　在电镜下,纤维中心是近似圆形、浅染的低电子密度区域,是 rRNA 基因-rDNA 存在的部位。特定染色体区域伸入核仁形成 DNA 襻环,其上的 rDNA 高速转录成 rRNA,参与核仁的形成。一个 rDNA 襻环称为一个核仁组织者(nucleolus organizer),10 个 rDNA 襻环称为核仁组织区(nucleolus organizer regions, NORs),实际上,在细胞核中往往形成一个较大的核仁。

在间期细胞核中分布于核仁中的染色质称为核仁相随染色质(nucleolus associated chromatin),分为两种,其中包围在核仁周围的异染色质称为核仁周围染色质(perinucleolar chromatin),伸入核仁内的常染色质称为核仁内染色质(intranucleolar chromatin),其中含有 rDNA。

2. 致密纤维成分　在核仁中,致密纤维组分的电子密度最高,由原纤维丝组成,其内含有正在转录的 rRNA、核糖体蛋白等。

3. 颗粒成分　颗粒组分通常位于核仁的周围,是处于不同成熟阶段的核糖体亚基前体颗粒,由 RNA 和蛋白质组成。代谢旺盛的细胞中,颗粒成分是核仁的主要结构,核仁往往较大。

核仁基质为核仁中的一些无定形物质,电子密度低,与核基质相互沟通。核仁的颗粒成分、纤维中心、致密纤维成分 3 种基本结构均存在于核仁基质中。

二、 核仁的功能

核仁的主要功能是进行 rRNA 的合成和核糖体大、小亚基的组装。真核细胞中,除 5SrRNA 外,其余的 rRNA 都在核仁中合成。核糖体蛋白质在细胞质中合成后运送到核仁中,与其内的 rRNA 结合形成核糖核蛋白复合体,而后经加工分别形成核糖体的大、小亚基,然后通过核孔进入胞质,结合成核糖体,作为蛋白质的合成场所。

在电镜下可以看到 rRNA 基因转录的形态学特征。核仁内染色质上含有 rRNA 基因,这段 rDNA 核心的中央部分形成长轴纤维,沿着此方向出现一系列重复的箭头状结构,每个箭头状结构代表一个 rDNA 的转录单位,长度约 13 nm,两个箭头之间的裸露部分称为间隔片段,不具有转录功能,箭头的尖端是 rRNA 基因的转录起点,箭头的基部则为转录的终点,一个转录单位上有100多个RNA聚合酶,从起点向终点转录rRNA,随着RNA链的逐渐加长,形成了明显的箭头状结构(图1-6-14)。

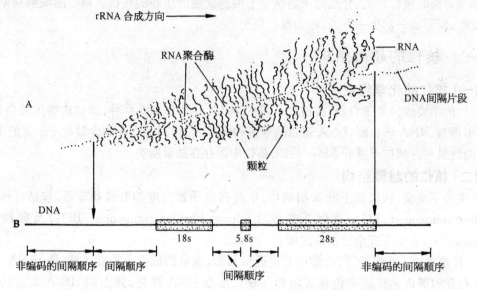

图1-6-14 rDNA的转录过程

人类细胞单倍体基因组中约含有200个45s的rRNA基因,串联成簇排列在13号、14号、15号、21号和22号染色体的短臂上。人类核仁内转录的45s rRNA,长约13 kb,经过剪切、加工、修饰而成3种rRNA,即28s rRNA(约5 kb)、18s rRNA(约2 kb)和5.8s rRNA(约0.16 kb),其余6 kb在核内降解。18s rRNA同约33种核糖体蛋白形成40s核糖体小亚基,28s rRNA、5.8s rRNA和来自核质的5s rRNA与约49种核糖体蛋白质形成60s核糖体大亚基。核糖体大、小亚基只有运送到细胞质中,才能组装成完整的核糖体,避免在核中就开始翻译蛋白质,使真核细胞的转录和翻译在不同的时空进行。

第七章

细 胞 通 讯

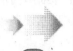

细胞与细胞之间的通讯是多细胞生物生命活动所必需的,否则生物不能维持其整体性。细胞接受外界的信息(视觉、嗅觉、激素、神经递质、细胞因子、药物等)同时也向其他细胞(紧邻的或距离较远的)发送信号,主要是化学信号(例如一种蛋白质或其他化学物质),信号通过相应的受体,经细胞内信息传递,会导致有规律的级联放大而引起生物学效应的过程称为信号转导。细胞通讯确保完成增殖、生长、代谢、防御、分化和凋亡等复杂的生命活动,一旦信号转导过程异常,细胞功能受到影响,个体便会发生疾病。

细胞通讯(cell communication)是指一个信号产生细胞发出的信息通过介质(配体)传递到另一个靶细胞并与其相应的受体相互作用,然后通过细胞信号转导(cellular signal transduction)产生靶细胞内一系列生理生化变化,最终表现为靶细胞整体生物学效应的过程。它是协调多细胞生物细胞间功能,控制细胞的生长和分裂,组织发生与形态建成所必需的。例如,当人准备进行体育比赛时,肾上腺中的细胞与肌肉细胞之间发生通讯,肾上腺细胞向血流中分泌一种激素——肾上腺素,肾上腺素就是一种化学信号,当这种信号传到达肌肉细胞时,为该细胞质膜中的受体蛋白所识别,信号转导途径发生作用,激素信号并没有进入肌肉细胞,而是通过细胞膜表面激素受体激发细胞内信号传导通路,肌肉细胞就会发生响应。响应之一就是糖原发生水解,产生葡萄糖,用作运动的能源。这一连串反应使得运动员为激烈的竞赛做好准备。

第一节 配体与受体

配体(ligand)是可与受体结合的原子、离子或分子。如在抗原与抗体的结合,激素与受体的结合以及底物与酶的结合中,抗原、激素、药物、神经递质、自身活性物质、底物或其他信号物质均为特异的配体。根据配体的性质, 将配体分为四大类:① 营养物,如转铁蛋白、低密度脂蛋白(LDL)等;② 有害物质,如某些细菌、毒素;③ 免疫物质,如免疫球蛋白、抗原等;④ 信号物质,如胰岛素等多种肽类激素等。受体(receptor)是位于细胞膜表面或细胞内具有特异识别和结合功能的蛋白质。受体与配体相互作用、诱生并传递细胞信号,进而启动相应生物效应的概念起源于 20 世纪初。1909 年 Ehrlich 首先提出"受体"概念,指出,"受体"为生物原生质分子上的某些化学基团,是生物体内的某些"接受物质"(后又称之为"作用点")。大多数药物必须首先与细胞膜或细胞内的特定受体分子结合,才能使相关信号得到传递,最终发挥药理效应。受体与配体结合具有高度专一性、高度亲和力、可饱和性和可逆性等特点。

一、 细胞通讯的方式

细胞有 3 种通讯方式:① 不依赖于细胞接触的细胞通讯,细胞通过分泌化学信号进行细胞间通讯,这是多细胞生物普遍采用的通讯方式;② 细胞间接触依赖性通讯,细胞间直接接触,通过信号细胞跨膜信号分子(配体)与相邻靶细胞表面受体相互作用;③ 相邻细胞间形成间隙连接使细胞间相互沟通,通过交换小分子来实现代谢偶联或电偶联,从而实现功能调控。

二、 细胞识别

从某种意义上说,机体的一切生理活动都离不开识别(recognition),识别是一切生理活动的"扳机"。识别在医学不仅有理论价值,而且有应用价值。机体内的识别过程有三类:即抗原与抗体的识别、酶与底物的识别以及细胞识别。细胞的识别就是细胞相互之间的认识与鉴别,尤其是多细胞生物需要对自身的识别和对外界环境因素识别的系统,生命活动才能有序进行。例如,肿瘤常有免疫逃避现象(immunological escape),若能增强免疫系统对肿瘤的识别,可以阻止其扩散转移并进一步制服之;又如同种异体移植物常因机体识别了移植物细胞上的组织相容性抗原而发生排异反应,此时若能阻止识别,可望使组织或器官移植成功。

细胞识别(cell recognition)的本质是细胞表面识别分子的相互作用。细胞通过其表面的受体与胞外信号物质分子(配体)选择性地相互作用,从而导致胞内一系列生理生化变化,最终表现为细胞整体的生物学效应的过程。细胞识别与构成细胞外被的寡糖链密切相关。寡糖链由质膜糖蛋白和糖脂伸出,每种细胞寡糖链的单糖残基具有一定的排列顺序,编成了细胞表面的密码,它是细胞的"指纹",为细胞的识别形成了分子基础。同时细胞表面尚有寡糖的专一受体,对具有一定序列的寡糖链具有识别作用。因此,细胞识别实质上是分子识别。例如巨噬细胞只吞噬破坏衰老的红细胞而不吞噬正常的红细胞。实验发现,用唾液酸酶去除红细胞表面唾液酸以后,其在血液循环中的半衰期明显缩短。这是因为红细胞被除去了末端唾液酸以后,裸露出了次末端的半乳糖分子,而巨噬细胞表面有一类蛋白质正好能识别半乳糖,进而将红细胞吞噬破坏。现在认为,去除唾液酸残基暴露出次末端的半乳糖分子可能是许多细胞和分子在生理衰老过程中的一个重要步骤。

胚胎发育的第一步受精更是一个十分重要的识别过程。只有同种的精子与卵子才能识别而受精,这是因为精子表面有一种称为结合素(bindin)的蛋白质,而卵子透明带的表面有结合素的受体,两者均为糖蛋白。精卵子的识别本质上是一个细胞表面的糖基转移酶与另一个细胞表面相应的底物之间的相互作用。生化测定表明,透明带表面有 N-乙酰葡萄糖胺及半乳糖等残基,精子表面有唾液酸转移酶。在同种精卵相遇时,精子表面的糖基转移酶可将精子表面的唾液酸转移到卵子透明带表面的 N-乙酰葡萄糖胺残基上,使透明带表面的精子结合素受体构型发生改变,精子与卵子才能得以识别而发生受精作用。

三、信号分子与受体

(一) 信号分子

信号分子是同细胞受体结合并传递信息的分子。信号分子包括细胞间信号分子和细胞内信号分子两大类:

细胞间信号分子通常由特定的细胞释放,经扩散或经血液循环到达靶细胞,与靶细胞膜上受体结合后产生效应。细胞间信号分子包括氨基酸及衍生物(甲状腺素、肾上腺素等)、蛋白质及肽类(细胞因子、生长因子等)、脂酸衍生物(前列腺素等)、类固醇激素(性激素等)和一氧化氮等。细胞间信号分子可根据其特点和作用方式分为3类。① 激素:由内分泌细胞分泌后可作用于靶细胞,大多数激素对靶细胞的作用时间较长。激素可分为含氮激素和甾体激素两大类。常见的激素有:甲状腺素、肾上腺素、胰岛素和性激素等,它们通过血液循环而到达靶细胞。② 神经递质:由神经突触前膜释放,作用时间较短,常见的神经递质有乙酰胆碱、去甲肾上腺素等,与突触后膜上的受体结合而发挥作用。③ 局部化学介质:某些细胞分泌的化学介质不进入血液循环而是通过扩散作用到达邻近靶细胞,生长因子、一氧化氮等属于此类分子。除生长因子外其他分子作用时间短。细胞间信号分子被称为第一信使(primary messenger)。

细胞内也存在着传递信号的物质,如无机离子、核苷酸、糖类和脂类衍生物等小分子或离子。细胞内信号分子通常通过酶促级联反应传递信息,最终改变细胞内有关酶的活性,影响细胞内离子通道及核内相关基因表达,以达到调节细胞内代谢,控制细胞生长、繁殖和分化。如被称为第二信使的三磷酸肌醇(IP3)、二酰甘油(DAG)、cAMP、cGMP 等。第二信使的作用是对胞外信号起转换和放大的作用。Ca^{2+} 也是第二信使,但也有人将 Ca^{2+} 称为第三信使,因为 Ca^{2+} 的释放有赖于第二信使。

在完成信息传递过程后,所有信号分子通过酶促作用而发生降解。

(二) 受体

受体在细胞信息传递过程中起着极为重要的作用,目前已发现多种细胞受体,也分为两大类,对应细胞间信号的是细胞膜受体,对应细胞内信号的是胞内受体(图1-7-1)。

存在于细胞质膜上的受体称为细胞膜受体,受体分子绝大部分为镶嵌糖蛋白。膜表面的受体主要有3类(图1-7-2):① 离子通道偶联受体(ion-channel-coupled receptor),该受体能开放或关闭离子通道,主要见于突触后膜和肌膜上,它们的分子结构相近,有同源性;② 酶偶联受体(enzyme linked receptor),此受体具有酪氨酸蛋白酶的活性;③ G 蛋白偶联受体(G protein coupled receptor),G 蛋白即 GTP 结合调节蛋白,是一类品种较多介于膜受体和酶蛋白或离子

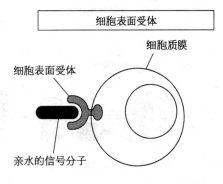

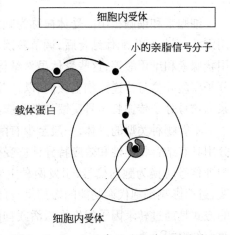

图 1-7-1　细胞表面受体与细胞内受体

通道之间的有 GTP 酶活性的蛋白质,能在受体与功能蛋白之间传递兴奋与抑制信号。第一类存在于可兴奋细胞,后两类存在于大多数细胞,在信号转导的早期表现为激酶级联(kinase cascade)反应,即一系列蛋白质的逐级磷酸化,信号被逐级传送和放大。

① 离子通道偶联受体

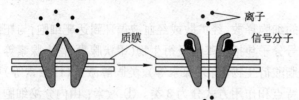

② 酶偶联受体

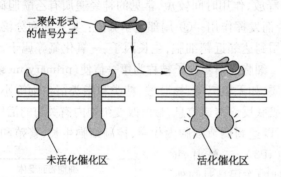

③ G 蛋白偶联受体

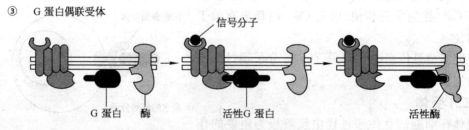

图 1-7-2 三类细胞膜表面受体

　　细胞浆和细胞核中的受体被称为胞内受体(图 1-7-3),为 DNA 结合蛋白,多为反式作用因子,当与相应配体结合后,调节基因转录。能与此类受体结合的信号分子有类固醇激素、甲状腺素和维甲酸等;这些受体虽然结构不同,但本质是相同的。它们一方面通过胞浆内信号分子将胞外信号传递到细胞核内,以调节基因表达,引起细胞代谢和功能改变;另一方面经胞浆内信号分子传递将信号反馈到细胞膜,以引起细胞某些特性的改变。

　　不管哪种类型的受体,一般至少有两个功能域,结合配体的功能域及产生效应的功能域,分别具有结合特异性和效应特异性。受体结合特异性配体后而被激活,通过信号转导途径将胞外信号转换为胞内信号,引发两种主要的细胞反应:一是细胞内预存蛋白活性或功能的改变,进而影响细胞代谢功能的短期反应(快反应);二是影响细胞内特殊蛋白的表达量,最常见的方式是通过转录因子的修饰激活或抑制基因表达的长期反应(慢反应),最后的综合效应是改变细胞的行为。

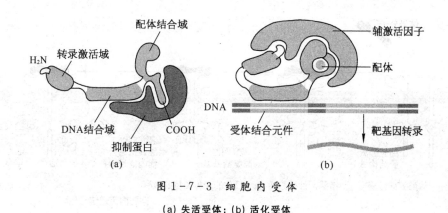

图 1-7-3　细胞内受体

(a) 失活受体；(b) 活化受体

第二节　膜受体介导的信号转导系统

　　膜受体又称表面受体,膜受体介导的信号和膜受体都不进入核内,不能直接影响基因转录,而是通过小分子物质充当第二信使(胞内信使)进一步发挥作用。胞内信使的作用范围广泛,控制着各种细胞活动,包括生长分裂、代谢、游走、吞噬、分泌、收缩和电活动等。膜受体处于不断的更新中,并能调节自身的敏感性。抗体与受体的结合既可以诱发信使样作用,如自身免疫性甲亢等,也能封闭受体,如糖尿病和免疫性不育等。

一、蛋白激酶对蛋白质的磷酸化(酶联受体介导的信号转导)

　　根据受体是否具有酶活性,可将酶偶联受体分为两类,其一是本身具有蛋白激酶活性,称为受体酪氨酸激酶,为单次跨膜蛋白,在脊椎动物中已发现 50 余种,如生长因子(EGF、PDGF、CSF 等)受体;其二是本身没有蛋白激酶活性,但可以连接非受体类酪氨酸激酶,包括Src 家族、Tec 家族、ZAP70 家族、JAK 家族等胞质酪氨酸激酶和细胞因子受体超家族等核内酪氨酸激酶。这类受体的共同点是：① 通常为单次跨膜蛋白;② 接受配体后发生二聚化而激活,启动其下游信号转导。

　　其中受体酪氨酸激酶(receptor tyrosine kinase,RTK)是研究得最多的一种跨膜催化型受体,包括近 20 种不同的受体家族,如胰岛素受体、多种生长因子受体以及与其有同源性的癌基因产物。RTK 分子横跨细胞膜,含 3 个结构域,细胞外结构域位于膜外表面,是信使的结合部位;中间结构域穿越细胞膜,能受胞外结构域影响而变构进而影响胞内结构域;胞内结构域位于膜内表面,有酪氨酸蛋白激酶(Protein tyrosine kinase,PTK)活性。与这类受体结合的配体是可溶性或膜结合的多肽或蛋白类激素,主要有细胞因子(如白介素)、生长因子和胰岛素等。当 RTK 与配体结合后,受体自身构象改变,发生聚合,形成同源或异源二聚体,进一步磷酸化,可激活受体本身的酪氨酸蛋白激酶活性。酪氨酸蛋白激酶受体在细胞生长、分化、代谢及机体的胚胎发育过程中起着重要作用(图 1-7-4)。

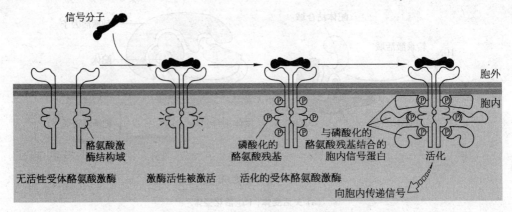

图 1-7-4 受体酪氨酸激酶的二聚化和自身磷酸化

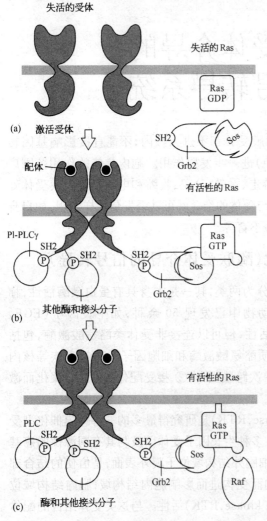

图 1-7-5 Ras 信号途径

目前已知半数以上的癌基因产物大多数属于酪氨酸蛋白激酶,如 1979 年最先发现的酪氨酸蛋白激酶实际上就是病毒癌基因的产物 pp60v-srC。癌基因与酶蛋白受体和酪氨酸激酶之间有着明显的联系,它们参与了对细胞增殖的控制,这种控制作用是一种较原始的方式,因为蛋白激酶是一个起源很早的大家族。以 ras 基因(最初发现自大鼠肉瘤 rat sarcoma 中)为例,部分致癌病毒可携带此基因,后来发现,它是正常基因组的一部分。30% 的肿瘤患者该基因位点发生突变。因此,对其产物 Ras 蛋白质的研究成为一个热点。受体酪氨酸激酶(RTK)结合信号分子(如生长因子 EGF)后,形成二聚体,并发生自身磷酸化而被激活,活化的 RTK 激活 Ras 蛋白,继而引起蛋白激酶的磷酸化级联反应(图 1-7-5)。

Ras 蛋白要释放 GDP、结合 GTP 才能被激活,GDP 的释放需要 GEF(鸟苷酸交换因子,如 Sos)的参与:Sos 有 SH3 结构域,但没有 SH2 结构域,因此不能直接与受体结合,需要接头蛋白(如 Grb2,growth factor receptor-bound protein 2)的连接,接头蛋白通过 SH2 结构域与受体的磷酸酪氨酸残基结合,再通过 SH3 与 Sos 结合,Sos 与膜上的 Ras 接触,从而活化 Ras。

Ras 本身的 GTP 酶活性不强,需要 GTP 酶活化蛋白(GAP)的参与,使 Ras 结合的 GTP 水解而失活,GAP 具有 SH2 结构域可直接与活化的受体结合。Ras 蛋白与丝氨酸/苏氨酸蛋白激酶(Raf,又称 MAPKKK)的 N 端结构域结合并使其激活,活化的 Raf 与另一种蛋白激酶 MAPKK 结合并使其磷酸化。MAPKK 又使有丝分裂原活化蛋白激酶(mitogen-activated protein kinase,MAPK)的苏氨酸和酪氨酸残基磷酸化而激活。活化的MAPK进入细胞核,可使许多转录因子活化。

酶蛋白受体除了使靶蛋白磷酸化以外,也能催化自身磷酸化,自身磷酸化能增强其活性,呈正反馈调节。细胞外化学信使与酶蛋白受体结合后,能刺激细胞发生内吞作用,形成吞饮小泡,吞饮小泡与溶酶体结合,使受体灭活。内吞作用控制着细胞膜上酶蛋白受体的数量,细胞必须不断提供新的受体输送到膜上才能维持其敏感性。

二、 G蛋白负责将信号转变和放大(G蛋白偶联受体介导的信号转导)

(一) G蛋白

G蛋白(G protein)即鸟苷酸结合蛋白,一般指任何与鸟苷酸结合蛋白的总称,但通常所说的G蛋白仅仅是信号转导途径中与受体偶联的鸟苷酸结合蛋白。G蛋白偶联受体的首要效应酶是腺苷酸环化酶(adenylate cyclase,AC),在细胞膜上,膜受体、G蛋白和腺苷酸环化酶相邻,形成复合体,G蛋白介于一个受体和多个环化酶之间,能偶联膜受体并传导信息,在信号转导过程中起着分子开关的作用,其活性受GTP调节。

G蛋白是由α、β和γ亚基组成的异源三聚体。α亚基有与鸟苷酸结合的活性,还有弱的GTP水解酶活性,它是决定G蛋白功能的主要亚基,β和γ亚基作为复合物而存在,没有它们,α亚基不能被激活。

G蛋白有两种构象,与GTP结合时的活化型和与GDP结合时的非活化型。通常情况下,绝大多数G蛋白是与GDP结合的非活化型。

当配体结合并激活受体,活化的受体与G蛋白作用,使α亚基与β、γ亚基解离,由于解离下来的α亚基与GDP的结合力下降,GDP就能够与游离在胞内的GTP发生交换,形成有活性的Gα-GTP。被激活的G蛋白与效应蛋白相互作用,改变了第二信使的浓度,从而产生信号转导响应。直至α亚基上的GTP在α亚基内源性GTP酶的作用下GTP水解成GDP,形成无活性的Gα-GDP,Gα-GDP随即与效应蛋白分开,重新与β、γ亚基形成异源三倍体。这样,配体与受体短短几毫秒时间的接触可以延长为几十秒,乃至更长时间的反应,使输入的信号显著放大,并增加了一个调节环节(图1-7-6)。

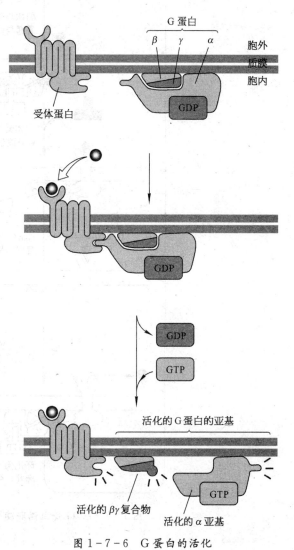

图1-7-6 G蛋白的活化

(二) 与 G 蛋白相互作用的效应蛋白

G 蛋白的 α 亚基有许多种,它们分别与不同的效应蛋白相互作用,调控它们的生物活性。Gs 激活腺苷酸环化酶,起着提高 cAMP 浓度的作用(图 1 - 7 - 7)。Gi 抑制腺苷酸环化酶的活性,降低 cAMP 含量;Gt 在视网膜杆状细胞的视紫红质接受光时,起着激活 cGMP 环化酶的作用;Gp 激活磷脂酶 C(phospholipase C,PLC),与三磷酸肌醇(IP3)和二酰甘油(DAG)的产生有关。此外,离子通道和各种转运蛋白等都受 G 蛋白的调控。

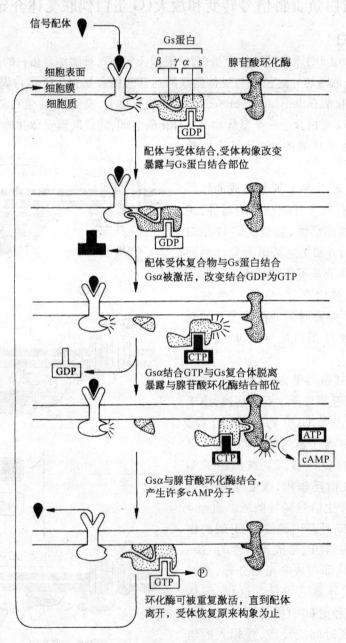

图 1 - 7 - 7　G 蛋白偶联受体激活腺苷酸环化酶模型

三、 第二信使负责信号在胞内的传递

细胞间信号分子被称为第一信使,细胞内传递信息的小分子或离子如三磷酸肌醇(IP3)、二酰甘油(DAG)、cAMP、cGMP 等称为第二信使(胞内信使),它们各通过几种蛋白激酶和调节蛋白参与细胞活动调节。第二信使的作用是对胞外信号起转换和放大的作用。

cAMP 由腺苷酸环化酶催化 ATP 脱去焦磷酸并且 3′ 和 5′ 环化而成,腺苷酸环化酶受 G 蛋白调节,cAMP 由 cAMP 磷酸二酯酶水解成 5′- AMP。这两个酶的作用是拮抗的,可以看成互为阴阳,酶的活性状态决定了 cAMP 的浓度(图 1-7-8)。

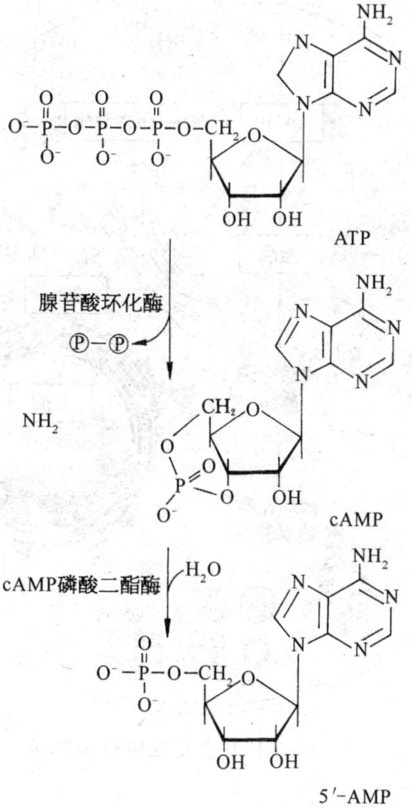

图 1-7-8 cAMP 生成与降解

cAMP 的分布很广,在原核细胞和动物细胞内均可发现,cAMP 途径是最常见而又非常重要的细胞内信息传递途径。cAMP 能激活胞浆中一种 cAMP 依赖的蛋白激酶 A(Protein Kinase A,PKA),PKA 由两个催化亚基和两个调节亚基组成(图 1-7-9),在没有 cAMP 时,以钝化复合体形式存在。cAMP 与调节亚基结合,改变调节亚基构象,使调节亚基和催化亚基解离,释放出催化亚基。活化的蛋白激酶 A 催化亚基可使细胞内某些蛋白的丝氨酸或苏氨酸残基磷酸化,于是改变这些蛋白的活性,进一步影响到相关基因的表达(图 1-7-10)。

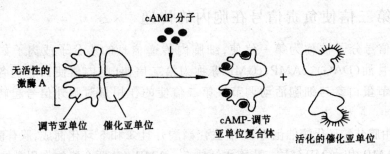

图 1-7-9 蛋白激酶 A

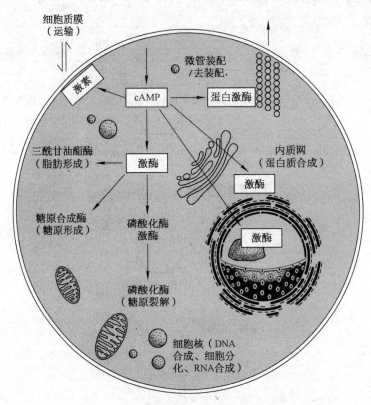

图 1-7-10 cAMP 与蛋白激酶对细胞活性的影响

第三节　细胞内受体介导的信号转导系统

位于细胞质或细胞核中的受体,称为胞内受体。胞内受体识别和结合的是能够穿过细胞质膜的小的脂溶性的信号分子,通常都为脂溶性激素如类固醇激素、甲状腺素等。细胞内受体的本质是依赖激素激活的基因调控蛋白。在细胞内,受体与抑制性蛋白(如 Hsp90)结合形成复合物,处于非活化状态。当信号分子(如皮质醇)与受体结合,将导致抑制性蛋白从复合物上解离下来,使受体暴露它的 DNA 结合位点而被激活。

一、 细胞内受体对基因表达的调节

胞内受体的基本结构都很相似,有明显的同源性。每个受体分子约有 800 个氨基酸残基,含 3 个结构域,一个是与信使(激素)结合的 C-端结构域,一个是与 DNA 位点或与抑制蛋白结合的中间结构域,另一个是活化基因转录的 N-端结构域。中间结构域所识别的 DNA 序列是一组基因的增强子。

胞内受体均属于反式作用因子,游离型胞内受体为未活化受体,结合型胞内受体为活化受体。当激素与受体结合时,受体构象发生变化,暴露出受体核内转移部位及 DNA 结合部位,激素-受体复合物向核内转移,并结合于 DNA 上特异基因邻近的激素反应元件(hormone response element,HRE)上。目前已知通过细胞内受体调节的激素有糖皮质激素、盐皮质激素、雄激素、孕激素、雌激素、甲状腺素(T_3 及 T_4)和 $1,25(OH)2-D3$。不同的激素-受体复合物结合于不同的激素反应元件。结合于激素反应元件的激素-受体复合物再与位于启动子区域的基本转录因子及其他的转录调节分子作用,从而开放或关闭其下游基因,使细胞功能发生改变(图 1-7-11)。

一个典型的类固醇激素靶细胞大约有 1 万个相应受体,激素与胞内受体的亲和力很高。其诱导的基因活化通常分为两个阶段:① 快速的初级反应阶段(原发反应),直接激活少数特殊基因转录;② 延迟的次级反应阶段(继发反应),初级反应的基因产物再激活其他基因转录,对初级反应起放大作用。果蝇注射蜕皮激素后仅 5~10 分钟便可诱导唾腺染色体上 6 个基因位点转录,然后会显现至少上百个转录活性位点,大量合成次级反应所特有的蛋白质产物,进而产生影响细胞

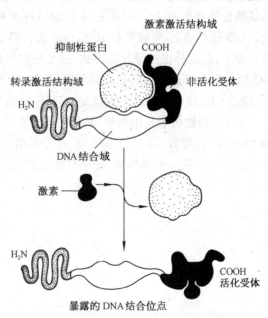

图 1-7-11 细胞内受体作用模型

分化等较长期的生物学效应。初级反应阶段中转录的是关键性蛋白,数量少,它们将进一步激活一组更多的结构基因的表达即次级反应阶段,次级反应阶段的产物可以反馈抑制原发反应。

活性型胞内受体在调节基因转录时,要受到其他因素的调节,其中之一称为细胞特异性基因调节蛋白,即不同的细胞内有其自身特有的调节蛋白,它的作用是使不同的细胞对相同的胞内受体-信使复合体做出不同的细胞反应。例如不同的体细胞对睾丸酮反应不同,但有证据说明它们拥有相同的睾丸酮受体。

二、 NO 进入靶细胞直接与酶结合

NO 是一种新发现的,能快速透过细胞膜进入内部的信号分子。可作用于相邻细胞,对免疫系统、神经系统和心血管系统等方面起着重要的调节作用。1998 年 R. Furchgott 等三位美

国科学家发现一氧化氮(NO)是信号分子而获得了诺贝尔医学与生理学奖。

医学上使用硝酸甘油扩张缺氧心肌血管已有100多年的历史了,但其作用机制一直无人所知,以至于硝酸甘油炸药的发明者诺贝尔拒绝使用硝酸甘油作为救心药过早地死于心脏病。R. Furchgott等三位美国科学家的实验显示,硝酸甘油可迅速在内皮细胞产生NO,NO能透过细胞膜作用于邻近血管的平滑肌细胞,活化可溶性鸟苷酸环化酶,使细胞内cGMP蓄积。cGMP激活蛋白激酶G(PKG),可以不受抑制地促使肌球蛋白去磷酸化而舒张血管平滑肌,扩张血管,从而降低血管阻力,以调整局部组织的血流和血压,起到速效救心的作用。一般含有硝基、亚硝基、硝酸酯结构的药物进入平滑肌或血管内皮细胞,可以在体内酶的作用下转化产生NO,从而发挥扩血管、降血压作用。基于同样的原理,NO通过舒张勃起组织内的血管而使阴茎勃起。这方面的知识已经被用来研制治疗阳痿的新药。NO与以往报道的血管内皮衍生的松弛因子(EDRF)性能相似,后来证明为同一物质。

NO作为重要的信号分子,正常情况下可以被人体细胞内固有的酶系统产生。血管内皮细胞存在一氧化氮合成酶(NOS),在一定条件下,如乙酰胆碱的作用下可以将 L-精氨酸和 L-瓜氨酸分解产生NO。NO没有专门的储存及释放机制,细胞中NO的多少与NO的合成有关。NO极不稳定,可被氧自由基、血红蛋白等迅速灭活,而失去生物活性。NO是亲脂性的气体小分子,以自分泌或旁分泌方式,通过在胞间和胞内扩散对自身细胞或相邻细胞发生作用。NO的作用主要是激活鸟苷酸环化酶(GC),NO通过与胞质鸟苷酸环化酶活性中心的 Fe^{2+} 结合,激活GC,使细胞内产生大量的cGMP,从而导致一系列生物效应。

NO在药物机制当中很重要,能发挥多重作用,如对神经系统,能促进神经递质(如乙酰胆碱、多巴胺)的释放。NO介导嗅觉、视觉及痛觉的传入,并可能与吗啡耐受有关。NO还在免疫细胞间发挥信息传递作用,能诱导细胞的死亡和凋亡过程而抗癌。

第八章
细胞的社会联系

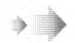

在多细胞生物体内,细胞通过多种途径与机体的其他细胞建立结构、物质及信息的社会联系,使自己的形态结构、生命活动受到整个机体、局部组织、周围细胞以及细胞外信号分子的调节与控制。除了细胞通讯使信号细胞与靶细胞产生社会联系外,细胞还通过细胞与细胞间、细胞与胞外基质间形成连接结构、识别与黏着,以及胞外基质的参与,协调多细胞生物体中相邻细胞或细胞与胞外基质间在形态建成、组织构建以及细胞通讯等方面的细胞社会联系,对细胞的存活、发育、迁移、增殖产生重要的调控作用。

在多细胞生物体内,细胞的形态结构和生命活动受到整个机体、局部组织、周围细胞以及细胞外信号分子的调节和控制。这种调控作用的实现有赖于细胞与细胞之间、细胞与黏附因子及细胞外基质之间在形态建成、物质交换和信息交流等方面所建立的细胞社会联系。

第一节 │ 细胞连接

细胞连接(cell junction)是多细胞生物体中细胞与细胞之间、细胞与细胞外基质之间的连接结构,由细胞质膜局部区域特化形成,在相邻细胞间通讯及代谢协同中发挥重要作用。根据结构与功能的不同,细胞连接可分为封闭连接(occluding junction)、锚定连接(anchoring junction)和通讯连接(communication junction)3 类(图 1 - 8 - 1)。

一、 紧密连接封闭了上皮细胞之间的间隙

紧密连接(tight junction)是封闭连接的主要形式,存在于上皮细胞之间,长度为 50～400 nm,将相邻细胞的质膜紧密结合。电镜观察显示连接区域由成串排列的相邻细胞的膜整合蛋白构成网状"焊接线"(又称"嵴线",图 1 - 8 - 2)封闭了细胞间的缝隙。焊接线的数量与上皮细胞层对小分子的通透性有关。

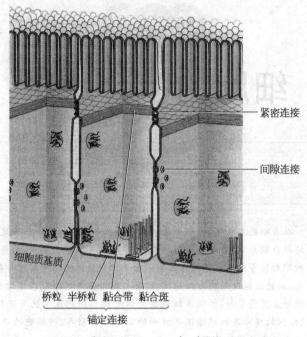

图 1-8-1 细 胞 连 接

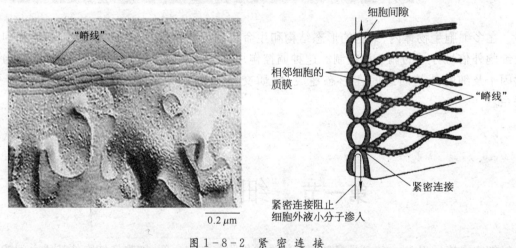

图 1-8-2 紧 密 连 接

紧密连接的主要作用是封闭相邻上皮细胞之间的间隙,防止溶液中的分子沿细胞间隙渗入体内,从而保证了机体内环境的相对稳定。消化道上皮、膀胱上皮、脑毛细血管内皮以及睾丸支持细胞之间的紧密连接能保护这些重要器官和组织免受异物侵害,如血-脑屏障(blood-brain barrier)和血-睾屏障(blood testis barrier)。在不同组织中紧密连接的封闭程度有所不同,例如小肠上皮细胞的紧密连接对 Na^+ 的渗漏程度比膀胱上皮细胞大 1 万倍。

二、 锚定连接介导细胞间细胞骨架的连接

锚定连接在机体组织内分布广泛,在上皮组织、心肌和子宫颈等组织中含量尤为丰富。根据直接参与细胞连接的骨架纤维的性质不同,锚定连接又分为与中间纤维(intermediate filaments)相连的锚定连接和与肌动蛋白(actin)纤维相连的锚定连接,前者包括桥粒(desmosome)和半桥粒(hemidesmosome),后者主要有黏合带(adhesion belt)和黏合斑(adhesion plaque)。通过锚定连接,相邻细胞或细胞与基质相连形成一个坚挺、有序的细胞群体。

(一) 桥粒与半桥粒

1. 桥粒　桥粒存在于承受强拉力的组织中,如皮肤、口腔、食管等处的复层鳞状上皮细胞之间和心肌中,在细胞之间形成纽扣式结构将相邻细胞铆接在一起,连接处的细胞间隙为20～30 nm,质膜的胞质面通过致密斑(macula densa)与中间纤维相连,跨膜粘连蛋白为钙黏蛋白(cadherins)。相邻细胞内的中间纤维通过致密斑与钙黏蛋白构成了贯穿细胞的骨架网络(图1-8-3)。

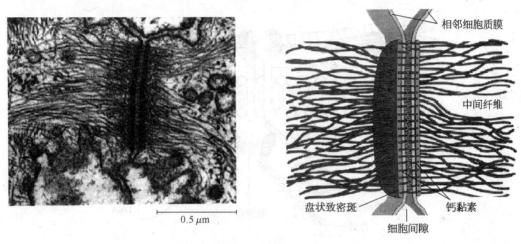

图 1-8-3　桥　粒

2. 半桥粒　半桥粒与桥粒形态类似,但功能和化学组成不同。半桥粒位于上皮细胞与基膜之间,与胞内细胞骨架中间纤维相连接,其跨膜粘连蛋白为整联蛋白(integrin),与整联蛋白相连的细胞外基质是层连蛋白,从而将相邻上皮细胞与基膜铆钉在一起(图1-8-4)。

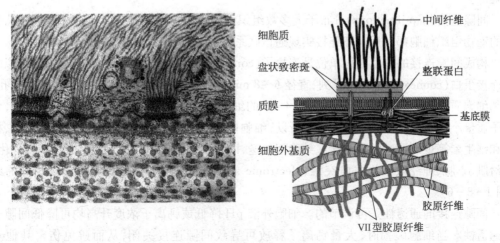

图 1-8-4　半 桥 粒

(二) 黏合带与黏合斑

1. **黏合带**　黏合带呈带状环绕细胞,一般位于上皮细胞顶侧面的紧密连接下方。在黏合带处,相邻细胞的间隙为 15~20 nm,其跨膜粘连蛋白为 E-钙黏蛋白(cadherins)。在质膜的胞质面有几种附着蛋白与钙黏蛋白结合。附着蛋白再与平行于质膜排列的肌动蛋白束结合,由此,相邻细胞中的肌动蛋白纤维通过钙黏蛋白和附着蛋白编织成了一个广泛的网络,把相邻细胞连接在一起。

2. **黏合斑**　黏合斑位于细胞与细胞外基质的连接处,其跨膜粘连蛋白为整联蛋白(integrin protein),在质膜的胞质面附着肌动蛋白纤维。黏合斑连接了细胞内的肌动蛋白束和细胞外基质,有助于维持细胞在运动过程中的张力以及细胞内外的信号传递(图1-8-5)。

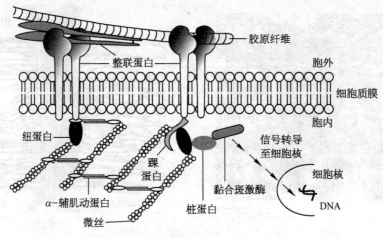

图 1-8-5　黏合斑及其信号转导功能

三、 通讯连接在细胞间直接传递信号

通讯连接主要包括细胞间的间隙连接和神经元之间或神经元与效应细胞之间的化学突触。

间隙连接(gap junctions)分布于大多数组织细胞间中,除骨骼肌细胞及血细胞外,几乎所有的动物组织细胞都利用间隙连接实现通讯联系。

构成间隙连接的基本结构单位是连接子(connexon)。每个连接子由 6 个相同或相似的跨膜连接蛋白(connexin)呈环状排列,直径 6~8 nm,中央形成一个直径约 1.5 nm 的亲水孔道。相邻细胞质膜上的两个连接子跨越 2~4 nm 的细胞间隙对接形成完整的间隙连接结构,允许分子质量小于 1.5 kDa 的分子通过。所以,细胞内的小分子,如无机盐离子、糖、氨基酸、核苷酸和维生素等可以通过间隙连接在细胞间传送,以协调细胞代谢活动,调节细胞增殖、分化,在平滑肌、心肌、神经末梢构成电突触(electronic synapses),将电兴奋活动传递到相邻的细胞(图1-8-6)。

间隙连接的通透性是可调节的。细胞外液 pH 降低或钙离子浓度升高均可降低间隙连接的通透性。当细胞破损时,大量钙离子释放可导致间隙连接关闭,从而避免伤害其他正常细胞。

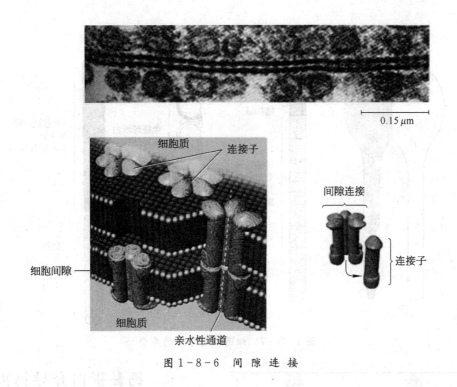

图 1 - 8 - 6 间 隙 连 接

第二节 细胞黏附

　　在多细胞有机体中,同种组织类型细胞间的彼此黏着是许多组织构成的基本特征,如脊椎动物中的肌肉组织、上皮组织、神经组织、结缔组织等。相邻细胞或细胞与细胞外基质以某种方式缔合在一起形成组织或与其他组织分开的方式称为细胞黏附(cell adhesion)。

　　细胞对同种或异种细胞、同源或异源细胞以及对自己和异己分子的认识和鉴别称为细胞识别(cell recognition)。细胞识别是细胞黏附的基础。在多细胞生物中,单个细胞要组成精密的组织和器官以及器官体系,首先必须具有相互识别的能力,然后通过黏着和连接将细胞组织起来形成组织结构。

　　参与细胞与细胞之间或细胞与细胞外基质间黏着的分子称为细胞黏附分子(cell adhesion molecule,CAM)。目前发现存在高等动物细胞表面的细胞黏附分子有上百种,根据其作用方式,可分为 5 大类:钙黏蛋白(钙黏素)、选择素、免疫球蛋白超家族、整联蛋白(整合素)和其他黏附分子(图 1 - 8 - 7)。

　　根据细胞黏附分子的作用机制,细胞黏附包括 3 种模式:① 同亲型结合:两相邻细胞表面的同种细胞黏附分子间的相互识别与结合;② 异亲型结合:两相邻细胞表面的不同种细胞黏附分子间的相互识别与结合;③ 衔接分子依赖性结合:相邻细胞表面的同种黏附分子借助其他衔接分子的相互识别与黏附(图 1 - 8 - 8)。

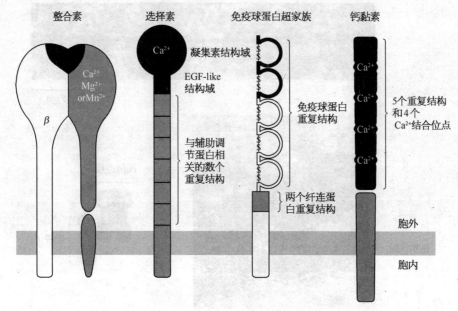

图 1-8-7　细胞黏附分子的类型

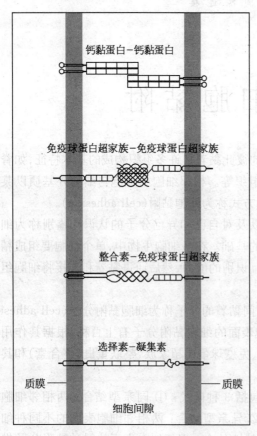

图 1-8-8　细胞黏附分子的黏附作用

一、钙黏蛋白介导钙离子依赖的细胞黏附

钙黏蛋白(cadherin)家族属亲同性结合、Ca^{2+}依赖型细胞黏附分子。钙黏蛋白是单次跨膜糖蛋白,分子结构的同源性高,其胞外部分形成 5 个结构域,其中 4 个同源,均含Ca^{2+}结合部位。Ca^{2+}赋予钙黏蛋白分子刚性和强度,失去 Ca^{2+},钙黏蛋白失去刚性。所以,阳离子螯合剂如 EDTA 能破坏 Ca^{2+}或Mg^{2+}依赖性的细胞黏附。决定钙黏蛋白结合特异性的部位在靠 N 末端的结构域中,只要变更其中 2 个氨基酸残基即可使结合特异性由 E-钙黏蛋白转变为 P-钙黏蛋白。钙黏蛋白分子的胞质部分是高度保守区域,参与信号转导。

目前已发现 30 多种钙黏蛋白,分布于不同的组织细胞上。如上皮细胞的 E-钙黏蛋白;胎盘滋养层细胞的 P-钙黏蛋白;骨骼肌细胞的 M-钙黏蛋白;内皮细胞的 VB-钙黏蛋白以及神经细胞和心肌细胞上 N-钙黏蛋白等。

二、　选择素控制循环免疫细胞的粘连

选择素(selectin)家族属异亲型结合、Ca^{2+} 依赖型细胞黏附分子。选择素是跨膜蛋白,其胞外部分由 3 个结构域构成:N-端的凝集素结构域、EGF 样结构域和重复次数不同的补体结合蛋白结构域。其中,凝集素结构域高度保守,能特异性识别其他细胞表面的糖脂或糖蛋白的特异性糖基侧链。

现已发现至少有 3 种选择素:P(platelet)-选择素、E(endothelial)-选择素和 L(leukocyte)-选择素。选择素主要参与白细胞与血管内皮细胞之间的识别与黏着,对于召集白细胞到达炎症部位具有重要作用。由于选择素与细胞表面糖脂或糖蛋白的特异性糖基配体亲和力较小,血流中快速流动的白细胞在炎症部位的血管内皮上呈现黏着—分离、再黏着—再分离的循环往复减速滚动,同时活化其他的黏着因子如整联蛋白,最终与之较强地结合在一起后,穿过脉管进入炎症部位。

三、　介导神经细胞黏附的黏附分子

免疫球蛋白超家族(Ig-superfamily,IgSF)是一类分子结构中具有与免疫球蛋白类似结构域的细胞黏附分子超家族。其中有的介导同亲型结合,有的介导异亲型结合,但一般不依赖于 Ca^{2+}。

大多数 IgSF 介导淋巴细胞和免疫应答所需的细胞(如巨噬细胞、靶细胞)之间的黏着。但一些 IgSF 成员如 N-CAM(神经细胞黏附分子)、V-CAM(血管细胞黏附分子)介导非免疫细胞的黏着,在神经系统发育中有重要作用。

目前了解较多的是 N-CAMs(nerve-cell adhesion molecules),因其 mRNA 剪接不同和糖基化各异而有 20 余种不同的 N-CAM,参与神经组织细胞间的黏着。N-CAM 在胚胎发育早期的神经与神级管形成时就开始表达,在已分化的神经元、神经胶质细胞及肌细胞表面稳定表达。N-CAM 与配体的亲和力可能通过其分子糖侧链中唾液酸残基的数目来调节。胚胎时表达的N-CAM中唾液酸占整个分子质量的 1/4,而成体中唾液酸化为胚胎期 N-CAM 的 1/3,显然这使成体神经细胞之间建立更稳定的结合。

四、　整联蛋白是兼具黏附和信号转导功能的受体

整联蛋白属于异亲型结合;Ca^{2+}、Mg^{2+} 或 Mn^{3+} 依赖的细胞黏附分子,由 α(120~185 kDa)和 β(90~110 kDa)亚基构成跨膜异二聚体。迄今已发现人至少有 24 种不同的 α 亚基和 9 种 β 基,可与不同的配体结合(图1-8-9,表1-8-1)。

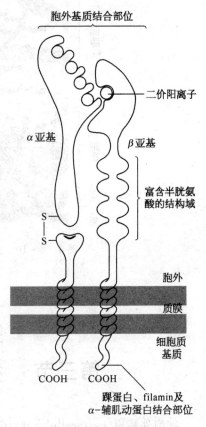

胞外基质结合部位

二价阳离子

α 亚基

β 亚基

富含半胱氨酸的结构域

胞外

质膜

细胞质基质

COOH　　COOH

踝蛋白、filamin及 α-辅肌动蛋白结合部位

图 1-8-9　整联蛋白

表 1 - 8 - 1　整联蛋白的主要类型

整联蛋白	主要配体	分布
$\alpha_L\beta_2$	IgSF	白细胞
$\alpha_2\beta_3$	纤维蛋白原	血小板
$\alpha_5\beta_1$	纤粘连蛋白	广泛
$\alpha_6\beta_1$	层粘连蛋白	广泛
$\alpha_6\beta_4$	层粘连蛋白	上皮细胞间的半桥粒
$\alpha_7\beta_1$	层粘连蛋白	肌细胞

　　整联蛋白在胞外与细胞外基质组分,包括纤粘连蛋白、胶原和蛋白聚糖结合;在胞内与骨架蛋白相互作用(图 1 - 8 - 10)。整联蛋白不仅介导细胞与细胞之间或细胞与细胞外基质间的黏附,更重要的是提供了一种信号途径,使胞外环境可以调控细胞内活性。整联蛋白的信号转导功能依赖于细胞内的酪氨酸蛋白激酶——黏合斑激酶(focal adhesion kinase, FAK),而 FAK 的活化又依赖于整联蛋白与细胞外基质配体的结合。一旦与配体结合,整联蛋白的胞内段就会快速与肌动蛋白骨架产生联系,募集包括 FAK 在内的相关蛋白因子形成黏合斑,通过级联激活将信号从细胞外向细胞内传递,调节细胞增殖、生长、生存、凋亡等重要生命活动。

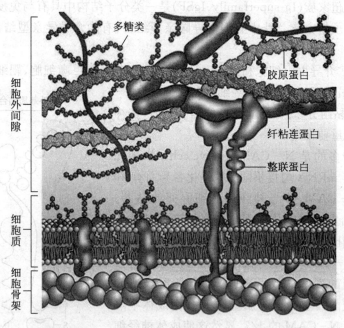

图 1 - 8 - 10　整联蛋白介导细胞与细胞外基质的黏附

第三节　细胞外基质及其与细胞间相互作用

　　细胞外基质(extracellular matrix, ECM)是指分布于细胞外空间,由细胞分泌蛋白和多糖所构成的网络结构。细胞外基质为细胞的生存及活动提供适宜的场所,并通过信号传导系统影响细胞的形态、代谢、功能、迁移、增殖和分化。

上皮组织、肌组织及脑与脊髓中的细胞外基质含量较少,而结缔组织中细胞外基质含量较高。细胞外基质的组分及组装形式由所产生的细胞决定,并与组织的特殊功能需要相适应。例如,角膜的细胞外基质为透明柔软的片层,肌腱的则坚韧如绳索。细胞外基质不仅静态地发挥支持、连接、保水、保护等物理作用,而且动态地对细胞产生全方位影响。

细胞外基质种类繁多,主要有3种类型:① 结构蛋白,包括胶原(collagen)和弹性蛋白,分别赋予细胞外基质强度和韧性。② 蛋白多糖(proteoglycan),由蛋白和多糖共价形成,具有高度亲水性,赋予细胞外基质的抗压能力。③ 粘连糖蛋白,包括纤粘连蛋白(fibronectin)和层粘连蛋白(laminin),有助于细胞黏附到细胞外基质上(图1-8-11)。

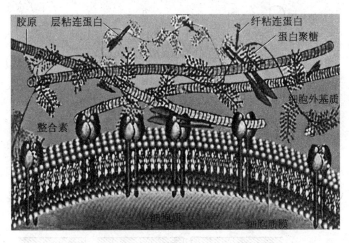

图1-8-11　细胞外基质(引自 Karp,1999)

一、　胶原蛋白支撑着组织结构

胶原是动物体内含量最丰富的蛋白质,约占人体蛋白质总量的25%以上。它由成纤维细胞、软骨细胞、成骨细胞及某些上皮细胞合成并分泌到细胞外,遍布于体内各种器官和组织,是细胞外基质中最主要的水不溶性纤维蛋白。

胶原纤维的基本结构单位是原胶原(tropocollagen)。原胶原是由3条α肽链形成的3股螺旋结构。每条链由重复的Gly-X-Y序列构成(通常X为羟脯氨酸,Y为羟脯氨酸或羟赖氨酸)。Gly-X-Y序列使α链卷曲为左手螺旋。3股链再绕成右手超螺旋。在胶原纤维内部,原胶原蛋白分子呈1/4交替平行排列,使胶原形成周期性横纹(图1-8-12)。原胶原分子组装成胶原原纤维,后者再组装成胶原纤维(图1-8-13)。

目前已发现的胶原类型有20多种,其α肽链由不同的结构基因编码,具有不同的化学结构及免疫学特性。Ⅰ～Ⅲ型胶原含量最丰富,形成类似的纤维结构,但并非所有胶原都形成纤维。此外,同一组织中,常含有几种不同类型的胶原。在不同组织中,胶原组装成不同的纤维形式,以适应特定功能的需要。几种主要类型的胶原及其特征见表1-8-2。

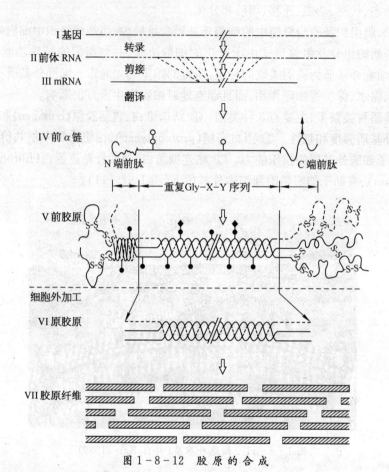

图1-8-12 胶原的合成

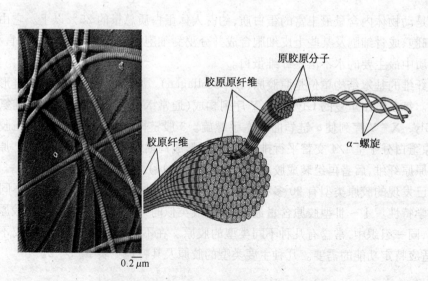

图1-8-13 胶原的构成

表1-8-2　几种主要类型的胶原及其特征

类型	亚基组成	分子结构特征	分布
I	$[\alpha_1(I)]_2[\alpha_2(I)]$	67 mm 横纹纤维	皮肤、肌腱、骨、韧带等
II	$[\alpha_1(II)]_3$	67 mm 横纹纤维	软骨、髓核、玻璃体等
III	$[\alpha_1(III)]_3$	67 mm 横纹纤维	皮肤、肌肉、结缔组织、常与 I 型胶原共分布
IV	$[\alpha_1(IV)]_2[\alpha_2(IV)]$	网状,C-端球状,不形成纤维束	基底膜
V	$[\alpha_1(V)]_2[\alpha_2(V)][\alpha_3(V)]_3$	细纤维,N-端球状	间隙组织,常与 I 型胶原共分布
VI	$[\alpha_1(VI)][\alpha_2(VI)][\alpha_3(VI)]$	微纤维,N-和 C-端球状,100 mm 横纹	间隙组织,常与 I 型胶原共分布

胶原在细胞外基质中含量最高,刚性和抗张力强度最大,为细胞外基质提供了水不溶性骨架结构,决定了细胞外基质的机械强度,并促进细胞生长和参与细胞外基质信号传递网络调控。

机体内胶原蛋白的异常与多种疾病有关,如坏血病是由于作为脯氨酰羟化酶辅助因子的维生素 C 缺乏,使胶原的脯氨酸羟化反应不充分,无法形成正常的胶原原纤维,导致前α 链在细胞内被降解。因此,膳食中缺乏维生素 C 可导致血管、肌腱、皮肤变脆,易出血,故称为坏血病。皮肤过度松弛症(Ehlers-Danlos)是由于胶原纤维不能正常装配,导致皮肤和其他结缔组织强度降低而变得非常松弛。

二、 弹性纤维维持组织柔韧性

弹性纤维(elastic fiber)存在于韧带和脉管壁,其主要成分是弹性蛋白(elastin),是高度疏水的非糖基化蛋白质,其肽链约含 830 个氨基酸残基,构象呈无规则卷曲状态,富含 Gly 和 Lys,很少羟基化,不含 Gly-X-Y 序列,通过 Lys 残基相互交联成网状结构(图 1-8-14)。

弹性纤维在皮肤结缔组织中含量丰富,赋予皮肤高度柔韧性。随着个体年龄的增长,胶原的交联度越来越大,韧性却越来越低;弹性蛋白也从皮肤等组织中逐渐丧失,结果,老年人的骨和关节灵活性降低,皮肤起皱,弹性降低。

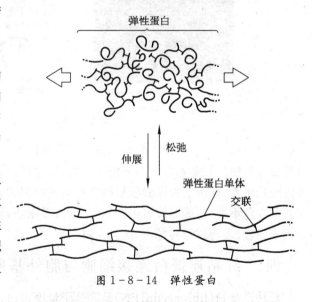

图 1-8-14　弹性蛋白

三、 蛋白多糖确保细胞外基质的水化凝胶性质

1. 糖胺聚糖(glycosaminoglycan,GAG)　糖胺聚糖是由重复的二糖单位(氨基己糖＋糖醛酸)构成的长链多糖。根据糖、糖基连接类型和硫酸基团的数量与位置,糖胺聚糖可分为透明质酸(hyaluronic acid)、硫酸软骨素(chondroitin sulfate)和硫酸皮肤素(dermatan sulfate)、硫酸乙酰肝素(heparan sulphate)及硫酸角质素(keratan sulfate)4 类。

糖胺聚糖可吸水形成多孔的水合胶状体,赋予组织抗压能力并提供机械支撑作用。

透明质酸由多达 50 000 个二糖单位形成一个长且具有刚性的主干,分子表面含有大量的亲水基团,可结合和摄入大量水分子,赋予结缔组织一定的抗压性,并起到强化和润滑作用。透明质酸还是增殖细胞和迁移细胞的胞外基质主要成分,能使细胞保持彼此分离,易于迁移和增殖并阻止细胞分化。

2. **蛋白多糖**(proteoglycan,PG) 蛋白多糖是糖胺聚糖(除透明质酸外)与核心蛋白(core protein)共价结合而成的单体分子。核心蛋白在粗面内质网合成后进入高尔基复合体装配上糖胺聚糖。其过程是先由核心蛋白的丝氨酸残基与一个特异的连接四糖共价结合,然后糖基转移酶将糖胺聚糖单位添加到连接四糖的末端。一个核心蛋白分子上可以连接 1~100 个的糖胺聚糖。若干蛋白多糖单分子借助连接蛋白与透明质酸以非共价键结合形成多聚体(图 1 - 8 - 15)。

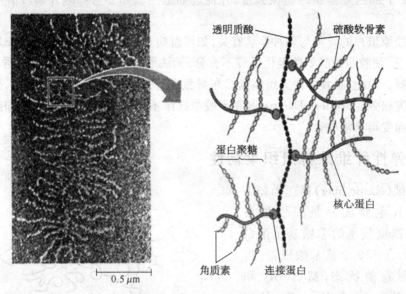

图 1 - 8 - 15　蛋　白　多　糖

蛋白多糖常见于结缔组织和细胞外基质及许多细胞表面。核心蛋白与不同的糖胺聚糖结合使蛋白多糖呈现多态性的显著特征。构成软骨的蛋白多糖,其糖胺聚糖主要是硫酸软骨素和硫酸角质素,赋予软骨以凝胶样特性和抗变形能力。硫酸软骨素含量不足或代谢障碍可引起长骨发育不良,造成四肢短小。此外,蛋白多糖还是细胞外激素富集与储存库,可与多种生长因子结合,参与信号转导。

四、 纤粘连蛋白连接细胞与胞外基质

纤粘连蛋白(fibronectin,FN)是高分子量糖蛋白,含糖 4.5%～9.5%,由两个相似的亚基通过 C-端形成的二硫键交联成"V"形二聚体。每个亚基的相对分子质量为 220～250 kDa。不同亚基为同一基因的表达产物,只是在转录后 RNA 剪接的差异而产生不同的 mRNA。每个亚基的肽链折叠构成 5～7 个有特定功能的球状结构域,每个结构域之间由对蛋白酶敏感的肽段连接。这些结构域中有的能识别并结合细胞外基质的分子,如胶原、蛋白聚糖、肝素及凝血蛋白等;有的能识别并结合细胞表面受体。与细胞表面受体结合的结构域中含有 RGD (Arg-Gly - Asp)三肽序列,是细胞识别与结合的最小结构单位。如果将人工合成的 RGD 三

肽偶联在固体表面,细胞很容易黏附上去。

纤粘连蛋白的细胞表面受体是整联蛋白家族成员,其胞外区有与 RGD 三肽序列高亲和性的结合部位,因此,纤粘连蛋白分子上既有与胶原结合的结构域,又有与细胞结合的结构域,如同分子"桥",将细胞锚定在细胞外基质中(图1-8-16)。实验表明,将细胞置于纤粘连蛋白的表面上培养,细胞呈贴壁生长为扁平状,细胞内肌动蛋白丝的排列与纤粘连蛋白排列走向一致。由于肌动蛋白丝的定向对细胞形态具有决定性作用,因此,纤粘连蛋白有助于维持细胞形态。此外,很多癌细胞不能合成纤粘连蛋白,不但丧失了正常的细胞形

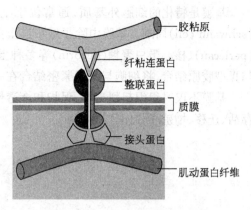

图1-8-16 纤粘连蛋白介导细胞与细胞外基质的黏附

态,还脱离细胞外基质。如果给这些癌细胞提供纤粘连蛋白,则细胞形态和结合细胞外基质的能力可以恢复到正常水平,这说明纤粘连蛋白可能与细胞癌变及癌细胞的扩散特性有关。

纤粘连蛋白还影响动物胚胎发育过程的细胞迁移和分化。例如,两栖类胚胎发生早期能分泌大量的纤粘连蛋白,诱导神经嵴细胞从神经管背侧迁移到胚胎各个区域并分化为肾上腺能神经元。当神经嵴细胞停止迁移后,纤粘连蛋白消失,继而出现神经细胞黏附分子(N-CAM)。实验表明,通过显微注射纤粘连蛋白受体的抗体或含 RGD 序列的短肽能阻断细胞与纤粘连蛋白的结合,从而阻止了细胞的迁移,结果形成畸胎。

分布于血液和体液的可溶性纤粘连蛋白(plasma fibronectin,PF)来自肝实质细胞和血管实质细胞,能促进血液凝固、创伤愈合和细胞吞噬作用。创伤发生时,可溶性纤粘连蛋白与其他纤维蛋白结合,在伤口处吸引成纤维细胞、平滑肌细胞和内皮细胞向伤口迁移并形成肉芽,再渐次纤维化成瘢痕,同时刺激上皮细胞增生使创面修复。在炎症反应中,可溶性纤粘连蛋白能吸引网状内皮细胞、嗜中性粒细胞及巨噬细胞到达炎症部位参与免疫应答。

五、 层粘连蛋白与基膜

层粘连蛋白(laminin,LN)是高分子糖蛋白,相对分子质量约 820 kDa,含糖量高达 15%～

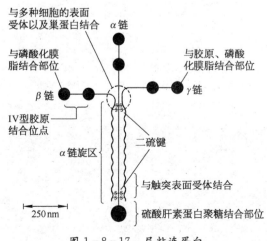

图1-8-17 层粘连蛋白

28%,是迄今所知糖链结构最为复杂的糖蛋白。层粘连蛋白分子由 α(相对分子质量 400 kDa)、β(相对分子质量 215 kDa)和 γ(相对分子质量 205 kDa)亚基通过二硫键交联而成,外形呈"十"字形。现已发现 8 种亚基(α_1、α_2、α_3、β_1、β_2、β_3、γ_1、γ_2),分别由 8 个结构基因编码。层粘连蛋白分子有多个不同的结构域,其中有的可与 IV 型胶原、肝素等胞外基质分子结合,有的可通过自身 RGD 三肽序列与细胞质膜上的整联蛋白受体结合。因此,如同纤粘连蛋白一样,层粘连蛋白也充当分子"桥",将细胞锚定于基膜(图1-8-17)。

　　基膜是特化的细胞外基质,通常位于上皮层的基底面,也存在于肌肉、脂肪和雪旺细胞(schwann cell)周围。基膜中除了层粘连蛋白和Ⅳ型胶原外,还有巢蛋白(nidogen)、基膜聚糖(perlecan)、核心蛋白聚糖(decorin)等多种蛋白质。层粘连蛋白与巢蛋白以1∶1组成复合物与Ⅳ型胶原结合,将细胞与基膜紧密结合在一起。

　　基膜不仅对组织起到支撑、保护和渗透性屏障作用,还决定细胞的极性,影响细胞的代谢、存活、迁移、增殖和分化。

第九章

细胞增殖与衰老

　　增殖是细胞的基本特征之一，单细胞生物通过增殖繁衍后代，多细胞生物通过增殖实现生长发育过程中细胞数目的增多及衰老、死亡细胞的更新。细胞增殖的方式有无丝分裂、有丝分裂和减数分裂3种方式。细胞经过生长和分裂而完成增殖的全过程称细胞增殖周期，简称细胞周期。细胞周期受到各种遗传因素和环境因素的严格控制，以确保生物的体积和生理机制的平衡。细胞分化是指同一来源的细胞在增殖的过程中逐渐产生结构和功能上的稳定性差异的过程。在胚胎发育过程中，经过增殖增加细胞数目；通过分化形成不同类型的细胞。组成人体的各种细胞都是由一个受精卵增殖、分化而成。干细胞是未充分分化、具有再生各种组织器官的潜能的细胞，根据其发生来源可分为胚胎干细胞与成体干细胞两大类。细胞衰老则是随着时间的推移，细胞增殖能力和生理功能逐渐下降的变化过程。细胞衰老的机制目前主要有差错学派和遗传学派两大学派。细胞死亡的方式可分为坏死和程序性死亡。

第一节　细胞分裂与细胞周期

　　细胞增殖的方式有无丝分裂、有丝分裂和减数分裂3种方式。生物的生殖和发育都是建立在细胞分裂的基础之上的，单细胞生物通过增殖繁衍后代，多细胞生物通过增殖实现生长发育过程中细胞数目的增多及衰老、死亡细胞的更新。

　　无丝分裂(amitosis)：又称直接分裂，细胞核拉长成哑铃形，中央部分逐渐变细断开，细胞随之分裂成两个。其特点是在分裂过程中不出现纺锤丝和染色体，细胞核和细胞质直接分裂，遗传物质不能平均分配。1841年，Remak首先在鸡胚血细胞中观察到这种分裂方式。在人体中，无丝分裂可见于某些迅速分裂的组织(如口腔上皮)、创伤修复或病理性代偿的组织(如伤口附近、炎症部位)，或离体培养的细胞中。

　　有丝分裂(mitosis)：又称间接分裂，是真核细胞增殖的主要方式。有丝分裂过程中细胞核的形态发生急剧变化，形成由中心体、纺锤体和染色体组成的"有丝分裂器"，以确保复制好的两套遗传物质均等分配给两个子细胞。有丝分裂是由施特拉斯布格(E. Strasburger,1880)

在植物细胞中和弗莱明(W. Flemming,1982)在动物细胞先后发现的。

减数分裂(meiosis)：又称成熟分裂,是有性生殖个体在形成生殖细胞时进行的一种特殊形式的有丝分裂。其主要特点是细胞分裂过程中,染色体复制1次,而细胞分裂两次,结果使子细胞中的染色体数目减半。减数分裂是由贝内登(Van Beneden,1883)在动物细胞和施特拉斯布格(E. Strasburger,1886)在植物细胞先后发现的。

一、 有丝分裂与细胞周期的调控

(一) 细胞增殖周期的概念

真核生物的细胞增殖具有一定的周期性。细胞经过生长和分裂而完成增殖的全过程称为细胞增殖周期(cell generation cycle),简称细胞周期(cell cycle)。这一概念是由 Howard 等人1953年用 P^{32} 标记蚕豆实生菌苗,在不同时间取根尖细胞作放射自显影研究时提出的。

一个细胞周期可划分为间期(interphase)和分裂期(mitotic phase,M 期)两个阶段,间期又可划分为 DNA 合成前期(Gap 1 phase,G_1 期)、DNA 合成期(synthetic phase,S 期)、DNA 合成后期(Gap 2 phase,G_2 期);分裂期又可分为前期、中期、后期和末期4个时期。

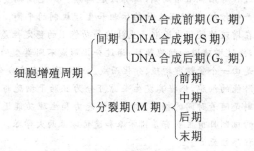

细胞从上一次有丝分裂结束开始,到下一次有丝分裂结束为止所经历的时间称为细胞周期时间(cell cycle time,TC)。不同生物或不同组织细胞的周期时间可以有很大差别。如早期胚胎细胞只需几十分钟,某些上皮细胞和离体培养细胞要几十个小时,肝、肾实质细胞要1~2年,但同一种细胞的周期时间往往是相对恒定的。

细胞周期时间的长短主要取决于 G_1 期的时间长短,S 期、G_2 期和 M 期的时间是相对恒定的,其中 M 期尤为恒定,一般为半小时左右。不同细胞的 G_1 期时间长短不同,如胚胎早期的卵裂细胞几乎测量不到 G_1 期,淋巴细胞的 G_1 期只有几个小时,而神经元细胞终身停留在 G_1 期。

(二) 细胞增殖周期各期特点

1. DNA 合成前期(G_1 期) G_1 期是细胞周期的第一个阶段,是细胞进行生长发育和物质积累的时期。在 G_1 期,细胞物质代谢活跃,呼吸旺盛,ATP 迅速合成,RNA 转录和蛋白质、糖类、脂类合成迅速进行,细胞体积增大,达到母细胞大小。趋向分化的细胞如神经细胞、肌细胞在 G_1 期合成与该细胞特殊形态及功能有关的蛋白质。G_1 期还为细胞进入 S 期做各种准备,合成 DNA 复制所需的各种酶和前体物质,如脱氧核苷酸、胸苷激酶、DNA 聚合酶等。

在 G_1 期的晚期有一个特殊时期,称为限制点(restriction point ,R 点),这一时期受到多种环境因素和遗传因素的调节,控制着细胞增殖活动的进程,是细胞增殖与否的转折点。这些调控因素包括：营养供给情况、细胞体积大小、cAMP 含量、激素刺激、DNA 是否损伤等。

通过 G_1 期限制点的细胞可有 3 种去向(图 1-9-1):

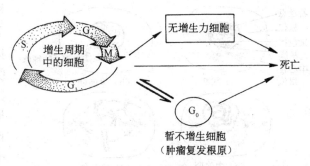

图 1-9-1 细胞增殖周期示意图

(1) 永不增殖细胞:又称不育细胞或终末细胞。这些细胞已经高度分化,细胞始终停止在 G_1 期而失去增殖能力,直到死亡。这类细胞如神经元、肌细胞、多形核白细胞等。

(2) 继续增殖细胞:这类细胞一般分化较低,能不断进入周期,如骨髓造血干细胞、皮肤基底层细胞、小肠腺细胞、精原细胞等,通过细胞增殖使衰老死亡的细胞得以更新,从而保持这些组织细胞数量及功能的平衡。

(3) 暂不增殖细胞:又称 G_0 期细胞,这类细胞有增殖能力但暂不增殖,可以看做是延长了的 G_1 期细胞,如肝细胞、肾细胞、成纤维细胞、淋巴细胞等。G_0 期细胞在一定的环境条件下可转入 G_1 期重新进入分裂状态。如动物肝细胞一般很少分裂,当手术切除部分肝脏后,肝细胞可恢复增殖能力,修复损伤的组织。若肿瘤细胞处于 G_0 期则是以后复发的一个根源。

胚胎发育早期,所有细胞均为增殖细胞,以后随着发育成熟,一些细胞进入 G_0 期,一些细胞分化后丧失分裂能力,到成体时只有一部分细胞处于增殖状态。

2. DNA 合成期(S 期) 这个时期主要是进行 DNA 复制,同时进行组蛋白的合成。细胞质中合成的组蛋白通过核孔进入细胞核,与 DNA 进行组装,最终形成染色质。S 期历时较恒定,一般为 6～8 小时。S 期结束,细胞核 DNA 含量增加 1 倍,体积明显增大。

3. DNA 合成后期(G_2 期) 这一时期主要完成一些与有丝分裂有关的蛋白质的合成,如微管蛋白、膜蛋白等。同时,一些促使细胞从 G_2 期进入 M 期的相关酶类也在这个时期形成和活化,如有丝分裂促进因子(mitosis promoting factor, MPF)能够促使核纤层磷酸化、核膜崩解以及 M 期染色体的凝集。G_2 期历时较短,也很恒定,一般为 1～1.5 小时。

4. 分裂期(M 期) 分裂期的特点是细胞在形态上发生剧烈的变化,形成临时性的装置"有丝分裂器"(图 1-9-2),将 S 期数量倍增的染色质形成染色体,均分到两个子细胞中,同时细胞质也发生分裂。最终由一个细胞分裂为 2 个子细胞。

通常可将分裂期人为地划分为前期、中期、后期和末期 4 个连续的阶段(图 1-9-3)。

(1) 前期(prophase):主要形态变化为核膜、核仁解体,细胞核膨大,染色质逐渐凝集,经过螺旋化、折叠和包装等过程形成细线状的早期染色体。此时每条染色体含 2 条染色单体,由着丝粒(centromere)相连,每条染色体的着丝粒处逐渐装配形成一种蛋白质复合结构,称为动粒(kinetochore)。与此同时,在间期经过复制的一对中心体此时分为两组(每组中心体包含 2 个互

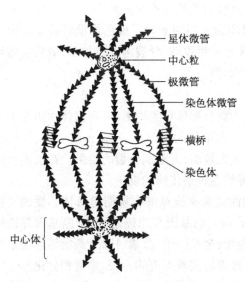

图 1-9-2 纺锤体及"有丝分裂器"

星体微管
中心粒
极微管
染色体微管
横桥
染色体
中心体

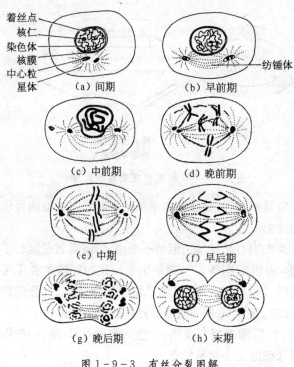

着丝点
核仁
染色体
核膜
中心粒
星体

（a）间期　　　　（b）早前期　　纺锤体

（c）中前期　　　　（d）晚前期

（e）中期　　　　（f）早后期

（g）晚后期　　　　（h）末期

图1-9-3　有丝分裂图解

相垂直的中心粒），分别向细胞的两极移动，它们最后的位置将决定细胞的分裂极。事实上，中心体是细胞内的微管组织中心，光镜下所见的纺锤丝和星体（aster）都是由中心体组装形成的微管结构：在每个中心体的周围呈放射状排列的称为星体微管（astral microtubule）；在两个中心体之间相互连接的称为极微管（polar microtubule），附着于染色体动粒之上的称为动粒微管（kinetochore microtubules）或染色体微管。由中心体及其组装出的这3种微管共同构建成纺锤体。

（2）中期（metaphase）：此时纺锤体完全形成并移到细胞中央区域，染色体达到最大的凝集度。在染色体微管的牵引下，所有染色体有规律地排列在细胞两极间的赤道面上，形成赤道板（equatorial plate）。此时，从细胞两极方向观察，染色体大多排列在赤道面的周边，呈现环状；若从侧面观察，则呈"一"字形。每条染色体的着丝粒分别与两侧的动粒微管相连。

（3）后期（anaphase）：着丝粒纵裂，两条染色单体从着丝粒处分开，在纺锤丝作用下，开始向细胞两极移动。此时每条染色单体含一个分子的DNA，具有一个独立的动粒。后期可分为A和B两个连续的阶段。后期A时动粒微管去组装不断缩短而拉动染色体移向两极，后期B时染色体微管相连处不断组装，长度延伸使两极之间的距离拉长。后期赤道板周围的细胞膜及细胞质逐渐向内凹陷形成分裂沟（furrow）。在分裂沟下方，微丝成束排列，环绕细胞，形成收缩环（contractile ring）。分裂沟和收缩环的形成意味着胞质分裂的开始。

（4）末期（telophase）：两组子染色体到达两极即为末期的开始。染色体重新解螺旋成为染色质，核膜、核仁也重新形成。在赤道板处收缩环进一步收缩，分裂沟不断加深，最后收缩环处的细胞膜融合，胞质分裂，一个细胞分裂成两个子细胞。

（二）细胞增殖周期的调控

真核生物细胞周期受到严格的调控，以确保细胞数目和体积的均衡，以及遗传物质在上下代之间的正确传递。如果调控机制出现异常，将会导致细胞的异常生长、遗传改变、发生癌变等，最终引发各种疾病。如肿瘤就是由于细胞增殖失去控制，无限制分裂的结果。在细胞增殖过程中，如果染色体或基因的行为出现异常，将会导致各种遗传病的发生。

目前普遍认为，周期蛋白家族和周期蛋白依赖性激酶家族对细胞周期起着核心性的调控作用；细胞周期基因（cell division cycle gene，cdc gene）、癌基因和原癌基因、抑癌基因等遗传基因及其产物在细胞增殖的调控中发挥着重要的作用；生长因子、激素、抗原、药物等环境信号通过细胞膜受体或胞内受体及相关信号转导途径，最终调控着细胞的生长、增殖和分化。

1. 周期蛋白家族和周期蛋白依赖性蛋白激酶家族　周期蛋白家族（cyclins）是一类随细

胞周期的进程呈周期性表达、累积与分解的蛋白质,其浓度在细胞周期中呈周期性变化,能特异性地激活细胞周期依赖性的蛋白激酶,控制细胞周期循序进行。目前已经分离出几十种的周期蛋白,如高等动物细胞中的 A、B、C、D、E、F、G、H 等。这些周期蛋白分别在细胞周期的不同时期起到调控作用,如 C、D、E 在 G_1 期发挥作用;A 和 B 在 M 期发挥作用。

周期蛋白依赖性蛋白激酶家族(cyclin-dependent kinase,Cdks)是一类必须与周期蛋白结合才具有激酶活性的酶蛋白。目前已发现并命名的有 CDK1~CDK13 等。不同的周期蛋白-周期蛋白质依赖性蛋白激酶复合物能使特异的靶蛋白质磷酸化而激发细胞周期的进行。

2. **细胞周期基因** 细胞周期基因是指与细胞分裂和细胞周期调控有关的基因。最初源于以 P. Nurse 和 L. Hartwell 为代表的一批生物学家以酵母为实验材料,发现在限定温度下不同突变株的某个基因发生突变,其细胞停留在细胞周期中的某个特定时期。人们根据 *cdc* 基因被发现的先后顺序对这些基因进行了命名,如 *cdc2*、*cdc25*、*cdc28* 等(图 1-9-4)。

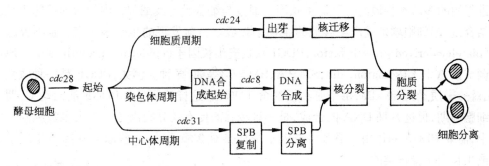

※SPB相当于中心体

图 1-9-4 酵母细胞 *cdc* 基因的调控

cdc 基因表达的蛋白被称为 cdc 蛋白,如 *cdc2* 基因表达的产物 cdc2 蛋白是一种相对分子质量 34 kDa 的蛋白,即 p34,它能与周期蛋白 cyclin B 结合形成 MPF(卵细胞成熟促进因子),促进细胞从 G_2 期进入 M 期。cdc2 其实就是 CDK1,是第一个被发现的周期蛋白依赖性激酶。

3. **癌基因(oncogene)和原癌基因(proto-oncogene)** 一些逆转录病毒的基因组里带有可使受病毒感染的宿主细胞发生癌变的基因,称为病毒癌基因(*v-onc*)。而在一些正常的组织细胞中,也含有和癌基因相似的序列,这些序列不但不会导致细胞癌变,而且常常是细胞正常增殖、分化所必需的。但这些基因一旦发生突变或被异常激活后,便会使细胞转化为异常增殖状态。将这些存在于正常组织细胞内的,与癌基因具有相同序列的基因称作原癌基因(proto-oncogene)或细胞癌基因(*c-onc*)。

癌基因最初是 1976 年在鸡肉瘤病毒中发现的。研究证实,鸡肉瘤病毒之所以能诱发肿瘤,关键是其携带的一段特殊的 DNA 序列,即癌基因,将此序列命名为 V-src(Viral Sarcoma)。该基因编码的 6 kDa 磷酸蛋白(PP60)能催化酪氨酸残基残磷酸化,刺激细胞无限增生而形成肿瘤。后来通过用分子杂交方法证实,鸡的正常细胞中有和 V-src 相似的 DNA 顺序,称为 C-src。正常细胞的这段序列也编码同样的磷蛋白,只是其产量极少,不但不干扰细胞的正常生长,还是细胞增殖、分化所不可缺少的。

目前已识别的原癌基因有 100 多个,可分为生长因子类(如 sis 家族)、生长因子和激素受体类(trk、c-fms 等)、信号转导分子类(src、abl、ras 家族等)和核转录因子类(c-jun、c-fos、c-myc等)等类型。

4. 抑癌基因(tumor suppressor gene)　抑癌基因是指能够抑制细胞癌基因活性的一类基因,其功能是抑制细胞周期,阻止细胞数目增多以及促使细胞死亡。当该基因发生变异或丢失,解除了对细胞增殖的抑制作用以后,就成为诱发肿瘤的重要因素。

目前已发现的抑癌基因有 10 多种。例如,$p53$ 基因是近年来研究得较多的抑癌基因,其产物 p53 蛋白通过启动下游调控因子 WAF1/CIP1 基因表达 p21 蛋白,从而抑制 Cdk - cyclin,最终抑制细胞周期的进程。Rb 基因编码一个相对分子质量为 105 kDa 的蛋白质,人遗传性视网膜母细胞癌(retioblastoma,Rb)就是由于 Rb 基因丢失引起的。Rb 蛋白广泛存在于各种组织细胞,通过和细胞核中的转录因子结合,抑制转录、阻止细胞越过 R 点,从而抑制细胞增殖。目前已在 G 肉瘤、乳腺癌、小细胞肺癌和膀胱癌等细胞中发现 Rb 基因的缺失、突变或表达异常。

5. 生长因子(growth factor,GF)与生长因子受体　生长因子是血清中含有的对细胞增殖起促进作用的多肽类物质的总称。生长因子通过与细胞膜上或细胞核内的特异性的生长因子受体结合,引起细胞增殖或产生其他的生物学效应。目前发现的生长因子有:血小板源生长因子(platelet derived growth factor,PDGF)、表皮生长因子(epidermal growth factor,EGF)、生长调节素 A 和 C(somatomedin,SM - A,SM - C)等 30 多种。例如,PDGF 是一种碱性蛋白质,相对分子质量为 30 kDa,每个血小板约含 1 000 个这样的因子。PDGF 能启动 G_0 期细胞进入细胞周期,促进 S 期 DNA 的合成,是一种较强的促有丝分裂因子。在大多数细胞的增殖过程中,需要 PDGF 的作用。很多生长因子受体具有激酶活性,一些原癌基因也是属于生长因子或生长因子受体类的。

6. 细胞通讯和信号转导　细胞通讯是指一个细胞发出的信息通过介质传到另一个细胞产生反应。细胞与细胞之间,可以通过分泌化学信号(内分泌、旁分泌、自分泌)、相互接触和形成细胞连接等方式进行通讯(详见第七章),从而对彼此的增殖活动造成影响。例如正常细胞在体外培养时,当细胞沿培养皿底面铺展成单层、邻近细胞彼此接触时,分裂活动便自动中止,细胞进入 G_0 期状态。这种现象的原因可能是邻近细胞之间生长因子的竞争和膜受体的占位性抑制。

信号转导是指细胞针对外源信号所发生的一系列应答反应,最终引起细胞内效应的全过程。周围环境中的各种信号(生长因子、激素、药物等),可以被膜受体或胞内受体所识别,通过细胞内的第二信使 cAMP、cGMP、IP3、Ca^{2+} 等进一步引起一系列级联反应,最终对细胞的代谢、增殖、分化进行调节。

7. 细胞周期检验点(checkpoint)　细胞周期检验点是指细胞受到内外环境因素影响而调整细胞周期的进程,以确保周期每一时相事件有序完成的调控点。主要有:① G_1/S 检验点:在酵母中称 start 点,在哺乳动物中称 R 点(restriction point)。控制细胞由 G_1 期进入 S 期。受到 DNA 损伤与否、细胞外环境是否适宜、细胞体积大小等因素的调控。② S 期检验点:只有 DNA 复制完成才能通过检验点。③ G_2/M 检验点:是决定细胞进入到分裂期的控制点,同样受 DNA 是否损伤和细胞体积是否足够大等因素的控制。④ 中-后期检验点(纺锤体组装检验点):任何一个动粒没有正确连接到纺锤丝上,都会抑制后期促进因子 APC 的活性,引起细胞周期中断。

综上所述,细胞增殖的调控是一个极其复杂的生物学过程,受到细胞内外多种因素的精确调控。

二、 减数分裂与配子发生

减数分裂(meiosis)又称成熟分裂,是所有真核生物有性生殖过程中,生殖细胞形成时染色体由二倍减少到单倍的一种特殊的有丝分裂形式。

减数分裂的特征为:只发生在性腺部位,发生在初级精(卵)母细胞形成成熟的精(卵)子时,整个过程包括连续两次的细胞分裂,最后形成 4 个子细胞,但染色体在整个过程中只复制 1 次,从而使染色体数目减半。减数分裂的关键时期是在第一次分裂,它的前期特别长,变化复杂,包括同源染色体配对、交换、交叉等过程。

(一) 减数分裂的第一次分裂(减数分裂 I)

1. 间期 I (interphase I)　完成染色体复制,复制后的两条染色单体由着丝粒连在一起。

2. 前期 I (prophase I)　时间较有丝分裂长且变化复杂。

(1) 细线期(leptotene):染色体螺旋化呈细线状,并相互交织成网。两条染色单体之间仍然相连,光镜下不能分辨。

(2) 偶线期(zygotene):同源染色体从靠近核膜的某一点开始相互靠拢在一起,称为配对(pairing),然后沿其长轴相互紧密结合,称为联会(synapsis),形成的结构叫二价体(bivalent)。配对的同源染色体之间通过蛋白质性质的物质相互连接形成一种复合结构,称联会复合体(synaptonemal complex)。电镜下可见联会复合体的细微结构(图 1 - 9 - 5),主要由侧体、中央成分和横纤维组成,与染色体的配对,交换和分离密切相关。

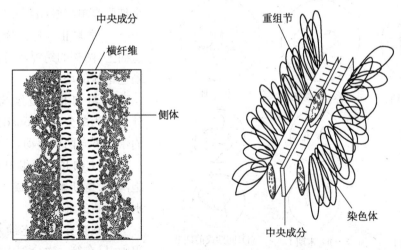

图 1 - 9 - 5　联会复合体和重组结电镜模式图

(3) 粗线期(pachytene):染色体进一步缩短变粗,并与核膜继续保持接触;姐妹染色单体分开,形成四分体(tetrad)。粗线期最重大的事件是非姐妹染色单体之间发生染色体片段的互换,称为交换(crossing-over)。电镜下,可见此时在联会复合体中出现一个圆球形或椭圆形的结构,称为重组节(recombination nodule),含有一些蛋白质成分,可能是一些与重组有关的酶类。

(4) 双线期(diplotene):联会复合体解体,同源染色体相互分离,但仍然有几个地方相互联系形成交叉(crossover)。交叉部位含有残留的联会复合体,这表明非姐妹染色单体之间在此处发生了交换。

(5) 终变期(dialcinesis)：四分体高度螺旋化,变得很粗短并移至核周边区;随着染色体进一步凝集,交叉的位置逐渐向两端移动,称为交叉的端化;核膜、核仁消失。

3. 中期Ⅰ(metaphaseⅠ)　纺锤体形成并移到细胞中央,两侧的纺锤丝分别与一对同源染色体的动粒相连。在纺锤丝的牵引下,四分体排列在细胞中央的赤道面上,同源染色体在着丝粒和端部仍然相互连接。

4. 后期Ⅰ(anaphaseⅠ)　四分体中的同源染色体彼此分开,形成二分体(dyad)。在纺锤丝的牵引下,二分体随机的分别移向细胞的两极。由于在粗线期进行了交换,每个二分体的2条染色单体的DNA组成已不相同。

5. 末期Ⅰ(telophaseⅠ)　二分体到达两极,染色体解螺旋呈伸展状,核膜、核仁重新出现。最后完成胞质分裂,形成两个子细胞。

经过减数分裂Ⅰ,同源染色体彼此分离,进入到不同的子细胞,细胞的染色体数目减少了一半。每个子细胞中含23个二分体,而且发生了重组,再也不是23对染色体了。

(二) 减数分裂的第二次分裂 (减数分裂Ⅱ)

1. 间期Ⅱ　时间很短,不进行DNA复制,有的生物无明显的间期Ⅱ,直接由末期Ⅰ进入前期Ⅱ。

2. 前期Ⅱ　核膜、核仁消失,每个细胞有单倍数(n)个二分体。

3. 中期Ⅱ　各二分体排列在赤道面上,两侧的纺锤丝各自连于2条染色单体的动粒上。

4. 后期Ⅱ　着丝粒处纵裂,二分体变为单分体(monad),在纺锤丝的牵引下向两极移动。

5. 末期Ⅱ　两组单分体移到细胞两极,重新解螺旋成为染色质,分别形成新的细胞核。

在减数分裂的连续两次分裂过程中,只在第一次分裂中染色体复制了1次,所以分裂所形成的4个细胞中,染色体数目由2倍数($2n$)变成单倍数(n),即染色体数目减少一半(图1-9-6)。

(三) 减数分裂的生物学意义

(1) 减数分裂保证了生物染色体数目的恒定性。

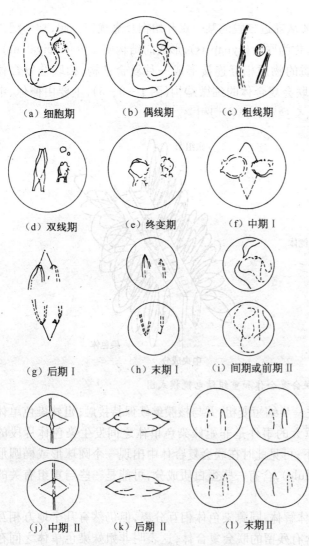

(a) 细胞期　　(b) 偶线期　　(c) 粗线期

(d) 双线期　　(e) 终变期　　(f) 中期Ⅰ

(g) 后期Ⅰ　　(h) 末期Ⅰ　　(i) 间期或前期Ⅱ

(j) 中期Ⅱ　　(k) 后期Ⅱ　　(l) 末期Ⅱ

图1-9-6　减数分裂图解

(2) 减数分裂是生物遗传复杂性的细胞学基础。在减数分裂前期Ⅰ的粗线期,同源染色体的非姐妹染色单体之间发生了交换,后期Ⅰ和后期Ⅱ不同号的染色体之间进行随机组合,使配子的染色体组成多种多样,从而表现出人类遗传性状的多样性。如人的细胞中有23对染色体,经减数分裂可形成 $2^{23}=8\,388\,608$ 种不同的染色体组成的生殖细胞,人类受精卵中的染色体组成将有 $2^{23}\times2^{23}=70\,368\,744\,177\,644$ 种不同的组合,这还未考虑重组带来的差异。所以,除了一卵双生的情况,任何两个个体在遗传上是不会完全相同的。

(3) 减数分裂的发现在细胞学上证实了遗传学的三大定律。

(四) 配子发生

配子发生(gametogenesis)是指精子和卵子的形成过程。不管是精子的发生(图1-9-7)还是卵子的发生(图1-9-9)都经过增殖期、生长期、成熟期,精子的发生还经历一个变形期;在成熟期,都要进行减数分裂。

1. **精子发生** 在睾丸生精小管上皮中,有精原细胞,为二倍体($2n$)。当男性进入青春期(13~16岁)时,在垂体促性腺激素作用下,精原细胞进入增殖期,通过有丝分裂大量增殖。在随后的生长期,精原细胞体积略微增大,细胞质增加,细胞核也增大,形成初级精母细胞。此时细胞仍为二倍体($2n$)。随后进入成熟期,进行减数分裂。经过第一次分裂,产生次级精母细胞,染色体数目减半,为单倍体(n)。这时,不经过 DNA 复制,次级精母细胞很快进行第二次分裂,产生精子细胞,再经过变形期成为蝌蚪状的精子(图1-9-8)。从精原细胞发育为成熟的精子,需 60~70 日。男性的年龄越大,精原细胞分裂的次数越多,发生基因突变的风险增大,在遗传学上称为父亲的年龄效应。

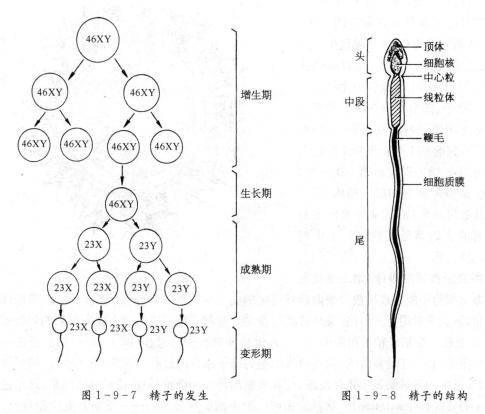

图1-9-7 精子的发生　　　　　　　　图1-9-8 精子的结构

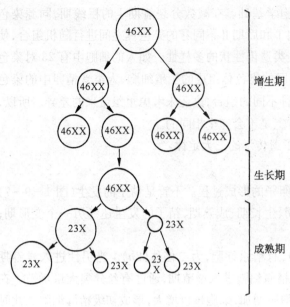

图 1-9-9　卵子的发生

2. 卵子发生　卵子发生与精子发生有很大的不同。卵子发生从胚胎时期就开始了,以卵泡为单位。当女性胚胎发育到第三个月时,卵巢中的卵原细胞即进入增殖期,经过有丝分裂形成大量的卵原细胞(2n)。每个卵原细胞围绕着一层扁平的卵泡细胞,形成原始卵泡。第五个月时双侧卵巢有 700 万个左右的原始卵泡,以后逐渐减少。当胚胎发育到 7 个月时,卵原细胞进入生长期,体积增大,形成初级卵母细胞。此时细胞中积累了大量的 RNA、蛋白质等营养物质,染色体数目仍为二倍体(2n);初级卵母细胞周围的卵泡细胞由扁平变为立方形或柱状,由一层分裂为多层,出现透明带,称为初级卵泡。进一步卵泡出现卵泡腔、卵丘、放射冠等结构,称为次级卵泡。次级卵泡最后发育为成熟卵泡。出生时卵巢中有 100～200 万个卵泡,女性青春期(13～14 岁)卵泡数约为 4 万个。在青春期前,由于体内激素水平不足,初级卵母细胞长期停止在减数分裂前期 I 的双线期;从青春期到绝经期的 30～40 年时间,在垂体促性腺激素的作用下,卵泡随月经周期呈现周期性的发育。

每个周期卵巢约有 20 个卵泡生长发育,但通常只有一个卵泡发育成熟并排出(图 1-9-10)。女性一生共排卵 400～500 个,其余卵泡在不同发育阶段退化为闭锁卵泡。成熟期中,停止在减数分裂前期 I 的初级卵母细胞在排卵前 36～48 小时完成第一次分裂,形成次级卵母细胞和第一极体,此时染色体数目减半(n)。从卵巢排出到输卵管的次级卵母细胞停止于中期 II,如受精,再继续完成减数分裂 II,形成卵细胞和第二极体;如未受精则

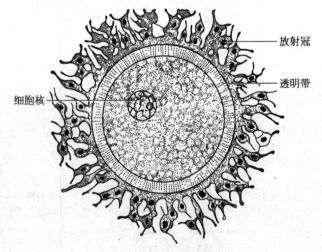

图 1-9-10　哺乳动物的卵子

次级卵母细胞不能完成减数分裂而最终退化消失。女性的年龄越大,越容易发生染色体数目的异常,形成异常的卵子,导致染色体病的发生。这种风险在遗传学上称为母亲的年龄效应。

3. 受精　受精是精子和卵子结合形成受精卵(合子)的过程(图 1-9-11)。正常的受精是在排卵的当天,在输卵管内,次级卵母细胞与精子结合的过程。首先,进入子宫、输卵管的精子,同管道中的各种酶发生生化反应,使其表面的特异性糖蛋白-抗精素显露出来,这个过程称为精子的获能(capacitation)。抗精素和卵细胞表面的特异蛋白——受精素发生免疫反应,相

互识别、吸引,是受精的先决条件。获能的精子顶体释放各种酸性水解酶,分解透明带和放射冠,促使精卵膜接触,随后膜融合,精子的细胞核和细胞质进入卵子内,核吸收卵细胞质增大体积,恢复正常核的形态,形成雄原核;与此同时,卵子完成第二次减数分裂形成雌原核和第二极体。雌雄原核相互靠近,融合在一起,形成受精卵(合子),随即开始第一次卵裂。一个精子入卵后,发生皮质反应和透明带反应,阻止其他精子再进入,确保单精受精。

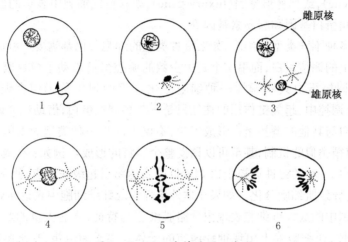

图 1-9-11 受精过程示意图

第二节 细胞分化

细胞分化(cell differentiation)是指在个体发育中,同一来源的细胞在增殖过程中逐渐产生结构和功能上的稳定差异性的过程。在胚胎发育阶段,由一个受精卵经过细胞分化发育为各种形态结构和功能不同的细胞;在成体阶段,依然保持着分化潜能的各种成体干细胞通过增殖和分化,补充体内衰老和死亡的细胞。

细胞在尚未出现可识别的形态变化之前,分化的方向就已由细胞内部的变化及受周围环境的影响而决定。这种细胞做出的发育选择称为细胞决定(cell determination)。

细胞分化的关键因素是基因的选择性表达,但细胞质及细胞外的某些因素也对其有重要的影响。

一、 细胞分化的基本概念

1. **基因的选择性表达** 在个体发育过程中,细胞中的基因按照一定的时空顺序相继活化表达的现象,称为基因的选择性表达(gene selective expression)。生物体在个体发育的不同时期、不同部位,通过基因水平、转录水平、翻译水平及翻译后的加工和修饰水平等的调控,表达基因组中不同的部分,合成各种专一性的蛋白质,形成形态结构和生理功能不同的细胞。如红细胞中合成大量的血红蛋白,肌细胞中合成大量的肌动蛋白和肌球蛋白,上皮细胞中合成大量的角蛋白等。

2. **组织特异性基因和管家基因**　在分化细胞基因组中表达的基因分为两类：一类是在所有细胞中都表达的基因，其产物是维持细胞基本生命活动所必需的，称管家基因(housekeeping gene)，如各种组蛋白基因、微管蛋白基因、糖酵解酶基因、核糖体蛋白的基因等；另一类是在不同细胞类型中特异性表达的基因，指导合成组织特异性蛋白质，称组织特异性基因(tissue-specific gene)，或称奢侈基因(luxury gene)，如只在红细胞中表达的血红蛋白基因、上皮细胞中表达的角蛋白基因和胰岛素基因等。

人体有 200 多种不同类型的细胞，如果每种类型的细胞分化都需要一种调控蛋白的话，至少需要 200 种以上的调控蛋白，而事实上是由少数的调控蛋白启动了数目繁多的细胞分化过程。这种由多种调控蛋白共同调控一种细胞分化过程的现象称为组合调控(combinatory control)。在组合调控中，起关键作用的往往只是一二种调控蛋白，借助组合调控，一旦某种关键性基因调控蛋白与其他的调控蛋白形成组合，不仅可以将一种类型的细胞转化为另一种类型的细胞，而且遵循类似的机制，甚至可以诱发整个器官的形成。例如：在成肌细胞分化为骨骼肌细胞的过程中，一种关键性调控蛋白 MyoD 的表达将引起级联反应，使 *MRF4*、*Myogenin* 等基因顺序活化，导致肌细胞分化。如果在体外培养的成纤维细胞中表达 *myoD* 基因，结果使来自皮肤结缔组织中的成纤维细胞表现出骨骼肌细胞的特征，表达大量的肌动蛋白和肌球蛋白并构成收缩单位，在细胞膜上出现神经递质的受体和离子通道蛋白，细胞融合为多核细胞等。可见在成纤维细胞中已经具备了肌细胞特异性基因表达所需的其他调控蛋白，而 MyoD 是这个组合调控过程中的关键蛋白。

二、 影响细胞分化的因素

1. **细胞的不对称分裂**　受精卵细胞具有极性，细胞核不是位于中央而是偏向极体排出的一极，细胞核所在的一极称为北极或动物极，相对的一极称为南极或植物极；细胞质中蛋白质和 mRNA 等成分分布也不对称。因此受精卵的卵裂过程呈现出不对称分裂的特点，不同的细胞质分到不同的子细胞，细胞质的特性决定了子细胞核的分化命运。例如，昆虫以表面卵裂的方式形成胚层细胞，迁入卵的后端极质部的细胞发育为原始生殖细胞，用紫外线照射这一区域，破坏极质，卵将发育为无生殖细胞的不育个体。在干细胞中也体现出不对称分裂的特点：由一个干细胞分裂产生一个干细胞和一个祖细胞，祖细胞进一步增殖分化成为终端细胞。

2. **胚胎诱导**(embryonic induction)　在胚胎发育过程中，一部分细胞可以影响邻近细胞向特定方向分化。如脊索可诱导其背侧的外胚层发育成神经板、神经沟和神经管；视泡可诱导其外侧的外胚层细胞形成晶体，而在视泡和晶体的共同诱导下，外胚层细胞进一步形成角膜。

3. **细胞外基质的影响**　体外培养发现，细胞外基质成分影响干细胞的分化方向。例如，干细胞在Ⅳ型胶原和层粘连蛋白上分化为上皮细胞，在Ⅰ型胶原和纤粘连蛋白上形成纤维细胞，在Ⅱ型胶原及软骨粘连蛋白上发育为软骨细胞。

4. **激素和细胞因子的影响**　激素通过血液循环，远距离调节其他组织器官的细胞分化，如蝌蚪变态过程中，尾部退化及前后肢形成等变化是在甲状腺素的调控下完成的。昆虫的变态过程主要由 20 -羟蜕皮素和保幼素共同调控。人体的造血干细胞的分化受到多种细胞因子的调节。

三、干细胞

干细胞(stem cell)是指一些处于未分化或低分化状态,具有自我更新能力和分化潜能的细胞。例如,在胚胎发育过程中,由一个受精卵经过增殖、分化形成一个完整的个体。在成体的生长发育过程中,一部分细胞由于高度分化而完全失去了分裂增殖的能力,最终走向衰老死亡;与此同时,另一部分干细胞仍然保持着增殖、分化的能力,处于未分化或低分化状态,这些细胞通过增殖和分化补充体内受损伤或衰老死亡的细胞。

(一)干细胞的分类

1. 根据发生来源分类

(1) 胚胎干细胞(embryonic stem cell, ES 细胞):是指从胚胎发育早期阶段得到的干细胞,它们具有多向分化的能力,可以发育成为体内 200 多种细胞类型中的任何一种。胚胎干细胞现在的研究阶段仍是刚起步,许多研究是以人类以外的动物为模型,如老鼠、牛或是羊等。

(2) 成体干细胞(adult stem cell):是指存在成体特定的组织中,具有修复和再生能力的细胞。例如骨髓中的造血干细胞、神经组织中的神经干细胞,表皮的基底层细胞,及组织中的肌卫星细胞等。成体干细胞在正常情况下大多处于休眠状态,在病理状态或外因诱导下可以表现出不同程度的再生和更新能力。

2. 根据分化潜能分类

(1) 全能干细胞(totipotent stem cell):是指具有形成完整个体分化潜能的细胞,如胚胎干细胞。人类的受精卵就是一个最初始的全能干细胞,受精卵及早期卵裂形成的卵裂球直到胚泡的内细胞团都属于全能干细胞,提取这些细胞中的任意一个放置到子宫中,都可以发育出完整的个体。

(2) 多能干细胞(pluripotent stem cell):是指具有分化出多种细胞、组织的潜能,但失去了发育成完整个体能力的细胞。骨髓多能造血干细胞是典型的例子,它可分化出至少 12 种血细胞,但不能分化出造血系统以外的其他细胞。

(3) 单能干细胞(unipotent stem cell):也称专能、偏能干细胞。这类干细胞只能向一种类型或密切相关的两种类型的细胞分化,如上皮组织基底层的干细胞、肌肉中的肌卫星细胞等。

(二)成体干细胞

成年动物的许多组织和器官,比如表皮和造血系统,具有修复和再生的能力,成体干细胞在其中起着关键的作用。在特定条件下,成体干细胞或者产生新的干细胞,或者按一定的程序分化,形成新的功能细胞,从而使组织和器官保持生长和衰退的动态平衡。已经报道的含有干细胞的成体组织包括:脑、骨髓、外周血液、血管、骨骼肌、皮肤和肝脏。

1. 造血干细胞(hematopoietic stem cell, HSC)
是存在于造血组织中的一群原始造血细胞,属于多能干细胞,能增殖分化为多能淋巴样祖细胞和多能髓性祖细胞,前者进一步分化为各种淋巴细胞,后者分化为粒细胞巨噬细胞系、红细胞系及巨核细胞系造血祖细胞,再进一步分化为各种白细胞、红细胞和血小板(图 1-9-12)。造血干细胞可存在于骨髓、外周血及脐带血中,在骨髓移植和疾病治疗方面有重要作用。1957 年,美国华盛顿大学的多纳尔-托马斯发现正常人的骨髓移植到患者体内,可以治疗造血功能障碍,并因此荣获了诺贝尔奖。这一技术很快得到全世界的认可,并已成为根治白血病的主要手段。目前,造血干细胞移植可用于恶性血液病、部分恶性肿瘤、部分遗传性疾病等 75 种致死性疾病的治疗。

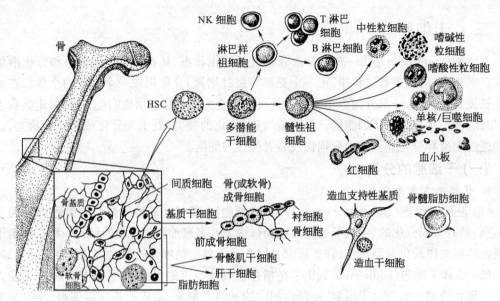

图 1-9-12　造血干细胞与基质干细胞及其分化

2. **间充质干细胞**（mesenchymal stem cells，MSC）　是来源于中胚层的一类多能干细胞，主要存在于结缔组织和器官间质中，在体内或体外特定的诱导条件下，可分化为脂肪、骨、软骨、肌肉、肌腱、韧带、神经、肝、心肌、内皮等多种组织细胞。MSC 最初在骨髓中发现，以骨髓组织中含量最为丰富。MSC 连续传代培养和冷冻保存后仍具有多向分化潜能，可作为理想的种子细胞用于衰老和病变引起的组织器官损伤的修复。

3. **神经干细胞**（neural stem cell，NSC）　是存在于成体脑组织中的一类多能干细胞。可分化为神经元、星形胶质细胞、少突胶质细胞等神经组织的细胞。神经干细胞移植是修复和代替受损脑组织的有效方法，目前已运用于帕金森病、中风、脑萎缩、运动神经元病等的治疗研究。

4. **表皮干细胞**（epidermal stem cells，ESC）　是存在于皮肤中的干细胞类型。皮肤是再生能力很强的组织，如人的表皮细胞每两周更替 1 次。研究发现，表皮干细胞包括多种类型：毛囊干细胞、毛囊间表皮干细胞、皮脂腺干细胞以及峡部干细胞等。其中位于毛囊隆突部位的毛囊干细胞目前研究的最为清楚，它对于维持毛囊组织稳态以及皮肤创伤愈合十分重要；毛囊间表皮干细胞位于表皮基底层，对于维持动物无毛部位稳态发挥作用；皮脂腺干细胞在维持皮脂腺组织稳态过程中发挥作用。临床应用将表皮干细胞体外培养形成的融合皮片应用于烧伤、创伤长期不愈合以及溃疡等患者的表皮重建过程中，能够减少在获取移植皮肤的过程中造成的额外损伤。

5. **肠上皮干细胞**（intestinal epithelial stem cell）　是位于肠腺基部或近基部的干细胞，可以分化为肠上皮中的吸收细胞、杯状细胞、内分泌细胞及潘氏细胞。

第三节　细胞衰老与凋亡

细胞衰老与凋亡都是细胞生命活动过程中的正常现象。细胞衰老（cellular aging，cell

senescence)是指随着时间的推移,细胞内部结构发生退行性变化,增殖能力和生理功能逐渐下降的变化过程。细胞凋亡(cell apoptosis)是指为维持内环境稳定,由基因控制的细胞有序的死亡。

一、 衰老细胞的特征性变化

衰老细胞的形态变化表现为:细胞皱缩,细胞膜由液晶态变为凝胶态,流动性下降;细胞质中脂褐素等残余体沉积,糖原减少、脂肪积聚,线粒体数目减少、体积增大,高尔基复合体碎裂;细胞核体积增大,染色深,核膜内折,染色质固缩。

在形态变化的同时,衰老细胞内的蛋白质、核酸、脂类等大分子也在发生各种变化,细胞的代谢能力下降。主要表现为 DNA 复制与转录受到抑制,端粒 DNA、mtDNA 缺失,DNA 氧化、断裂、缺失和交联,甲基化程度降低;RNA 含量降低;蛋白质含量下降,发生各种修饰、交联;酶分子活性中心被氧化,金属离子丢失,酶分子的二级结构、溶解度、等电点发生改变,最终导致酶失活;脂类不饱和脂肪酸被氧化,引起膜脂之间或与脂蛋白之间交联,造成膜的流动性降低。

二、 衰老学说

关于细胞衰老的学说概括起来主要有差错学派(Error theories)和遗传学派(Genetic/Programmed theories)两大类。

(一) 差错学派

差错学派认为细胞衰老是各种细胞成分在受到内外环境的损伤后,因缺乏完善的修复,使"差错"积累,导致细胞衰老。根据对导致"差错"的主要因子和主导因子的认识不同,可分为不同的学说。

1. 代谢废物积累学说 细胞代谢废物积累至一定量后会危害细胞,引起衰老,如脂褐素的沉积,由于脂褐素结构致密,不能被彻底水解,又不能排出细胞,结果在细胞内沉积增多,阻碍细胞的物质交流和信号传递,最后导致细胞衰老。研究发现,老年性痴呆患者(AD)脑内的脂褐素、脑血管沉积物中有 β-淀粉样蛋白,因此 β-淀粉样蛋白可作为 AD 的鉴定指标。

2. 大分子交联学说 过量的大分子交联是细胞衰老的一个主要因素,如 DNA 交联和胶原交联均可损害其功能,引起衰老。临床研究发现胶原交联和动脉硬化、微血管病变有密切关系。

3. 自由基学说 细胞代谢过程中的活性氧分子基团(reactive oxygen species,ROS)引发的氧化性损伤的积累导致了最终的衰老。ROS 主要有 3 种:超氧自由基($\cdot O_2^-$)、羟自由基($\cdot OH$)和 H_2O_2。正常细胞内存在清除自由基的防御系统,包括超氧化物歧化酶(SOD)、过氧化氢酶(CAT)、谷胱甘肽过氧化物酶(GSH-PX)等酶系统和维生素 E、醌类物质等非酶系统。

自由基的化学性质活泼,可攻击生物体内的 DNA、蛋白质和脂类等大分子物质,造成损伤,如 DNA 的断裂、交联、碱基羟基化,蛋白质的变性,膜脂中不饱和脂肪酸的氧化而使流动性降低。例如,DNA 中 OH8dG(8-羟基-2'-脱氧鸟苷)随着年龄的增加而增加,OH8dG 完全失去碱基配对特异性,不仅 OH8dG 被错读,与之相邻的胞嘧啶也被错误复制。反之,细胞内超氧化物歧化酶与抗氧化酶的活性升高能延缓机体的衰老。

4. 体细胞突变和 DNA 损伤修复学说 细胞诱发和自发突变的积累和功能基因的丧失,减少了功能性蛋白的合成,导致细胞的衰老和死亡。如辐射可以导致幼年的哺乳动物出现衰老的症状,和个体正常衰老非常相似。正常细胞存在 DNA 修复系统,可使 DNA 损伤得到修复,但随着年龄增长,修复能力下降,导致 DNA 的错误积累,最终细胞衰老死亡。

5. 重复基因失活学说 真核生物基因组 DNA 重复序列不仅增加基因信息量,而且也是使基因信息免遭损害的一种保护机制。重复基因的一个拷贝受损或选择关闭后,其他拷贝被激活,直到最后一份拷贝用完,细胞因缺少某种重要产物而衰亡。实验证明小鼠肝细胞重复基因的转录灵敏度随年龄而逐渐降低。哺乳动物 rRNA 基因数随年龄而减少。

(二) 遗传学派

遗传学派认为衰老是遗传基因决定的自然演进过程,一切细胞均有内在的预定程序决定其寿命,外部因素只能使细胞寿命在限定范围内变动。

1. 程序性衰老(programmed senescence)学说 生物的生长、发育、衰老和死亡都是由基因程序控制的,衰老是相关基因顺序开启和关闭的结果。例如,小鼠肝细胞胚胎期表达 A 型谷丙转氨酶,衰老时表达 B 型。此外,衰老还与神经内分泌系统退行性变化及免疫系统的程序性衰老有关。

2. 细胞有限分裂学说 L. Hayflick (1961)报道,人的成纤维细胞在体外培养时增殖次数是有限的。后来许多实验证明,正常的动物细胞无论是在体内生长还是在体外培养,其分裂次数总存在一个"极值"。此值被称为"Hayflick"极限,亦称最大分裂次数。如人胚成纤维细胞在体外培养时只能增殖 60～70 代。现在普遍认为细胞增殖次数与端粒 DNA 长度有关。Harley 等 1991 年发现体细胞染色体的端粒 DNA 会随细胞分裂次数增加而不断缩短。DNA 复制一次端粒就缩短一段,当缩短到一定程度至 Hayflick 点时,细胞停止复制,走向衰亡。资料表明人的成纤维细胞端粒每年缩短 14～18 bp。可见染色体的端粒有细胞分裂计数器的功能,能记忆细胞分裂的次数。

端粒的长度还与端聚酶的活性有关,端聚酶是一种反转录酶,能以自身的 RNA 为模板合成端粒 DNA,在精原细胞和肿瘤细胞(如 HeLa 细胞)中有较高的端粒酶活性,而正常体细胞中端聚酶的活性很低,呈抑制状态。

3. 衰老基因学说 物种的寿命主要取决于遗传物质,可能存在一些"长寿基因"或"衰老基因"来决定个体的寿限。研究表明当细胞衰老时,一些衰老相关基因(SAG)表达特别活跃,其表达水平大大高于年轻细胞,已在人 1 号染色体、4 号染色体及 X 染色体上发现 SAG。对早衰综合征的研究发现体内解旋酶存在突变,该酶基因位于 8 号染色体短臂,称为 WRN 基因。

三、 干细胞的衰老

人体衰老是由器官衰老引起的,而器官衰老是由组织衰老引起的,人体的所有器官和组织又都是由细胞组成的。目前普遍认为,人类组织衰老与干细胞的数目减少和活性下降有关。正常组织内环境的稳定是由组织中的干细胞来维持与控制,衰老的机体在应激与损伤状态时保持稳态能力和恢复稳态能力均显著下降,这些现象与组织中干细胞数量的减少和功能的衰退密切相关。干细胞并非是"长生不老"的细胞,它们随年龄增加也会逐渐衰老,干细胞衰老将导致其自我更新和多向分化能力逐渐衰退,甚至增殖分化失控,这必将引发组织器官结构与功能的逐渐衰退、组织损伤后难以修复再生,随之伴随着相关疾病的产生。

造血干细胞的衰老与机体的衰老有着密切的联系,衰老机体的造血干细胞克隆形成能力较年轻机体的明显降低,胚胎肝造血干细胞的增殖能力明显强于成年骨髓造血干细胞。造血干细胞损伤衰老表现为数量降低,增殖分化形成造血祖细胞的能力下降,进而增殖分化形成各系成熟血细胞功能衰退,表现为外周血全血细胞下降,骨髓明显抑制,发生再生障碍性贫血。

　　间充质干细胞衰老后在体外传代的次数明显低于年轻个体;老化的间充质干细胞形成成纤维细胞集落(CFU-F)的能力降低,且形成的集落较小,集落的细胞数量少,多为体积较大的扁平细胞。人间充质干细胞随着年龄增加而增殖能力和多向分化能力也逐步下降,与衰老相关的酶阳性细胞和多种衰老相关基因表达增强。老化的间充质干细胞在伤口愈合过程中受到某种程度的抑制,促进修复的能力下降,伤口愈合时间延长。随着年龄增加,正常人与骨关节炎、类风湿性关节炎患者的骨髓细胞中成骨细胞减少,而成脂肪细胞及成破骨细胞增多。老化骨髓间充质干细胞的某些基因受到修饰,其成骨作用减弱,成脂肪细胞和成破骨细胞作用增强,这种变化将导致老年性骨质疏松。

四、 细胞死亡的类型

　　细胞死亡是多细胞生物生命过程中重要的生理或病理现象。长期以来,将细胞死亡的类型分为细胞坏死(necrosis)和细胞凋亡(cell apoptosis)2 种(图1-9-13),后者又称为程序性细胞死亡(programmed cell death,PCD),但研究发现,除坏死和凋亡之外还存在其他细胞死亡方式,如自噬和胀亡等,凋亡只是程序性细胞死亡的形式之一。近年来国际上倾向于一种与传统分类不同的新的细胞死亡分类方式,即将细胞死亡类型分为程序性细胞死亡和非程序性细胞死亡。

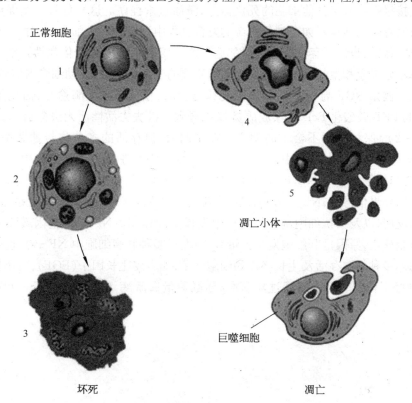

图1-9-13　细胞凋亡与坏死模式图

1. 正常细胞;2. 细胞器肿胀,染色质凝集呈絮状;3. 细胞分解,自溶;4. 细胞固缩,染色质致密呈半月状;
5. 核固缩,DNA 片段化,凋亡小体形成;6. 凋亡小体被巨噬细胞吞噬

程序性细胞死亡是指为维持内环境稳定,由基因控制的细胞自主的有序性的死亡。按其发生机制不同可以分为凋亡、自吞噬性程序性细胞死亡、细胞有丝分裂灾难、胀亡等。

细胞凋亡的概念来自希腊语,原意是指树叶或花的自然凋落,1972 年由 Kerr 最先提出这一概念,用以描述细胞发生程序性死亡时,就像树叶或花的自然凋落一样,细胞碎片很快被巨噬细胞或邻近细胞清除,不影响其他细胞的正常功能,不引起炎症反应,不遗留瘢痕。细胞凋亡的主要特点是:① 细胞通过出芽的方式形成许多凋亡小体;② 凋亡小体内有结构完整的细胞器;③ 不引起炎症;④ 线粒体无明显形态变化,溶酶体活性不增加;⑤ 核酸内切酶活化,DNA 在核小体连接处降解,凝胶电泳图谱呈阶梯状。

非程序性细胞死亡即坏死,是指细胞在受到环境中的物理因素(如热、辐射等)、化学因素(如强酸、强碱、有毒物质等)或生物因素(如病原体)的伤害所发生的细胞被动死亡。其主要形态学特点早期表现为细胞膜破坏,内质网、线粒体肿胀,继而溶酶体破裂,细胞自溶,细胞内容物流出,引起周围组织炎症反应。

五、 细胞凋亡的调控

生物体是高度有序的细胞群体,细胞的增殖和死亡都受到严格的信号控制。首先,大多数细胞都需要获得存活信号来维持生存,这类信号主要来自其他细胞分泌的被称为"营养因子"的细胞因子。如果营养因子的缺乏导致细胞接收不到存活信号,细胞就会激活自杀程序。其次是细胞直接接收到来自其他细胞的死亡信号,激活自杀程序。这种信号控制保证了细胞仅生存于适当的时间和地点。如在神经系统的发育过程中过量神经元细胞的凋亡。在动物的发育过程以及成体中,也广泛存在类似的对邻近细胞分泌的生存因子的依赖性。细胞存活因子包括多种有丝分裂原和生长因子。它们与细胞表面的受体结合后,启动细胞内信号途径,抑制凋亡的发生。例如 NGF 与神经细胞表面受体结合后,激活 pI3 激酶途径,活化了蛋白激酶 PKB,活化的 PKB 磷酸化 Bcl-2 家族成员 Bad,导致 Bad 失去活性而无法抑制 Bcl-2,结果细胞处于 Bcl-2 的保护之下不会走向凋亡。在抗凋亡、促存活的多条信号通路中,转录因子 NF-κB(nuclear factor κB)处于中心地位。NF-κB 是一类在哺乳动物细胞中广泛表达的转录因子,通常与抑制因子 I-κB(inhibitor κB)结合在一起,以非活性的形式定位在细胞质中,当细胞接收到外界信号时,NF-κB 被激活进入细胞核内起始基因转录,在免疫系统的发育、机体的免疫反应,以及拮抗细胞凋亡等过程中发挥重要作用。NF-κB 基因敲除的小鼠在胚胎第十五日就死亡,原因是肝细胞发生大量凋亡;而在多种肿瘤细胞中 NF-κB 也始终处于持续激活状态。多种细胞存活及生长必需的细胞因子,如表皮生长因子(EGF),血小板生长因子(PDGF),神经生长因子等均能通过丝氨酸/苏氨酸蛋白激酶 AKT 活化 NF-κB,抑制细胞凋亡。

第二篇

医学遗传学

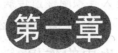

医学遗传学概论

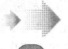

> 　　绝大多数疾病的发生、发展和转归都是遗传因素和环境因素综合作用的结果，疾病是环境因素(外因)和机体遗传因素(内因)相互作用而形成的一种特殊的生命过程。医学遗传学是遗传学的一个重要分支，它运用基因突变、表观遗传学、分离率、自由组合率、连锁互换率等遗传学的原理和方法研究人类正常性状与病理性状的遗传现象及其物质基础。

　　医学遗传学(medical genetics)是医学与遗传学相互渗透的一门学科，它是遗传学知识在医学中的应用，是现代医学的一个新领域。医学遗传学是探讨人类正常性状与病理性状的遗传现象及其物质基础的人类遗传学(human genetics)的一门重要分支学科，其主要研究人类(包括个体和群体)病理性状的遗传规律及其物质基础。医学遗传学通过研究人类疾病的发生发展与遗传因素的关系，提供诊断、预防和治疗遗传病(genetic disease)以及与遗传有关疾病的科学依据及手段，从而对改善和提高人类健康素质作出贡献。

第一节　遗传学与医学

　　临床上一般把婴儿出生时就已经显现出来的疾病叫先天性疾病(congenital disease)，例如，先天愚型、多指等。可是，也有不少出生时，确诊为先天性疾病，例如，先天性白内障、某些先天性心脏病等是在胚胎发育过程中，由于某些环境因素造成的。这些病虽然是先天性疾病，可是并非遗传病，而有些遗传病出生时并不发病，只有发育到一定年龄才发病。遗传性小脑运动失调、男人秃顶在 30 岁以后才发病，即都有特定的发病年龄，这些后天性疾病也是遗传病。其次，就家族性疾病来说，也不等于都是遗传病，上面我们提到的多指或并指是一种显性遗传病，表现为家族性。但是，同为家族性疾病的夜盲症是由于同一家族的不同成员生活在相同的环境中，如食物中长期缺乏维生素 A 所致，也常常表现为家族性，但不遗传，这不是遗传病。一些常染色体隐性遗传病，如白化病、先天性聋哑等，由于只在纯合子时才发病，致病基因频率很低，形成纯合状态的机会少，常常只有在近亲婚配时才可能发病，表现为散发病例(sporadic case),即使是罕见的常染色体显性或 X 连锁隐性遗传病,也可看到由于新生突变而致的散发病例,所以,患儿的父母、爷爷、奶奶都正常而他却有病,这仍然是遗传病。

一、 遗传因素在疾病发生中的作用

现代医学认为,绝大多数疾病的发生、发展和转归都是遗传因素和环境因素综合作用的结果,疾病是环境因素(外因)和机体遗传因素(内因)相互作用而形成的一种特殊的生命过程,伴有组织器官形态、代谢和(或)功能的改变。但在某一具体疾病发生中,环境因素与遗传因素的相对重要性则要具体分析。大致有下面 3 种情况:第一类是遗传因素起主导作用的疾病,看不到特定环境因素的作用。例如,成骨不全症、血友病 A 和染色体病等,这些疾病的发生完全取决于突变的基因或染色体。第二类是遗传因素与环境因素都起作用,遗传因素提供了产生疾病的必要的遗传背景,环境因素促使疾病表现出相应的症状和体征。例如,唇裂和腭裂、哮喘等疾病,遗传因素为 75%～80%,环境因素则为 20%～25%。消化性溃疡、先天性心脏病等疾病,遗传因素为 30%～40%,环境因素则为 60%～70%。第三类是环境因素起主要作用的疾病,与遗传因素基本无关,例如外伤。任何表现型都是基因型与环境相互作用的结果,遗传因素起主导作用的疾病,也都有环境因素参与。

二、 医学遗传学研究内容

医学遗传学主要由人类细胞遗传学(human cytogenetics)和人类生化遗传学(human biochemical genetics)组成。它们分别用形态学和生物化学方法研究人类正常及变异性状的物质基础。而分子遗传学(molecular genetics)是生化遗传学的发展和继续;分子细胞遗传学(molecular cytogenetics)则是细胞遗传学与分子遗传学结合的产物。它们互相补充,甚至正融为一体,使人们能从基因水平提示各种遗传病的本质,从而不断完善基因诊断、预防以至治疗遗传病的措施。与医学遗传学关系密切的其他遗传学分支还有:群体遗传学(population genetics)、药物遗传学(pharmacogenetics)、遗传毒理学(genetic toxicology)、免疫遗传学(immunogenetics)、体细胞遗传学(somatic cell genetics)、肿瘤遗传学(cancer genetics)、发育遗传学(developmental genetics)、行为遗传学(behavior genetics)、生态遗传学(ecological genetics)、人类基因组学(human genetics)。

三、 遗传性疾病的特征和类型

遗传性疾病(genetic disease)是遗传物质改变所导致的疾病。遗传物质的改变既可发生在生殖细胞,也可发生在体细胞。遗传病通常具有 3 个基本特征:① 遗传物质改变:所有遗传病都有遗传物质的改变,这是遗传病发生的物质基础。遗传物质改变包括细胞核中的基因突变和染色体畸变,还有细胞质中线粒体 DNA 的改变。② 遗传性:异常的遗传物质通过复制由母细胞传递给子细胞,但是,不是任何细胞的遗传物质改变都可以传给下代,所以必须强调生殖细胞或受精卵的遗传物质发生改变。这种遗传物质在细胞之间的传递又可构成个体间由亲代传给子代的基础。所以,在一些家系中可以看到遗传病由上代向下一代传递,但不是每个遗传病的家系中都可观察到这一现象。③ 遗传病患者在亲代和子代中往往以一定数目的比例出现,但也有散发的;同时,一卵双生比二卵双生同时患病的机会大得多。

由于遗传病是遗传物质改变所引起的疾病,而遗传物质包括细胞核中的染色体、染色体上

的基因、线粒体中的 DNA,根据遗传物质和传递方式的不同,可将遗传病分为以下几类:

1. **单基因遗传病**　人类的体细胞中染色体是成对的,称为同源染色体,其上的基因也是成对的,称为等位基因(allele)。如果一种遗传病的发病涉及一对基因,又称为主基因(major gene),它所导致的疾病就称为单基因遗传病(monogenic disorders)。单基因遗传病包括以下几种类型:常染色体显性遗传病、常染色体隐性遗传病、X 连锁显性遗传病、X 连锁隐性遗传病、Y 连锁遗传病。

2. **多基因遗传病**　一些常见的疾病和畸形,有复杂的病因,既涉及遗传基础,又需要环境因素的作用才发病,称为多基因病(polygenic disorders)。也称为多因子病(multifactorial disorders)。其遗传基础不是一对基因,而是涉及许多对基因,这些基因称为微效基因(minor gene),近年来的研究表明,多基因病中也可能有主基因的参与。

3. **染色体病**　由于染色体数目异常或结构异常(畸变)使基因组平衡被破坏所导致的疾病,称为染色体病(chromosomal disorders)。由于染色体病往往涉及许多基因,所以,常表现为复杂的综合征。人体细胞中有 23 对染色体,1～22 号为常染色体,X 和 Y 为性染色体,故染色体病可以分为常染色体异常综合征和性染色体异常综合征。

4. **体细胞遗传病**　体细胞中的遗传物质改变所致的疾病,称为体细胞遗传病(somatic cell genetic disorders)。例如,肿瘤可称为体细胞遗传病,因在其发生发展过程中,遗传物质-基因及基因的异常起着重要的作用。在肿瘤中,有些是按照孟德尔式遗传的,有些是肿瘤易感基因和环境因素共同作用所造成的。这种在体细胞突变基础上发生的体细胞遗传病,一般不在上下代之间垂直传递。

5. **线粒体遗传病**　线粒体中也含有 DNA,称 mtDNA。mtDNA 上也有编码特定蛋白质的基因,当线粒体中的基因突变发生时所引起的疾病,称为线粒体遗传病(mitochondrial disorders)。由于线粒体存在于细胞质中,当精子和卵子结合形成受精卵时,精子主要是细胞核参与受精,而大部分细胞质被排斥在受精卵之外,所以,线粒体的基因突变在绝大多数情况下由卵子传递给后代,这种遗传现象称为母系遗传(matrilinear inheritance),现已发现与 mtDNA 突变有关的疾病有:Leber 遗传性视神经病、MERRF 综合征(肌肉阵挛性癫痫伴碎红纤维病)、Melas 综合征(线粒体肌病脑病伴乳酸中毒及中风样发作)、慢性进行性眼外肌麻痹或 Kearns-Sayre 综合征、线粒体心肌病、帕金森病、非胰岛素依赖型糖尿病、氨基糖苷诱发的耳聋等。此外,有不少学者认为,人的衰老与 mtDNA 突变有关。

四、 识别疾病遗传基础的方法

医学遗传学广泛地采用了形态学、生物化学、免疫学、生物统计学等研究技术。这里主要介绍对于一些病因不明的疾病,怎样识别其遗传基础。

1. **群体普查法**　采用高效、简便、准确的方法,对某一人群进行某种疾病的普查。这种普查需要在一般人群和特定人群(患者及其家属)中进行,通过患者亲属的发病率与一般群体的发病率的比较,来确定该病是否与遗传有关,如果发现患者亲属的发病率明显高于一般人群,而且一级亲属(父母、同胞、子女)的发病率大于二级亲属(祖父母、外祖父母、叔、伯、姑、舅、姨、侄)的发病率,二级亲属发病率大于一般群体发病率,而且,有特定的发病年龄,则表明不同的遗传继承关系影响该病的发生。为了排除环境因素影响的可能性,可以将血缘亲属与非血缘亲属加以比较,如果,血缘亲属发病率高于非血缘亲属发病率,则可初步确定该病有遗传基础。

2. **系谱分析法** 系谱(pedigree)是指在详细调查某种遗传病患者家族中各成员的发病情况后,按照一定的形式,绘制成的一个图解。根据这个图解分析家族遗传病的传递方式的方法称为系谱分析法。如果,对该病的几个系谱进行分析,无法确认为单基因遗传病中的何种类型,就要考虑为多基因遗传病了。对比某种病的患者一级亲属的发病率和一般群体的发病率,如果符合 Edward 公式,则可认为,这种病有多基因遗传的基础。系谱分析不仅可以辨别单基因遗传病或多基因遗传病,确定其遗传方式,而且对开展遗传咨询及产前诊断等都有重要意义。

3. **双生子法** 双生子分两种,一种称为单卵双生或同卵双生(monozygotic twin, MZ),是指受精卵在第一次卵裂后,每个子细胞各发育成一个胚胎,因此,他们的性别相同,遗传特征及表型特征也基本相同;另一种称为双卵双生或异卵双生(dizygotic twin DZ),来源于两个卵子分别与两个精子受精而发育成的胚胎,因此,他们的性别不一定相同,遗传特征及表型特征仅有某些相似。对比 MZ 和 DZ 疾病发病一致性(concordance)的差异就可以估计出某种疾病是否有遗传基础。发病的一致性是指双生子中一个患某种疾病,另一个也患有同样的疾病。如果,MZ 的一致性高于 DZ 的一致性,就表示这种病与遗传有关,如果两者差异不显著,则表明遗传对这种病的发病不起作用。如果,有了一定的数据,按下列公式即可求遗传率:

$$H^2 = \frac{CMZ - CDZ}{1 - CDZ}$$

上式中,H^2 表示遗传率;CMZ 表示单卵双生子发病一致性;CDZ 表示双卵双生子一致性。

举例:经统计,双卵双生子中,原发性癫痫的 MZ 一致率为 60.1%,DZ 一致率为 9.4%,代入上述公式,即求出遗传率。

$$H^2 = 1.601 - 0.094 / 1 - 0.094 = 56\%$$

经计算,原发性癫痫的遗传率为 56%,这说明此病有遗传基础。现已确定为遗传病。

4. **种族差异比较** 种族是在繁殖上相对隔离的群体,也是地理和文化上相对隔离的人群。各种族的基因库(群体中包含的总的遗传信息)彼此不同。世界上主要的人种有 6 种,即:高加索人(白种人);黑种人;亚洲蒙古种人;美洲印第安人;澳大利亚人;巴斯克人(西班牙及法国南部)。每一种族还可分为若干亚种。不同种族不仅在肤色、发型、发色、虹膜颜色、颧骨外形、身材等外部形态各不相同,而且,血型、组织相容性抗原(HLA)类型、血清型、同工酶等方面也有显著差异,这说明这些差异有遗传基础。如果,某种疾病在不同种族中的发病率有显著差异,那么,就应该考虑此病有遗传基础。例如,中国人的鼻咽癌发病率在世界上居首位。在中国出生侨居美国的华裔鼻咽癌发病率比当地美国人高 34 倍。

5. **疾病分析法** 是指对待比较复杂的疾病,特别是其发病机制尚未完全弄清的疾病,如果需要研究其有无遗传基础,可以把该病"拆开",对某一发病环节(组分)进行单独的遗传学研究;如果研究证明这一疾病的某一组分受遗传控制,则可认为此病有遗传基础。例如,冠心病是一种比较复杂的疾病,高血脂是其发病的一个环节,即组分之一。已知家族性高胆固醇血症是常染色体显性遗传病。因此,可以认为冠心病有遗传基础。

6. **关联分析法** 关联(association)是指两种遗传上独立的性状非随机的同时出现,而且,并非有连锁关系。如果,其中的一种性状决定于染色体上某个基因座位的等位基因,就可以作为遗传标记(genetic marker)来检测另一种性状是否与它关联,如果有关联,那么,则表明后一种性状也有遗传基础,例如 HLA-B8 是位于 6P21.3 的由单基因决定的抗原,在正常人群中的检出率仅为 1％,但在慢性活动性肝炎患者中的检出率大于 20％,这表明,HLA-B8 与慢性活动性肝炎之间有关联,即慢性活动性肝炎有遗传基础。

7. **染色体分析法** 染色体分析又叫核型分析。一个体细胞的全部染色体所构成的图像叫核型(karyotype)。按照一定的体制配对、排列后,分析确定是否与正常核型完全一致的过程叫核型分析。核型分析是确定人类性别和染色体病的主要方法。这对于一些多发性畸形、体格和智能发育不全或者是怀孕早期有反复流产的妇女,如果怀疑其有染色体改变,通过染色体分析法就可以确认是否有染色体异常的病因。

8. **基因分析法** 又称基因诊断(gene diagnosis),是利用 DNA 分析技术直接从基因水平检测遗传病的基因缺陷。这一诊断方法不仅可以对患者,还可以在发病前做出基因诊断,也可以对有遗传病风险的胎儿做出生前的基因诊断。此外,基因诊断不受基因表达的时空限制。这一技术还可以有效地检出携带者。因此,近年来这一技术日新月异地迅速发展起来了,随着人类基因组计划的实现,基因诊断技术在医学遗传学中必然发挥越来越大的作用。

第二节 遗传的分子基础

一、基因的结构与功能

(一) 断裂基因

人类基因的 DNA 顺序包括编码顺序和非编码顺序两部分。编码顺序在 DNA 分子中是不连续的,被非编码顺序隔开,形成镶嵌排列的断裂形式,因此称为断裂基因。结构基因(structural gene)是指合成各种生物功能分子——蛋白质、mRNA、tRNA、rRNA 的基因。结构基因多为断裂基因,其含有的编码顺序,称为外显子(exon)。两个外显子之间的顺序无编码功能,称为内含子(intron)。不同结构基因所含内含子数目和大小也不同。例如,人血红蛋白 β 珠蛋白基因有 3 个外显子和 2 个内含子,全长约 1 700 个碱基对,编码 146 个氨基酸(图 2-1-1)。断裂基因中内含子和外显子的关系并非固定不变。有时在同一条 DNA 分子上的某一段 DNA 顺序,在作为编码某一条多肽链基因时是外显子,但作为编码另一条多肽链基因时是内含子,结果造成同一段 DNA 顺序(或结构基因区域的 DNA 顺序)可以转录两条或两条以上的 mRNA 链,此为真核生物基因结构及其表达的重要特点。

每个断裂基因中第一外显子

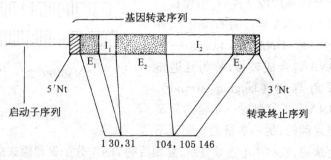

图 2-1-1 β 珠蛋白基因示意图

和最末一个外显子的外侧都有一段不被转录的非编码区,称为侧翼序列,其上有一系列调控顺序,对基因的有效表达起着调控作用。这些结构包括启动子、增强子和终止子等。启动子(promoter)是一段特异的核苷酸序列,通常位于基因转录起始点上游100 bp的范围内,是RNA聚合酶的结合部位,能促进转录过程。增强子是位于启动子上游或下游的一段DNA序列,它可以增强启动子转录的能力,提高基因转录的效率。例如,人类珠蛋白基因的增强子是由两个相同顺序的72 bp串联重复序列所组成的,可以位于转录起始点上游-1 400 bp或下游3 300 bp处,能使转录活性增加200倍。终止子(terminator)是位于3′端非编码区下游的一段碱基序列,在转录中提供转录终止信号。

(二) DNA的复制

高等真核生物中,染色体为DNA分子的载体,每条染色体为1个DNA分子。每个DNA分子上有多个复制单位,称为复制子(replicon)。每个复制子都有1个复制起始点,DNA的复制即从该点开始。每个复制子含30～300 kb,如此计算,人类的1个基因组内大约含有10个复制子。复制子仅有起点而无终点,从复制起始点开始双向复制,在起始点两侧分别形成1个复制叉(replication fork),也称生长点。随着复制叉的移动,彼此相邻的复制子汇合相互连在一起(图2-1-2)。当亲代DNA分子上的所有复制子都汇合连接成2条连续的子代DNA分子时,复制得以完成。真核生物的种类不同,复制子的大小不同;同一种生物在不同生理条件下,复制子的大小也不相同,在个体生长快时复制叉小。

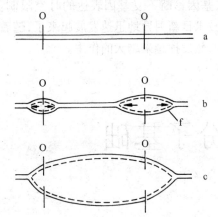

图2-1-2　真核生物DNA的双向复制

DNA复制的过程有先后之差,常染色质部分复制早;异染色质复制较晚,称为迟复制。

由于DNA聚合酶只能通过在多核苷酸的游离3′端加上单核苷酸,使DNA链的3′端加脱氧核苷酸,所以新合成的DNA链只能沿5′→3′的方向进行。在以3′→5′方向为模板的链上,DNA恰好是沿5′→3′的方向复制,复制是连续的,复制速度较快,称为前导链(leading strand);而以5′→3′链方向为模板合成的3′→5′方向的互补链,合成过程则需要引物(primer)的存在,即需要一个长约10 bp的RNA序列,以提供DNA聚合酶所需的3′端,而且每一引物只能始动合成一个100～200 bp的DNA片段,称为冈崎片段,因此在5′→3′方向的模板链上,DNA的复制是不连续的。当一个个冈崎片段合成后,引物被去除,在DNA连接酶的作用下,补上一段DNA。所以,这一条DNA链合成较慢,称为延迟链或后导链(lagging　strand)。DNA分子复制时一条链的复制是连续的,另一条链的复制是不

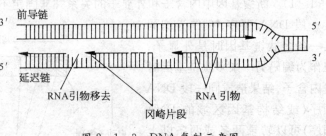

图2-1-3　DNA复制示意图

连续的,故称半不连续复制,复制后的DNA分子保留原来分子的一条链,故称半保留复制(图2-1-3)。

二、基因突变与修复

(一) 基因突变

基因突变(gene mutation)是 DNA 分子中的核苷酸序列发生改变,导致遗传密码编码信息的改变,造成基因的表达产物蛋白质的氨基酸变化,从而引起表型的改变。基因突变普遍存在于自然界中,任何生物的基因都会以一定的频率发生突变。发生在生殖细胞中的突变,将引起后代中遗传性质的改变。发生在体细胞中则为体细胞突变(somatic mutation),在有性生殖的个体中,这种突变不会造成后代的遗传改变,而主要是导致突变细胞在形态和功能上的改变。一旦突变的体细胞经有丝分裂,形成一群具有相同遗传改变的细胞时,这样的细胞群就构成一个突变克隆或突变的无性系,它是细胞恶变的基础。自然状态下,未发生突变的类型称野生型(wild type),突变后所形成的新生类型称为突变型(mutant)。事实上,各种等位基因的产生都是由于基因突变而形成的。

基因突变所形成的突变型可以是中性的,也可能是有害的,各种致病基因最初都是由正常基因突变而来。基因突变可以是自发的,也可以是诱发的。目前认为基因突变的方式有 3 种:碱基替换、移码突变和动态突变。

DNA 分子中一个碱基对被另一个不同的碱基对所替代,称为碱基替换,是 DNA 分子中发生的单个碱基的改变,也称为点突变(point mutation)。碱基替换包括转换和颠换两种方式。转换(transition)是指一种嘌呤被另一种嘌呤替换,或者一种嘧啶替换另一种嘧啶;颠换(transversion)是指一种嘧啶被一种嘌呤替换,或一种嘌呤被一种嘧啶替换。点突变的后果可以造成同义突变(same sense mutation)、错义突变(missense mutation)和无义突变(non-sense mutation)。

移码突变(frame shift mutation)是指 DNA 分子的碱基组成中增加或者减少 1 个或几个碱基对,造成在缺失或插入点以下的 DNA 编码框架全部发生改变。碱基的插入和缺失可以是 1 个或几个碱基对,也可以是很大的片段,这种更大片段的插入或缺失所导致的肽链改变将更为复杂。因此,移码突变产生基因突变的遗传后果一般比较严重,甚至导致严重的遗传病。

动态突变(dynamic mutation)是指在人类基因组中存在的一些微卫星 DNA 或称为短串联重复序列(short tandem repeat,STR),尤其是以三核苷酸为单位的串联重复,在靠近基因或位于基因序列之中时,其重复次数在一代一代传递过程中会出现明显增加的现象,结果将导致某些遗传病的发生。

(二) 突变的修复

DNA 分子在环境中的 X 线、紫外线、电离辐射、化学等因素的作用下,均可受到损伤而导致基因突变。然而,基因是相对稳定的。基因稳定性的实现依靠 DNA 损伤的修复。在正常生理情况下,DNA 损伤后,通过细胞内多种酶的作用,可使损伤的 DNA 得到修复,恢复其正常结构。DNA 修复功能的实施有赖于细胞 DNA 修复系统的存在。在人类细胞中 DNA 损伤的修复主要有切除修复、直接修复和重组修复。

1. 切除修复(excision repair)　是一种多步骤的酶反应过程。首先将受损的 DNA 部位切除,然后再合成一个片段连接到切除的部位以修补损伤。是人类的主要修复方式。(图 2-1-4)

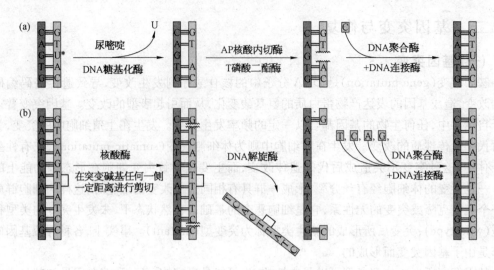

图 2-1-4 DNA 损伤的切除修复

(a) 碱基切除修复：一个特异的 DNA 糖基化酶将一个胞嘧啶脱氨基后形成的尿嘧啶切除,残留的糖——磷酸碳水化合物随后被 AP 内切核酸酶和磷酸二酯酶相继除去,DNA 聚合酶将一个脱氧胞苷(dCMP)插入,之后 DNA 连接酶将弥补这一缺口;(b) 核苷酸切除修复：嘧啶二聚体被识别为一个大的病灶,一个多聚酶复合体内的核酸酶在含有突变链的任何一侧一定距离之外进行剪切,解旋酶将除去中间片断,产生一个有 20 个以上核苷酸大的缺口,该缺口由 DNA 聚合酶连续插入 dNMP 残基,随后由 DNA 连接酶封闭修复

2. 直接修复 无需去除碱基或核苷酸,只需一种酶经一步反应修复 DNA 损伤的机制。是人类细胞不常用的一种修复方式。目前了解最清楚的是 6-甲基鸟嘌呤甲基转移酶(MGNT),它能将 DNA 链鸟嘌呤 6 位上的甲基移到酶的半胱氨酸残基上而修复损伤的 DNA。

3. 重组修复 由基因的同源重组介导的修复过程。它不能完全去除损伤,损伤的 DNA 段落仍然保留在亲代 DNA 链上,只是重组修复后合成的 DNA 分子是不带有损伤的,经多次复制后,损伤被冲淡了。

三、 人类基因组

人类基因组包括细胞核内的基因组及细胞质内线粒体基因组,它们大致结构如图 2-1-5。

1. 细胞核基因组 每条染色体含 1 个 DNA 分子,1 个细胞的全部遗传信息(基因)都编码在线状的 DNA 分子上。由于每个体细胞中有 2 套染色体($2n$),故所含的 DNA 是由 2 个基因组(genome)构成。每个单倍体基因组约含 3.2×10^9 bp。人类基因的平均长度为 1~1.5 kb,所以基因组足以编码 1.5×10^6 蛋白质,但实际上编码蛋白质的结构基因只不过 3 万个,仅占总基因组的 2%~3%。其余的 DNA 顺序包括基因之间的间隔顺序、基因内插入顺序、重复顺序等。目前,对它们的功能知之甚少,绝大多数重复顺序只不过是过剩的 DNA。但是,其中一些则有着特殊的功能,包括调节基因的表达,增强同源染色体之间的配对和重组,维持染色体结构,调节前 mRNA 的加工以及参与 DNA 的复制等。

细胞核基因组中有许多来源相同、结构相似、功能相关的基因,这组基因称为基因家族(gene family)。基因家族的成员可以分布于几条不同染色体上,也可集中于一条染色体上。

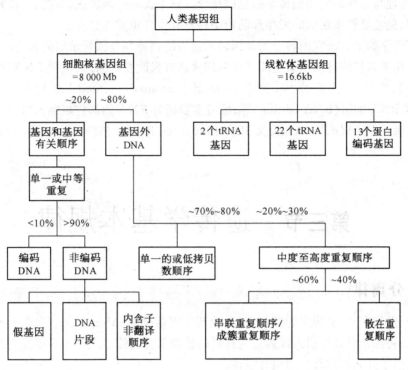

图 2-1-5　人类基因组结构

集中成簇的一组基因称为基因簇(gene cluster)。例如人类白细胞抗原(HLA)系统的 7 个连锁基因座位,排列成 A-C-B-D-DR-DQ-DP,形成一个基因簇;人类的类 α 和 β 珠蛋白基因簇分别集群串联排列于 16p13 和 11p15 上。有些基因家族的成员并不集中排列为基因簇,而是散布在基因组中不同部位,如微管蛋白基因家族,微管相关蛋白 2(MAP2)定位于 2q34-q35,微管相关蛋白 tau-β(MAPT1)定位于 17q21,微管相关蛋白 tau-2(MAPT2)定位于 6q21。

细胞核基因家族中的某些成员并不产生有功能的基因产物,称为假基因(pseudogene),假基因起始也可能有功能,后来由于缺失、倒位或点突变等原因使这些基因成为无功能的基因。假基因可以与有功能基因连锁,也可以由于染色体易位或作为转座子,从一部位移到另一新的部位。

2. 线粒体基因组　人类线粒体 DNA 是独立于细胞核染色体外的又一基因组,它能自主复制,由 16 569 个碱基对组成,含有 37 个基因。

四、表观遗传学

表观遗传学(epigenetics)是与遗传学相对应的概念,是研究基因的核苷酸序列不发生改变的情况下,基因表达了可遗传的变化的一门遗传学分支学科。

在基因组中除了 DNA 和 RNA 序列以外,还有许多调控基因的信息,它们虽然本身不改变基因的序列,但是可以通过基因修饰,蛋白质与蛋白质、DNA 和其他分子的相互作用,而影响和调节遗传基因的功能和特性,并且通过细胞分裂和增殖周期影响遗传。整个生命过程中,遗传学信息提供了合成包括表观遗传学修饰在内的各种蛋白质的信息,而表观遗传学信息则提供何时、何地和怎样地应用遗传学信息的指令。它不仅对基因表达、调控、遗传有重要作用，而且在肿瘤、免疫等许多疾病的发生和防治中亦具有十分重要的意义。

表观遗传学的主要研究内容分为基因转录过程的调控和基因转录后的调控两部分。前者主要研究作用于亲代的环境因素造成子代基因表达方式改变的原因，包括 DNA 甲基化（DNA methylation），组蛋白共价修饰，染色质重塑（chromatin remodeling），基因沉默（gene silencing）和 RNA 编辑（RNA editing）等；后者主要研究 RNA 的调控机制，包括基因组中的非编码 RNA、微小 RNA（miRNA）、反义 RNA（antisence RNA）、核糖开关（riboswitch）等。

第三节 遗传学基本规律

一、分离律

早在 19 世纪中叶，遗传学的奠基人，奥地利学者孟德尔（Mendel，G，1822—1884 年）用了十余年时间，将统计学分析引入以豌豆为材料的植物杂交实验，并于 1865 年发表论文《植物杂交实验》，提出了分离规律和自由组合规律。

在实验中孟德尔收集了 34 个豌豆品种，种植两年后从中选出 22 个纯系的实验材料仔细观察后，从中选取了具有 7 对相对性状的一些植株进行杂交，并在严格控制的条件下进行，基本保证了自花传粉，防止了自然传粉可能发生的误差，同时采取了互交进行比较（即让两个杂交亲本互为父本或母本），对各种相对性状在杂种后代中的表型都做了仔细的观察、记载，实验一直进行到第七代，最后得出结论。

性状（trait）是指生物所具有的形态的、机能的或生化的特点；相对性状是指同一性状的相对差异，一个个体非此即彼，不能同时具有某一相对性状中的两种。相对性状的形成是受等位基因控制的，等位基因（allele gene）是指位于一对同源染色体的相同位点上，影响和控制一对相对性状的两个基因。

孟德尔选用纯合体的亲本进行杂交实验。纯合体（homozygote），即一对等位基因的组成相同，在严格自交情况下，后代一般不会发生性状分离。杂合体（heterozygote），即一对等位基因的组成不同，自交时后代必然发生性状分离。生物个体表现出的性状，称为表现型（phenotype），简称表型。控制生物性状的遗传组成称为基因型（genetype）。杂合体状态下表现出的性状，称为显性性状（dominant character），而未表现出的性状，称为隐性性状（recessive character）。杂合状态下发挥作用，控制显性性状的基因称为显性基因，杂合状态下不发挥作用，控制隐性性状的基因称为隐性基因。孟德尔观察了子一代（F_1）植株自花授粉后形成的子二代（F_2）植株情况，发现其中有显性性状，也有隐性性状，且两者的数量之比约为 3：1，这种现象称为性状分离（segregation）。

（一）一对性状亲本杂交实验

以圆形种子植株和皱形种子植株为亲本杂交为例，F_1 杂合体植株的种子全部为圆形，而 F_2 中除圆形种子外，还出现了与亲代一样的皱形种子，经统计两者之比为 2.96：1，接近 3：1。

孟德尔进行了7对相对性状的杂交实验,子二代杂交后代的实验结果记录如表2-1-1所示。

表2-1-1 豌豆杂交试验的子二代结果

相对性状		子二代	子二代	子二代	显隐性比例
显性	隐性	植株总数	显性数	隐性数	
黄子叶	绿子叶	8 023	6 022	2 001	3.01:1.00
圆子叶	皱子叶	7 324	5 474	1 850	2.96:1.00
红花	白花	929	705	224	3.15:1.00
凸豆荚	凹豆荚	1 181	882	299	2.95:1.00
绿豆荚	黄豆荚	580	428	152	2.82:1.00
腋花	顶花	858	651	207	3.14:1.00
长茎	短茎	1 064	787	277	2.84:1.00
总　数		19 959	14 949	5 010	2.97:1.00

(二) 遗传因子假说的证实——测交(回交)实验

隐性纯合亲本所产生的配子,只带隐性基因,不会掩盖F_1配子中基因的作用,能使F_1中被掩盖的基因完全表现出来。下例中,F_1与隐性纯合亲本测交,若F_1中含有的1对基因是Rr,且产生配子时Rr确实分离,那么它将产生含有R和r的两种配子,而测交的隐性亲本所含的1对因子若为rr,就只能产生1种带有r的配子,因此它们受精结合后必将产生Rr和rr两种合子,发育成数目相等的显性杂合体(Rr)和隐性纯合体(rr)两种后代,比例为1:1(图2-1-6),实验结果与理论分析完全相符。

综合上述实验结果,孟德尔提出:生物在形成生殖细胞时,成对的等位基因彼此分离,分别进入不同的生殖细胞,每个生殖细胞只能得到成对基因中的一个,这一基因的行动规律就称为分离规律(law of segregation),也称为孟德尔第一定律。它的细胞学基础就是减数分裂过程中同源染色体的彼此分离。

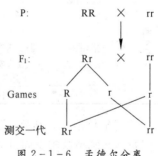

图2-1-6 孟德尔分离定律的测交验证

二、 自由组合律

(一) 两对性状亲本杂交实验

孟德尔在应用一对相对性状进行实验的基础上,又针对两对相对性状进行了杂交实验。他用圆形黄色种子和皱形绿色种子的纯种豌豆做亲本进行杂交,F_1种子全为黄色圆形,说明圆形和黄色是显性性状,F_1自交,F_2出现4种不同的表型,比例接近9:3:3:1。除亲本类型圆形黄色和皱形绿色外,还出现了皱形黄色与圆形绿色,原有的性状组合叫亲组合(parental),原来没有的性状组合叫重组合(recombination)(图2-1-7)。

(二) 测交实验

孟德尔用F_1黄色圆滑种皮的豌豆(YyRr)与绿色皱缩种皮的双隐性亲本(yyrr)测交,并预测:YyRr型豌豆应该产生数目相等的4种配子,即:YR、Yr、yR和yr型;它们分别与双隐性个体产生的yr型配子随机受精后,子代的基因型和表现型均应为4种,即:YyRr(黄色圆滑)、Yyrr(黄色皱缩)、yyRr(绿色圆滑)、yyrr(绿色皱缩),比例应为1:1:1:1(表2-1-2),实验结果与预期完全一致。

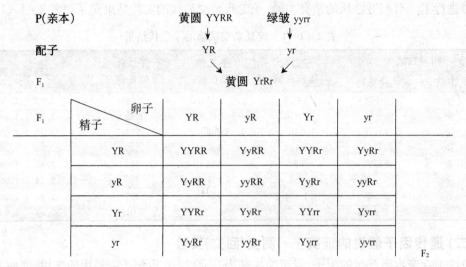

图 2-1-7　豌豆两对相对性状杂交图解

表 2-1-2　自由组合定律的测交验证

F₁代所产生配子的基因型		YR　Yr　yR　yr(YyRr 型豌豆)			Yr(双隐性个体)
预期结果	基因型	YyRr	Yyrr	yyRr	yyrr
	表　型	黄圆	黄皱	绿圆	绿皱
	比　率	1 :	1 :	1 :	1
实际结果	测交 1 实得数	31	27	26	26
	测交 2 实得数	24	22	25	26
	总　数	55	49	51	52
	相对比例	1 :	1 :	1 :	1

（左侧合并标注：测交后代）

孟德尔总结实验结果,又提出:生物形成生殖细胞时,在每对等位基因彼此分离的同时,不同对的非等位基因之间可分可合,独立行动,随机组合在一个生殖细胞中。这就是自由组合定律(law of independent assortment),也称为孟德尔第二定律。它的细胞学基础是减数分裂过程中非同源染色体之间的自由组合。

生物变异的原因很多,自由组合定律为我们解释生物的多样性提供了理论基础。假如一个生物有 20 种性状,每种性状由 1 对基因控制,它的基因型的数目就有 $3^{20}=34$ 亿种,表型的数目为 2^{20},超过 100 万,而实际上生物的性状远远超过 20 种,这反映了遗传基础的无限多样性。

3 对或 3 对以上的非等位基因,也遵循自由组合定律。以 3 对基因为例(表 2-1-3)。

表 2-1-3　亲代基因对数与子代基因型和表型的关系

亲代 基因对数	子一代 配子数	子一代 配子组合数	子二代 基因型数	子二代 表型数	分离比
1	2	4	3	2	$(3+1)^1$
2	4	16	9	4	$(3+1)^2$
3	8	64	27	8	$(3+1)^3$
4	16	256	81	16	$(3+1)^4$
⋮	⋮	⋮	⋮	⋮	⋮
n	$2n$	$4n$	$3n$	$2n$	$(3+1)^n$

三、 连锁与互换律

当孟德尔的杂交实验广泛引起人们关注后,在 1905 年,美国学者摩尔根(Morgan. T. H.),用果蝇为材料进行遗传实验,发现了生物的另一类遗传现象,确定了连锁与互换规律,补充和发展了孟德尔的遗传规律。

摩尔根在实验中选择灰身长翅(BBVV)和黑身残翅(bbvv)的果蝇为亲代,杂交后形成的 F_1 果蝇全部是灰身长翅(BbVv);之后,他用 F_1 雌果蝇与黑身残翅(bbvv)的雄果蝇进行测交,按自由组合定律预测,F_2 中应出现灰身长翅(BbVv)、灰身残翅(Bbvv)、黑身长翅(bbVv)和黑身残翅(bbvv)4 种类型,而且其比例应为 1∶1∶1∶1,然而实验的结果却是,F_2 中所出现的上述 4 种类型,比例分别为:灰身长翅(BbVv)和黑身残翅(bbvv)各占 41.5%,灰身残翅(Bbvv)和黑身长翅(bbVv)各占 8.5%。前 2 种是亲代中出现过的性状组合——亲组合型,共占 83%;后 2 种是亲代中未曾出现的新的性状——重组合型,共占 17%。这样亲组合型远远多于重组合型的现象称为不完全连锁(图 2-1-8)。

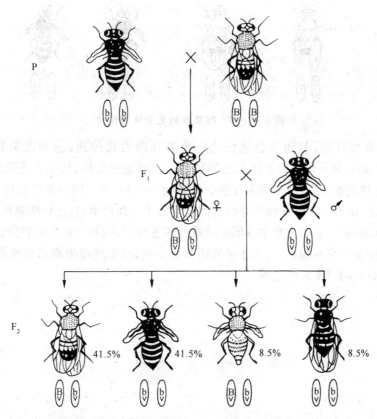

图 2-1-8　雌果蝇的不完全连锁遗传

如果在实验中用 F_1 雄果蝇与黑身残翅的雌果蝇进行测交,其结果是 F_2 只有 2 种类型:灰身长翅(BbVv)和黑身残翅(bbvv),而且两者的数目之比为 1∶1。这种不同对的基因之间完全联合在一起传递给后代的现象称为完全连锁(图 2-1-9)。

综合上述实验结果,摩尔根总结:染色体可以自由组合,基因在染色体内呈直线排列不能自由组合,这些不同的基因将伴随染色体共同传递——连锁(linkage)。如果连锁的基因在减

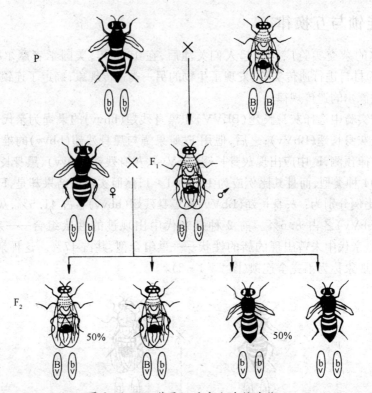

图 2-1-9 雌果蝇的完全连锁遗传

数分裂时没有发生互换,都随染色体作为一个整体向后代传递,这种连锁称为完全连锁(complete linkage);如果同源染色体上的等位基因之间发生交换,使原来连锁的基因发生变化,构成新的连锁关系,这一现象称为互换(crossing over)。如果同一条染色体上连锁的基因大部分联合传递,仅有一小部分由于等位基因之间发生互换而重组,这种现象称为不完全连锁(incomplete linkage)。它的细胞学基础是减数分裂过程中,同源染色体的联会、非姐妹染色单体之间的片段交换。在生物界,完全连锁的情况很少见,只发现雄果蝇和雄家蚕有此情况,其他生物中普遍存在的是不完全连锁。

第二章

人类的单基因遗传病

存在于生殖细胞或受精卵中的突变基因与正常基因一样,所携带的遗传信息经过表达,可以形成具有一定异常性状的遗传病,并以一定的方式在上下代之间进行传递。尽管人类的遗传性状或遗传病有多种多样,遗传方式也不尽相同,但从基因水平来看,参与控制遗传病的基因数量概括地分为两大类:单基因遗传病和多基因遗传病。本章学习单基因遗传病的传递。

人类的一些遗传性状受 1 对等位基因的控制,这种遗传方式叫单基因遗传(single gene inheritance),在后代的传递过程中符合孟德尔的遗传规律,所以又称为孟德尔遗传。人类的一些遗传疾病也受 1 对等位基因的控制,这种遗传方式叫单基因遗传病(single-gene disease, monogenic disease)。根据致病基因所在染色体的不同(常染色体或性染色体)及其性质不同(显性与隐性),可分为常染色体显性遗传、常染色体隐性遗传、X-连锁显性遗传、X-连锁隐性遗传以及 Y 连锁遗传等不同的遗传方式。

研究人类性状或疾病的遗传规律,最常见的方法是系谱分析法(pedigree analysis)。所谓系谱(或系谱图)是从先证者入手,追溯调查其所有家族成员(直系亲属和旁系亲属)的数目、亲属关系及某种遗传病(或性状)的分布等资料,并按一定格式将这些资料绘制而成的图解。先证者(proband)是某个家族中第一个被医生或遗传研究者发现的罹患某种遗传病的患者或具有某种性状的成员。系谱中不仅要包括具有某种性状或患有某种疾病的个体,也应包括家族的正常成员,这样才可以确定所发现的某一特定性状或疾病在这个家族中是否有遗传因素的作用及其可能的遗传方式,从而为其他具有相同遗传病的家系或患者的诊治提供依据。但要强调的是,在对某一种遗传性状或遗传病作系谱分析时,通常需要将多个具有相同遗传性状或遗传病家族的系谱作综合分析(统计学分析),才能比较准确而可靠地作出判断。另外在调查过程中,全部工作除要求信息准确外,还要注意患者的年龄、病情、死亡原因和是否有近亲婚配等。

常用的系谱绘制符号见图 2-2-1。

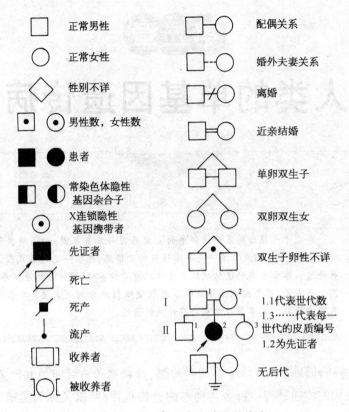

图 2-2-1　常用的系谱绘制符号

第一节　常染色体遗传病

控制某种遗传性状或疾病的基因位于 1～22 号常染色体上的遗传方式,称为常染色体遗传病。分为常染色体显性遗传病、常染色体隐性遗传病。

一、常染色体显性遗传病

控制某种性状或疾病的基因位于 1～22 号常染色体上,其性质是显性基因,特点是显性基因 A 无论是纯合状态(AA)还是杂合状态(Aa)都能表现出其所代表的遗传性状或疾病,此致病基因所导致的疾病称为常染色体显性遗传病(autosomal dominant inheritance,AD)。

人群中常染色体显性遗传病的发病率为 0.9%,假设正常基因为 a,则致病基因为 A,且 a→A(突变),此事件极为罕见,大多数患者都以杂合子(Aa)出现,少有显性纯合子(AA)出现。正常人:aa,患者为:Aa。

(一) 完全显性遗传

1. **完全显性遗传的概念**　杂合个体与纯合个体,即 AA 和 Aa 的表型完全一样的遗传方式称完全显性遗传(complete dominant)。

2. **完全显性遗传性状** 在决定人耳形态的 3 个主要性状中,长耳壳对短耳壳为显性;宽耳壳对狭耳壳为显性;有耳垂对无耳垂为显性。这些性状没有好坏之分。

3. **常染色体显性遗传病的实例**

(1) 家族性结肠息肉症(简称 FPC):患者的结肠壁上有许多大小不等的息肉,主要的症状是便血并伴有黏液。随着年龄的增长,在 20 岁左右时,息肉可发生恶变而成为结肠癌。患者的子女将有 1/2 的风险发生结肠息肉症(图 2-2-2)。

在系谱中,先证者 II3 的结肠息肉已经变为结肠癌,手术后复发。他的母亲 I 2、姐姐 II 1 均死于结肠癌。

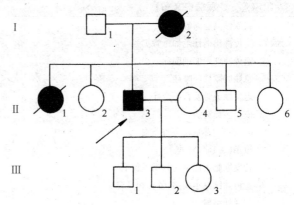

图 2-2-2 家族性结肠息肉症系谱

(2) 短指症:图 2-2-3 是 1903 年 Farabee 报道的一个美国家族的短指症系谱。本病主要表现为手指骨短或缺失,掌骨变短,致使手指(趾)变短。一般患者幼年时五指可以正常发育,但长到 7~8 岁以后第四跖骨过早闭合以致停止生长,同时其他趾骨正常发育,造成发育畸形。母亲与子女同为病患的情况很普遍,一般多发于女性、单侧多于双侧,而左右分别则不大。

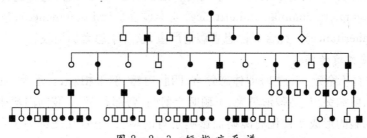

图 2-2-3 短指症系谱

4. **常染色体显性遗传病再发风险估计**

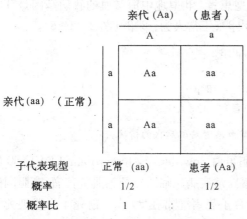

亲代(aa)(正常)	亲代(Aa)	(患者)
	A	a
a	Aa	aa
a	Aa	aa
子代表现型	正常(aa)	患者(Aa)
概率	1/2	1/2
概率比	1	1

图 2-2-4 AD 患者与正常人婚配图解

大多常染色体显性遗传病患者都是以杂合子(Aa)出现,很难有显性纯合子(AA)出现。一般情况下,患者(Aa)与正常人(aa)婚配,如果生育,那么他们生下正常后代与患病后代的概率为 1:1,即有 1/2 正常人、1/2 患者(图 2-2-4)。

5. **常染色体显性遗传病的特征**

(1) 患者的双亲中,必有一方患有相同遗传病。

(2) 患者的同胞中,1/2 正常,1/2 患遗传病,男女机会均等。

(3) 在系谱中,一般情况下,遗传病在每代中都有发生,即连续传递。

（4）双亲无病时，子女患显性遗传病，只有突变而来。

6. 其他一些常见且主要的常染色体显性遗传病（表 2 - 2 - 1）。

表 2 - 2 - 1　一些常染色体显性遗传病

疾病中文名称	疾病英文名称
家族性高胆固醇血症	familial hypercholesterolemia
遗传性出血性毛细血管扩张	hereditary-hemorrhagic telangiectasia
遗传性球形红细胞症	elliptocytosis
急性间歇性卟啉症	porphyria, acute intermittent
迟发性成骨发育不全症	osteogenesisimperfecta, type I
成年多囊肾病	polycystic kidney disease, adult
α-珠蛋白生成障碍性贫血	alpha-thalassemias
短指（趾）症 A1 型	brachydactyly, type A1
特发性肥大性主动脉瓣下狭窄	supravalvular aortic stenosis
遗传性巨血小板病，肾炎和耳聋	Fechtner syndrome
神经纤维瘤	neurofibromatosis, type I
结节性脑硬化	tuberous sclerosis
多发性家族性结肠息肉症	adenomatous polyposis of the colon
肌强直性营养不良	dystrophia myotonica 1

（二）不完全显性遗传

1. **不完全显性遗传的概念**　显性基因 A 在杂合状态（Aa）时，所代表的性状或疾病不像纯合子（AA）一样的完全表现出来，其表型或疾病性状处于中间状态，这种遗传方式称为不完全显性遗传（incomplete dominant inheritance）或半显性（semi-dominance），也称中间型遗传（intermediate inheritance）。纯合显性患者病情严重，杂合子患者病情较轻。

2. **不完全显性遗传病例**

（1）软骨发育不全症：出生时即体态异常、四肢短粗、躯干相对长、垂手不过髋关节、手指短粗、各指平齐、前额突出、马鞍形鼻梁、下颏明显前凸、臀部后突、下肢向内弯曲。主要原因是长骨骺端软骨细胞的形成及骨化有障碍而影响了骨的增长，患者几乎都为杂合子（Aa），纯合子（AA）因病情严重多死于胎儿或新生儿期。

（2）地中海贫血：原发于地中海区域，我国也有，原因是造血系统的血红蛋白 HbA 的形成受影响，化学成分发生改变，临床上有重型和轻型患者。β 型地中海贫血的致病基因是 Th，重型患者基因型为：$\beta^{Th}\beta^{Th}$；轻型患者基因型为：$\beta^{Th}\beta^{th}$；正常人为：$\beta^{th}\beta^{th}$（图 2 - 2 - 5）。

$$P:\quad \beta^{Th}\beta^{th}\quad \times\quad \beta^{Th}\beta^{th}$$
$$\downarrow$$
$$F_1:\quad \beta^{Th}\beta^{Th}\quad 2\beta^{Th}\beta^{th}\quad \beta^{th}\beta^{th}$$
重症 1：轻型患者 2：正常人 1

图 2-2-5　两个轻型地中海贫血患者婚配后代的情况

（3）家族性高胆固醇血症：以血浆中低密度脂蛋白（low density lipoprotein，LDL）清除缺陷和早发冠心病为特征，属一种原发性的血脂代谢异常疾病。临床特征为肌腱黄瘤、高胆固醇血症和早期主要发生在冠状动脉的粥样硬化。纯合子患者通常在 30 岁以前死于心肌梗死或猝死，杂合子患者一般 40～60 岁发生冠心病。女性杂合子患者绝经前，由于有雌性激素的保护作用,冠心病的发生率和病死率都较男性杂合子低。

3. 不完全显性遗传病再发风险估计　如软骨发育不全症,患者几乎都为杂合子(Aa),纯合子(AA)因病情严重多死于胎儿或新生儿期。若2个杂合子(Aa)患者婚配,其后代有1/4的可能是正常人(aa)、2/4的可能是杂合患者(Aa)、1/4的可能是纯合患者(AA)(图2-2-6)。

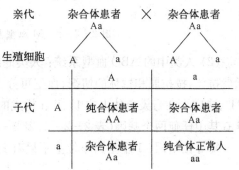

亲代	杂合体患者	×	杂合体患者
	Aa		Aa

生殖细胞	A	a	A	a

子代		A	a
	A	纯合体患者 AA	杂合体患者 Aa
	a	杂合体患者 Aa	纯合体正常人 aa

图2-2-6　软骨发育不全症婚配图解

(三) 不规则显性遗传

1. 不规则显性遗传的概念　显性基因A在杂合状态(Aa)时,由于受遗传背景或环境因素的影响,所代表的性状或疾病可以有不同程度的表现,这种遗传方式称不规则显性遗传(irregular dominance)。

2. 不规则显性遗传病例　多指(趾),轴前型——赘指在拇指侧;轴后型——赘指在小指侧,赘生指可能有完整的指骨、关节、肌肉等,也可能发育不全而只有残迹,最轻者只有赘生的皮肤蒂(图2-2-7)。

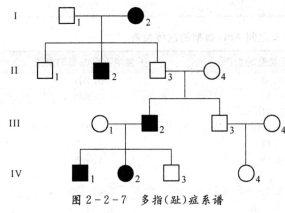

图2-2-7　多指(趾)症系谱

系谱分析:先证者Ⅲ₂的子女Ⅳ₁和Ⅳ₂也多指,其父母Ⅲ₃和Ⅱ₄均不多指,但其伯父Ⅱ₂多指,这样分析可以肯定先证者Ⅲ₂的致病基因不是突变而来,又因其子女中Ⅳ₃表型是正常的,因此先证者Ⅲ₂其基因型应是杂合子,由于他伯父Ⅱ₂的旁证,因而Ⅲ₂的致病基因应从其父亲Ⅱ₃传来,且Ⅱ₃也应是杂合子,只不过存在不完全外显,而表现正常。

3. 不规则显性遗传的原因

(1) 可能是那些本身没有表型效应的修饰基因(基因组中除了主基因A和a以外的其他基因)影响主基因所致。

(2) 环境因素也可造成表现度不一致和不完全外显。表现度:一定基因所形成表型缺陷的严重程度。表现度不一致:指具有相同基因型的个体,表型缺陷的严重程度有差异。外显率:一定基因型形成一定表型的百分率。

(四) 共显性遗传

1. 共显性遗传的概念　1对等位基因的作用在杂合子时,同时发挥作用,所代表的性状同时表达出来,不存在显性与隐性的关系,称共显性遗传(codominance)。

2. 共显性遗传的实例

(1) 人类中的MN血型系统:M血型的人红细胞表面有M抗原,决定于基因M,N血型的人红细胞表面有N抗原,决定于基因N,M和N是一对等位基因,位于第四号染色体上。M血型的人基因型:MM,N血型的人基因型:NN,这样的两个人结婚后会生下MN血型的孩子,为共显性(图2-2-8)。

$$亲代：\quad MM(L^M L^M)\quad\times\quad NN(L^N L^N)$$
$$(M\,型)\qquad\downarrow\qquad(N\,型)$$
$$子代：\qquad\qquad MN(L^M L^N)$$
$$(MN\,型)$$

图 2-2-8　M 血型与 N 血型的人婚配后代的情况

　　(2) 人类中的 ABO 血型系统：人类的红细胞表面有 A、B 两种抗原，血清中有 β 和 α 两种天然抗体，按抗原和抗体的情况，血型可分为 A 型：$I^A I^A$、$I^A i$；B 型：$I^B I^B$、$I^B i$；O 型：ii，AB 型：$I^A I^B$，决定于 9 号染色体上的 I^A、I^B、i 构成的一组复等位基因，I^A、I^B 对 i 是显性，但每个人只能具有其中任何两个基因(表 2-2-2，表 2-2-3)。AB 型是典型的共显性遗传。

　　复等位基因：1 个基因座位上不只有 2 个基因，而是由 3 个以上的基因成员组成。

表 2-2-2　ABO 血型的特点

血　型	红细胞抗原	血清中的天然抗体	基　因　型
A	A	β	$I^A I^A$，$I^A i$
B	B	α	$I^B I^B$，$I^B i$
AB	A，B	—	$I^A I^B$
O	—	A，β	ii

表 2-2-3　双亲和子女之间 ABO 血型的遗传关系

双亲的血型	子女中可能有的血型	子女中不可能有的血型
A×A	A，O	B，AB
A×O	A，O	B，AB
A×B	A，B，AB，O	—
A×AB	A，B，AB	O
B×B	B，O	A，AB
B×O	B，O	A，AB
B×AB	A，B，AB	O
AB×O	A，B	AB，O
AB×AB	A，B，AB	O
O×O	O	A，B，AB

二、常染色体隐性遗传病

　　1. 常染色体隐性遗传病的概念　控制某种性状或疾病的基因是隐性基因，位于 1～22 号常染色体上，纯合子时表现出相应的性状或疾病，其遗传方式称为常染色体隐性遗传病(autosomal recessive inheritance，AR)。杂合子的表型与正常人相同，不表现出相应的疾病，但可将致病基因遗传给后代，称为携带者(carrier)。

　　2. 常染色体隐性遗传病的实例

　　(1) 先天性代谢缺陷：由于基因的改变，转录、翻译表达出活性降低或缺失的酶，导致代谢过程的中断或混乱而造成的疾病，也可称为遗传性代谢病。

　　苯丙酮尿症(Pku)：由于纯合基因 pp 的存在，患者缺乏苯丙氨酸羟化酶，导致苯丙氨酸不能形成酪氨酸而形成苯丙酮酸及其代谢产物，并聚积在血液和脑脊液中，部分经尿排出。患者的代谢混乱，脑发育障碍而成为白痴，另外由于酪氨酸缺少，黑色素形成减少，皮肤、毛发色淡。

　　白化病：由于纯合基因 aa 的存在，患者缺乏酪氨酸酶，导致不能形成黑色素。患者全身毛发呈白色;皮肤、虹膜呈粉红色或淡红色,非常畏光,紫外线照射下皮肤易发生癌变(图 2-2-9)。

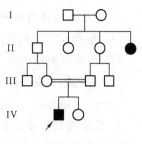

尿黑酸尿病:由于纯合基因 alal 的存在,患者缺乏尿黑酸氧化酶,以致尿黑酸不能分解而聚积在血液中,经尿排出体外被氧化呈黑色,在婴儿期就可表现,成年后由于尿黑酸大量沉积于软骨和关节中,一般无明显的临床症状,严重时形成变性关节炎,并发心脏病。

图 2-2-9
白化病家族系谱

(2) 分子病:由于分子结构异常所造成的疾病。

镰状细胞贫血:由于纯合隐性基因编码的氨基酸有误,导致患者具有异常的血红蛋白,患者的静脉里由于氧分压低,血红蛋白形成结晶而导致红细胞呈镰刀状,从而使血液黏着性增高,形成红细胞堆积,阻塞各器官,进而出现脾大、腹痛、四肢疼痛、血尿及肾衰竭、心力衰竭、脑血管意外等。

3. 常染色体隐性遗传病再发风险估计 常染色体隐性遗传病中,只有在致病基因纯合状态(aa)时才发病。而这样发生的频率很低,一般为 0.001~0.01,所以达到纯合状态(aa)而发病的患者极少,仅为 1/100 000~1/10 000。一般情况下,患者(aa)的双亲表型正常,但都是致病基因(a)的携带者,因此他们每次生育孩子,都将有 1/4 概率生下患病的子女,3/4 概率生下表型正常的子女,其中 2/3 是致病基因携带者(图 2-2-10)。

实际人群中最多的婚配类型应该是表型正常的携带者与正常人婚配,子代中的表现型都正常,但其中有 1/2 是致病基因的携带者(图 2-2-11)。

表型正常的携带者与患者婚配可能发生于近亲婚配时,子代中将有 1/2 为患者、1/2 为表型正常的携带者(图 2-2-12)。

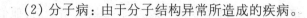

	杂合亲代(Aa) （携带者）	
	A	a
A	AA	Aa
a	Aa	aa

杂合亲代 (Aa) （携带者）

子代表现型	正常 (AA)	携带者 (Aa)	患者 (aa)
概率	1/4	2/4	1/4
概率比	1 :	2 :	1

图 2-2-10 致病基因(a)的两个携带者婚配图解

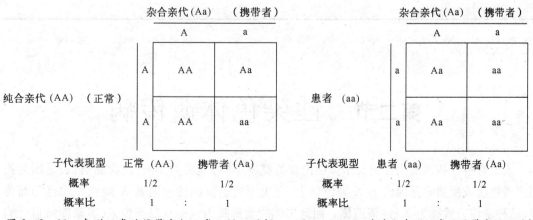

	杂合亲代(Aa) （携带者）	
	A	a
A	AA	Aa
A	AA	aa

纯合亲代 (AA) （正常）

子代表现型	正常 (AA)	携带者 (Aa)
概率	1/2	1/2
概率比	1 :	1

图 2-2-11 表型正常的携带者与正常人婚配图解

	杂合亲代(Aa) （携带者）	
	A	a
a	Aa	aa
a	Aa	aa

患者 (aa)

子代表现型	患者 (aa)	携带者 (Aa)
概率	1/2	1/2
概率比	1 :	1

图 2-2-12 患者与表型正常的携带者婚配图解

4. 常染色隐性遗传病的特征

(1) 患者双亲都无病,但都是致病基因的携带者。

(2) 患者同胞中约有 1/4 为患病个体,男女机会均等。

(3) 患者的子女一般无患儿,看不到连续的传递,往往是散发的。

(4) 近亲婚配时,子女中患病风险比非近亲婚配者高。

5. 近亲婚配及其危害

近亲结婚是指血缘关系很近的人彼此间结婚。一个群体中,在曾祖父母或外曾祖父母以下有共同祖先的人都属于近亲。近亲婚配的危害主要是子女的患病风险比非近亲婚配高,这是由于近亲个体可能带有共同祖先传递下来的同一基因,婚配后,他们的后代基因纯合的概率比随机婚配增高。父母和子女之间以及同胞之间,基因相同的可能性为 1/2,称为一级亲属;一个人和他的叔、伯、姑、舅、姨、祖父母和外祖父母之间,基因相同的可能性为 1/4,称为二级亲属;表兄妹或堂兄妹之间基因相同的可能性为 1/8,称为三级亲属。若某致病基因携带者频率为 1/50,则生患儿的风险为 $1/50 \times 1/50 \times 1/4 = 1/10\,000$,而表兄妹婚配生出患儿的风险则为 $1/50 \times 1/8 \times 1/4 = 1/1\,600$。可见表兄妹婚配生出隐性遗传病患儿的风险是随机婚配的 6.25 倍。常染色体隐性遗传病愈少见,近亲婚配的危险愈大。

6. 其他一些常见且主要的常染色体隐性遗传病 (表 2-2-4)

表 2-2-4 一些常染色体隐性遗传病

疾病中文名称	疾病英文名称
镰状细胞贫血	sickle cell anemia
婴儿黑蒙性白痴	Tay-Sachs disease
β-地中海贫血	beta-thalassemias
同型胱氨酸尿症	homocystinuria
苯丙酮尿症	phenylketonuria
丙酮酸激酶缺乏症	pyruvate kinase deficiency of erythrocyte
尿黑酸尿症	alkaptonuria
半乳糖血症	galactosemia
肝豆状核变性	Wilson disease
黏多糖累积症 I 型	mucopolysaccharidosis type I
先天性肾上腺皮质增生	adrenal hyperplasia, congenital
血浆活酶前体缺乏症	PTA deficiency
囊性纤维变性	cystic fibrosis
血色素沉着症	hemosis

第二节 性染色体遗传病

人类有些性状或疾病在男女个体中出现的概率不同,或男高女低,或女高男低,是因为控制这些性状或疾病的基因位于 X 染色体上,在上下代之间的传递随着 X 染色体的行动而传递,这种遗传方式称为 X-连锁遗传。而且男性的致病基因只能从母亲传来,将来传给自己的女儿,不存在男性向男性的传递,称为交叉遗传。根据 X 染色体上致病基因性质不同,分为

X-连锁显性遗传和 X-连锁隐性遗传。

一、X-连锁隐性遗传病

(一) X-连锁隐性遗传病的概念

控制某种性状或疾病的隐性基因位于 X 染色体上,其遗传方式称为 X-连锁隐性遗传(病)(X-recessive inheritance,XR)。女性细胞中有 2 条 X 染色体,在纯合隐性(X^aX^a)状态时才患病,在只有 1 个致病基因的情况下,只能是携带者(X^AX^a)。因此,人群中男性患者多于女性患者。

(二) X-连锁隐性遗传病的实例

1. 血友病 A(hemophilia A)　又称经典型血友病或第Ⅷ因子缺乏症。患者血浆中由于缺少抗血友病球蛋白(AHG)或称Ⅷ因子,而不能使凝血酶原变成凝血酶,导致凝血功能发生障碍。患者的皮肤、肌肉内反复出血,形成瘀斑;下肢各关节的关节腔内出血,可使关节呈强直状态,常累及膝关节,导致跛行,不经治疗者往往造成关节永久性畸形;颅内出血可导致死亡,但大量出血罕见。

历史上有一个著名的病例,其第一代血友病基因携带者为英国的维多利亚女王,涉及欧洲多个国家的王室成员(图 2-2-13)。

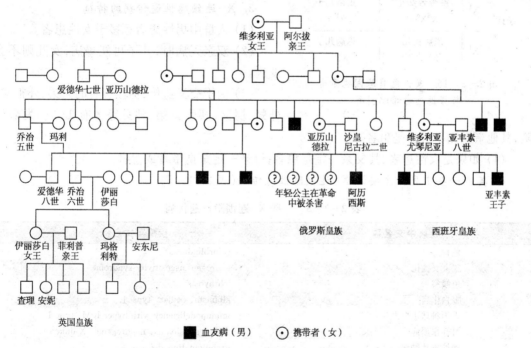

■ 血友病(男)　⊙ 携带者(女)

图 2-2-13　英国的维多利亚女王家族的血友病 A 系谱

2. X-连锁隐性遗传病再发风险估计　如人类的红绿色盲,患者不能正确区分红色和绿色。

(1) 女性色盲基因携带者与正常男性婚配:后代中儿子将有 1/2 的发病概率,且致病基因来源于母亲,女儿都不发病,但其中 1/2 为携带者(图 2-2-14)。

(2) 男性红绿色盲患者与正常女性婚配:后代中儿子都正常,女儿都是携带者,且致病基因源于父亲(图 2-2-15)。

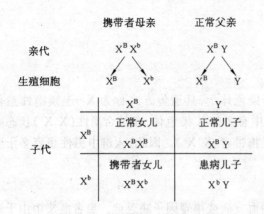

图 2-2-14 女性色盲基因携带者
与正常男性婚配图解

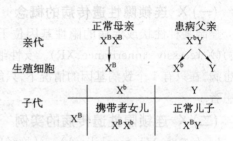

图 2-2-15 男性红绿色盲患者
与正常女性婚配图解

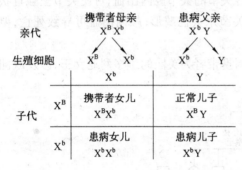

图 2-2-16 女性色盲基因携带者
与男性患者婚配图解

(3) 女性色盲基因携带者与男性患者婚配：后代中女儿将有 1/2 概率发病，1/2 概率为携带者；儿子将有 1/2 概率发病，1/2 概率正常（图 2-2-16）。

3. X-连锁隐性遗传病的特征

(1) 人群中男性患者远多于女性患者。

(2) 双亲无病时，儿子可能患病，女儿则不会发病。

(3) 由于交叉遗传，男性患者的兄弟、外祖父、外甥、舅父、姨表兄弟、外孙等各有 1/2 的发病风险，其他亲属则不可能是患者。

(4) 如果是女性患者，其父亲一定是患者，母亲一定是携带者或患者。

4. 其他一些常见且主要的 X-连锁隐性遗传病（表 2-2-5）

表 2-2-5 一些 X-连锁隐性遗传病

疾病中文名称	疾病英文名称
色盲	colorblindness
睾丸女性化	androgen insensitivity syndrome
鱼鳞癣	ichthyosis
眼白化病	albinism, ocular, type Ⅰ
无丙种球蛋白血症	immunodeficiency with hyper-IgM, type 1
肾性尿崩症	diabetes insipidus, nephrogenic, X-linked
慢性肉芽肿病	granulomatous disease
血友病 B	hemophilia B
无汗性外胚层发育不良症	ectodermal dysplasia 1

二、X-连锁显性遗传病

(一) X-连锁显性遗传病概念

控制某种性状或疾病的显性基因位于 X 染色体上，其遗传方式称为 X-连锁显性遗传（病）

(X-linked dominant inheritance,XD)。由于致病基因是显性,所以不论男、女,只要 X 染色体上有一个致病基因就会发病。女性细胞中有 2 条 X 染色体,男性细胞中只有 1 条 X 染色体,称为半合子(hemizygote)女性获得致病基因的机会比男性多 1 倍,所以人群中女性患者多于男性患者。

(二) X-连锁显性遗传病的实例

1. 抗维生素 D 佝偻病(vitamin D-resistant rickets)　又称低磷酸盐血症(hypophosphatemia),是一种以低磷酸盐血症导致骨发育障碍为特征的遗传性骨病。患者由于肾小管对磷酸盐再吸收障碍,使血磷下降,尿磷增多,肠道对磷、钙的吸收不良而影响骨质钙化,形成佝偻病。患儿多于 1 周岁左右发病,最先出现的症状为 O 型腿,严重的有进行性骨骼发育畸形、多发性骨折、骨疼、不能行走、生长发育缓慢等症状。从临床观察,女性患者的病情较男性患者轻,少数只有低磷酸盐血症,而无佝偻病的骨骼变化,这可能是因为女性患者多为杂合子,其中正常 X 染色体的基因发挥了一定的平衡作用(图 2-2-17)。

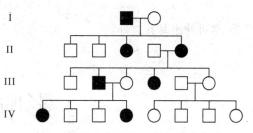

图 2-2-17　抗维生素 D 佝偻病系谱

2. X-连锁显性遗传病复发风险估计　如果用 D 表示致病基因,则 d 表示相应的正常等位基因,若本病男性患者与正常女性婚配时,女儿都患病,儿子都正常(图 2-2-18);若女性杂合子患者与正常男性婚配,则儿子、女儿各有 50% 的发病风险(图 2-2-19)。

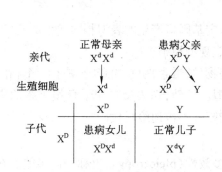

图 2-2-18　男性患者与正常女性婚配图解

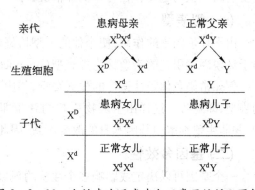

图 2-2-19　女性杂合子患者与正常男性婚配图解

3. X-连锁显性遗传病的特征

(1) 人群中女性患者多于男性患者。

(2) 患者的双亲之一为患者;男性患者的女儿均为患者,儿子均正常。

(3) 女性患者的后代中,女儿和儿子各有 50% 的发病风险。

(4) 系谱中常可看到连续传递的现象。

4. 其他一些常见且主要的 X-连锁显性遗传病(表 2-2-6)

表 2-2-6　一些 X-连锁显性遗传病

疾病中文名称	疾病英文名称
口面指综合征 I 型	orofaciodigital syndrome I
高氨血症 I 型(鸟氨酸氨甲酰基转移酶缺乏)	ornithine transcarbamylase deficiency
色素失调症	incontinentia pigmenti

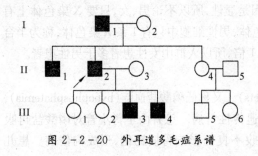

图 2 - 2 - 20　外耳道多毛症系谱

三、Y - 连锁遗传病

控制某种性状或疾病的基因位于 Y 染色体，其传递方式称为 Y - 连锁遗传(病)。目前了解得比较少，较肯定的有 H－Y 抗原基因、外耳道多毛基因和睾丸决定因子基因等。如图 2 - 2 - 20 为一个外耳道多毛症系谱，该系谱中的全部男性均到了青春期外耳道中可长出 2～3 cm 的成丛黑色硬毛，常可伸出耳孔之外。

第三节　影响单基因遗传病分析的因素

显性遗传和隐性遗传两大类的突变基因，理论上在群体中呈现出各自的分布规律，但某些突变基因性状的遗传存在许多例外情况。

(一) 拟表型

由于环境因素的作用，使个体的表型恰好与某一特定基因型产生的表型相同或相似，这种由于环境因素引起的表型称为拟表型(phenocopy)，或表现型模拟。

例如常染色体隐性遗传的先天聋哑，与由于使用药物(链霉素)引起的聋哑，都有一个相同的表型，即聋哑。这样由于药物引起的聋哑即为拟表型。显然，拟表型是由于环境因素的影响，并非生殖细胞中基因本身的改变所致，因此，这种聋哑并不传递给后代。

(二) 基因多效性

一个基因可以决定或影响多个性状的现象称基因多效性(pleiotropy)，也称一因多效。在生物个体的发育过程中，很多生理生化过程都是相互联系、相互依赖的，而基因的作用是通过控制新陈代谢的一系列生化反应影响到个体发育的。因此，一个基因的改变直接影响个体生化过程的正常进行，进而引起其他性状的相应改变。例如半乳糖血症是一种糖代谢异常症，该病症的缺陷基因主要是编码 1 -磷酸半乳糖-尿嘧啶核苷酸转移酶，该酶的缺陷使半乳糖及其氧化还原产物在体内积累，患者既有智能发育不全等神经系统异常，还具有黄疸、腹水、肝硬化等消化系统症状，甚至还可出现白内障。造成这种多效性的原因，是基因产物在机体内复杂代谢的结果。

一方面基因产物(蛋白质或酶)直接或间接控制和影响了不同组织和器官的代谢功能，即初级效应；另一方面是在初级效应的基础上通过连锁反应引起的一系列次级效应。例如镰状细胞贫血，由于存在异常血红蛋白(HbS)引起红细胞镰变，进而使血液黏滞度增加、局部血流停滞、各组织器官的血管梗死、组织坏死等，导致各种临床表现。这些临床表现都是初级效应(镰变)后的次级效应，这是基因多效性的另一原因。

(三) 遗传异质性

表现型一致的个体或同种疾病临床表现相同,但可能具有不同的基因型,称为遗传异质性(genetic heterogeneity)。例如智能发育不全这种异常性状,可由半乳糖血症的基因控制,也可由苯丙酮尿症的基因、黑矇性痴呆基因所决定。与基因多效性相反,由于遗传基础不同,它们的遗传方式、发病年龄、病程进展、病情严重程度、预后以及复发风险等都可能不同。例如视网膜色素变性(retinitis pigmentosa,RP)是最常见的致盲的单基因遗传眼病之一,主要表现为视网膜萎缩、夜盲和视野缩小,多为双眼发病,致中年或老年完全失明,其遗传方式可以有AD、AR、XR 连锁遗传。遗传方式不同的视网膜色素变性,一般其遗传基础也不同,因而伴随的综合征以及始发年龄、主要病情变化特征(XR 常伴高度近视,AR 和 AD 多为低度近视)、病程进展(AD 快,AR 慢)、预后情况(AD 较轻,AR 致盲)也有差异。

(四) 遗传早现

一些遗传病在连续世代传递过程中,发病年龄一代比一代提早,且病情加重,这种现象称为遗传早现(anticipation)。例如,遗传性痉挛性共济失调,是一种常染色体显性遗传病,杂合子患者在 30 岁前一般不发病,35~40 岁才逐渐发病。临床表现早期为行走困难,站立时摇摆不定,语言不清,晚期下肢瘫痪。在一家系中,曾祖父在 39 岁时发病,他的儿子在 38 岁时发病,他的孙子在 34 岁时发病,他的曾孙在 23 岁时就已经瘫痪。

(五) 限性遗传

指常染色体上的基因,有表达的性别限制,只在一种性别表现,而另一种性别则完全不能表现,这种现象称为限性遗传(sex-limited inheritance)。这是由于解剖学结构上的性别差异造成的,也可能受性激素分泌方面的差异限制。如女性的子宫阴道积水症、男性的前列腺癌等。

(六) 从性遗传

指一些常染色体显性遗传,杂合子(Aa)的表达受性别影响,在某一性别表达出相应表型,而另一性别不表达出相应表型;或者某一性别发病率高于另一性别;这种现象称为从性遗传(sex-conditioned inheritance)。例如秃顶,人群中男性秃顶明显多于女性,因为杂合子男性表现秃顶,杂合子女性则不表现秃顶,但可以传递给男性后代。经研究表明,秃顶基因能否表达还受到雄性激素的影响,所以若是杂合子女性体内雄性激素水平升高也可出现秃顶,这一点还可以作为诊断女性是否患有某种疾病的辅助指标,因为肾上腺肿瘤可产生大量的雄性激素,导致秃顶基因的表达。再如原发性血红蛋白病是一种由于铁质在体内器官的广泛沉积而引起损害的常染色体显性遗传病。男性的发病率远高于女性。究其原因,认为可能是由于女性月经、流产或妊娠等生理或病理性失血导致铁质丢失,减轻了铁质的沉积,故不易表现出症状。

(七) 基因组印记

指一个个体的同源染色体(或相应的一对等位基因)因分别来自父方或母方,而表现出功能上的差异,所形成的表型也有不同,称为基因组印记(genomic imprinting),还可以称为遗传印记(genetic imprinting),或者亲代印记(parental imprinting)。

如 Huntinggton 舞蹈病、脊髓小脑性共济失调、强直性肌萎缩和多发性神经纤维瘤等都存在有相似的印记效应。

第四节 | 两种单基因遗传病的传递

一、两种单基因性状的联合遗传

当两种性状的基因位于不同对染色体上时,它们的遗传将按照孟德尔自由组合律传递。例如 ABO 血型的基因位于第九号染色体上,Rh 血型位于第一号染色体,男性 A 型血和 Rh 阳性血型(IAiRhrh),女性 B 型血和 Rh 阳性血型(IBiRhrh),他们婚配所生子女两种血型遗传情况如表 2-2-7 所示。

表 2-2-7　男性 A 型血和 Rh 阳性血型(IAiRhrh)与女性 B 型血和 Rh 阳性血型婚配

IAiRhrh　×　IBiRhrh

	IARh	**IArh**	**iRh**	**irh**
IBRh	IAIBRhRh	IAIBRhrh	IBiRhRh	IBiRhrh
IBrh	IAIBRhrh	IAIBrhrh	IBiRhrh	IBirhrh
iRh	IAiRhRh	IAiRhrh	iiRhRh	iiRhrh
irh	IAiRhrh	IAirhrh	iiRhrh	iirhrh

AB 血型:	4/16	Rh (+): 3/16	Rh (−): 1/16
A 血型:	4/16	Rh (+): 3/16	Rh (−): 1/16
B 血型:	4/16	Rh (+): 3/16	Rh (−): 1/16
O 血型:	4/16	Rh (+): 3/16	Rh (−): 1/16

二、两种单基因遗传疾病的联合遗传

当控制两种病的基因位于不同对染色体上时,将遵循孟德尔的自由组合规律。

例如:并指(AD)与先天性聋哑(AR)在一个家庭中的同时出现。一位并指父亲与一位正常的母亲生下一个先天性聋哑的孩子,他们以后每次生育孩子时,如图 2-2-21(并指:致病基因为 S,先天性聋哑:致病基因为 d)。

父亲:SsDd　×　母亲 ssDd

♀ ／ ♂	**SD**	**Sd**	**sD**	**sd**
sD	SsDD	SsDd	ssDD	ssDd
sd	SsDd	Ssdd	ssDd	ssdd

正常: 3/8　1/2 × 3/4 = 3/8　　　　并指: 3/8　1/2 × 3/4 = 3/8
并指、聋哑: 1/8　1/2 × 1/4 = 1/8　　聋哑: 1/8　1/2 × 1/4 = 1/8

图 2-2-21　一位并指男性与一位正常的女性婚配图解

三、两种单基因遗传病的连锁与互换遗传

当控制两种疾病的基因位于同一对染色体上,将遵循摩尔根的连锁互换规律。

　　例如：ABO 血型的基因和指甲髌综合征(AD 患者指甲发育不良,且髌骨缺如)的致病基因(NP)都位于 9 号染色体上(9q34),且紧密连锁,其中,NP 基因和 I^A 基因相连锁,NP 的正常等位基因 nP 与 I^B 基因或 i 基因连锁,但已知 NP 和 I^A 之间的重组率为 10%。假设一位 A 型血指甲髌综合征患者与一位正常 O 型血正常人婚配,他们生育子女的情况将是：5% A 型血是正常,5% O 型血患指甲髌综合征(图 2-2-22)。

$$NpnpI^Ai \times npnpii$$

$$\downarrow$$

$NpnpI^Ai$	:	npnpii	:	Npnpii	:	$npnpI^Ai$
45%		45%		5%		5%
A 型血		O 型血		O 型血		A 型血
指甲髌综合征		正常人		指甲髌综合征		正常人

图 2-2-22　A 型血指甲髌综合征患者与一位正常 O 型血正常人婚配图解

第三章

线粒体遗传病

线粒体普遍存在于真核细胞中,是动物细胞胞质中唯一具有 DNA 的细胞器。由于线粒体 DNA(mtDNA)结构的特殊性,因此 mtDNA 在遗传上具有自己的特征,包括半自主性、母系遗传、同质性与异质性、阈值效应、遗传密码的特性和高突变率等。掌握好 mtDNA 的遗传学特征对理解线粒体遗传病的遗传规律是十分重要的。

mtDNA 突变所导致的疾病称为线粒体遗传病。目前已经发现人类疾病中与线粒体 DNA 突变有关的有 100 多种。此类疾病的遗传方式与经典的孟德尔遗传方式不同,病变多集中表现在中枢神经系统和骨骼肌,临床症状不一,病情轻重程度存在明显差异。

第一节　人类的线粒体基因组

线粒体基因组也叫线粒体 DNA(mtDNA,mitochondrial DNA)。是独立于细胞核染色体外的又一基因组,被称为人类第 25 号染色体,遗传特点表现为非孟德尔遗传方式,又称核外遗传。mtDNA 分子质量小,结构简单,进化速度快,无组织特异性,具有特殊的结构特征、遗传特征和重要功能,而且在细胞中含量丰富(几乎每个人体细胞中都含有数以百计的线粒体,一个线粒体内有 2~10 个拷贝的 DNA)。

一、　线粒体基因组的结构特征

线粒体基因组全长 16 569 bp,不与组蛋白结合,呈裸露闭环双链状,外环为重链(H 链),鸟嘌呤(G)含量丰富;内环为轻链(L 链),富含胞嘧啶(C)。整个基因组共有 37 个基因,其中 H 链 28 个,包含 12 个蛋白质基因,2 个编码 16srRNA 和 12srRNA 的基因和 14 个 tRNA 基因;L 链 9 个,1 个蛋白质基因,8 个 tRNA 基因。现已确定 13 个蛋白质基因分别编码 1 个细胞色素 b、2 个 ATP 酶复合体亚基、3 个细胞色素 c 氧化酶亚基和 7 个呼吸链 NADH 脱氢酶亚基。13 个蛋白质基因序列都以 ATG(甲硫氨酸)为起始密码,无启动子和内含子,缺少终止密码子,仅具有以 U 或 UA 结尾的终止密码结构,基因长度均超过可编码 50 个氨基酸多肽所必需的长度。

线粒体基因组各基因之间排列极为紧凑,相互之间没有或者只有很少的几个非编码序列,部分区域还出现重叠,即前一个基因的最后一段碱基与下一个基因的第一段碱基相衔接,利用率极高,因此,mtDNA 的任何突变都可能导致线粒体氧化磷酸化功能的病理性改变。

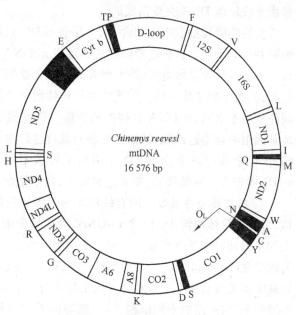

图 2-3-1　人类线粒体基因组

二、 线粒体基因组的遗传学特征

1. 半自主性　线粒体 DNA 能够编码自己的 mRNA、rRNA 和 tRNA,合成一部分自身所需的蛋白质,线粒体的这一功能称为线粒体的半自主性。线粒体中的大多数蛋白质是核基因编码的,在细胞质中合成。因此,线粒体的生长繁殖是核-质两套遗传系统共同控制的结果(表 2-3-1)。

表 2-3-1　呼吸酶复合体示 mtDNA 具有半自主性

复合体	亚基	核 DNA	mtDNA
I	41	34	7
II	4	4	0
III	11	10	1
IV	13	10	3
V	14	12	2

2. 遗传密码与通用密码不同　基因的表达需要遗传密码,不同生物种类核基因的遗传密码是通用的,然而线粒体所携带的遗传密码与真核细胞的通用密码不完全相同(表 2-3-2)。

表 2-3-2　哺乳类动物线粒体中遗传密码的改变

密 码	细胞核编码的氨基酸	线粒体编码的氨基酸
UGA	终止	色氨酸
AGA,AGG	精氨酸	终止
AUA	异亮氨酸	甲硫氨酸
AAA	赖氨酸	天冬酰胺
CUU、CUC、CUA、CUG	亮氨酸	苏氨酸

3. 母系遗传　由于线粒体存在于细胞质中,受精过程中仅精子的细胞核与卵子融合,产生的合子从卵子的细胞质中得到线粒体和相关的 mtDNA。即母亲将她的 mtDNA 传递给儿子和女儿,再由女儿将其传递给下一代,父亲从不将其 mtDNA 传递给后代。由此导致了线粒体遗传病的传递模式与经典孟德尔性状的传递模式不同。如果家族中发现一些男女成员具有相同的临床症状,而且是从受累的女性传递下来,家系分析又不符合 XD 遗传,就应考虑可能

是由于线粒体 DNA 突变造成的。

女性的卵母细胞中大约含有 10 万个 mtDNA,经过减数分裂,只有不足 100 个进入成熟卵细胞并传给子代。这种在卵细胞成熟过程 mtDNA 数量剧减的现象称为"瓶颈"效应。通过瓶颈的 mtDNA 数量和类型(野生型或不同的突变型)具有随机性,受精卵形成后的有丝分裂过程中,核的分裂是均等的。胞质中的线粒体则是随机性进入不同的细胞。因此同胞之间,甚至同卵双生子之间,mtDNA 的种类和数量可存在显著差异。患线粒体遗传病母亲的突变线粒体基因组一旦通过瓶颈,其数目在胚胎发育过程中将会增多,如达到阈值,子代则表现出遗传病;子代个体之间突变 mtDNA 的水平可以不同,获得 mtDNA 较多者将发病。获得突变 mtDNA 较少者病情较轻,如未达到阈值,则不发病。

4. **同质性与异质性**　所有线粒体均含多拷贝的 mtDNA,一个细胞内通常有数百个线粒体,每个线粒体内含 2~10 个 mtDNA,因此每个细胞有数千个 mtDNA,而每个 mtDNA 分子上的基因都可能发生突变。如果一个细胞或组织中所有的线粒体 DNA 具有相同的基因型称为同质性(homoplasmy),或均为野生型,或均为突变型。一个细胞或组织既含有野生型线粒体基因组又含有突变型线粒体基因组称为异质性(heteroplasmy)。异质性表现为:同一个体不同组织、同一组织不同细胞、同一细胞的不同线粒体,甚至同一线粒体内有不同的 mtDNA 拷贝。野生型 mtDNA 对突变型 mtDNA 有保护和补偿作用,因此,mtDNA 突变并不立即产生严重后果。

5. **阈值效应**　在异质性细胞中,突变型与野生型线粒体的比例确定了细胞是否能量短缺,即当突变达到一定的比例时,才有受损表型出现。如果携带突变型线粒体数量很少,则产能不会受到明显的影响。相反,在含有大量突变型线粒体基因组的组织细胞中,产生的能量可能不足以维持细胞的正常功能,这就会出现异常性状,即线粒体病。我们把能引起特定组织器官功能障碍的突变 mtDNA 的最小数量称为阈值。不同组织和器官对能量的依赖程度不同,那些高需能的组织,如脑、骨骼肌、心脏和肝,非常容易受到线粒体 DNA 突变的影响。

6. **突变率极高**　mtDNA 缺乏修复系统及组蛋白保护,易受活性氧等自由基侵害,突变率高于核 DNA 10~20 倍。mtDNA 的高突变率造成个体及群体中其序列差异较大。任何两个人,平均每 1 000 个碱基对就有 4 个碱基不同。人群中含有多种中性到中度有害的突变,且高度有害的突变不断增多。但有害的突变会通过选择而消除,故线粒体遗传病表型尽管不常见,突变的 mtDNA 基因必然很普遍。

第二节　线粒体基因组突变与疾病

线粒体病是遗传缺损引起线粒体代谢酶缺陷,使 ATP 合成障碍、能量来源不足导致的一组多系统疾病,也被称为线粒体细胞病。1962 年,Lufe 等发现一位年轻的瑞典妇女伴有异常增高的基础代谢率,同时伴有线粒体结构的异常和氧化磷酸化功能的异常。这是人类首次认识线粒体与人类疾病的发生有关。直到 1988 年,Wallen 等报道了首例由线粒体 DNA (mtDNA)突变引起的人类疾病,明确了 mtDNA 突变可引起人类疾病。

一、 线粒体基因组突变

线粒体病主要由 mtDNA 的突变造成,包括点突变、缺失、重复及丢失等。线粒体遗传病的突变类型如下:

(一) 碱基突变

1. 错义突变　mtDNA 突变使相应的氨基酸发生改变,主要与脑脊髓性及神经性疾病有关,如 Leber 遗传性视神经病、神经源性肌软弱、共济失调、并发色素性视网膜炎或 Leigh 综合征等。

2. 蛋白质生物合成基因突变　mtDNA 生物合成中的基因发生突变,到目前为止所了解的几乎所有突变都发生在编码 tRNA 的基因上。在这类突变中,当突变的 mtDNA 不超过 85% 时,不发病,一旦超过这一水平,就会表现出严重的临床症状。同时随年龄增长从不表现症状,逐渐加重,直至完全表现,比错义突变的疾病表现出更具系统性特征。许多神经肌肉性疾病及心脏、肾脏等病变与此类突变相关,典型疾病包括有线粒体脑肌病、线粒体肌病、肌阵挛性癫痫伴破损性红肌纤维病、感觉神经性耳聋等。

(二) 缺失、插入突变

以缺失较为多见,缺失突变主要引起绝大多数眼肌病,这类疾病往往无家族史,散发。一些退行性疾病,如癫痫、Parkinson 病、Alzeimer 病、Huntington 舞蹈症、成年期开始的糖尿病、衰老,都与 mtDNA 缺失突变有关。

(三) mtDNA 拷贝数目突变

拷贝数目突变表现为 mtDNA 拷贝数大大低于正常,这种突变发生较少,仅见于一些致死性婴儿呼吸障碍、乳酸性酸中毒或肌肉、肝、肾衰竭的病例。

此外,mtDNA 病变还具有相应的组织特异性。不同组织对氧化磷酸化的依赖性的差异是线粒体病的组织特异性的基础,有人认为这种依赖性的差异是由 nDNA 编码的氧化磷酸化基因的组织特异性调控造成的。还必须注意的是,氧化磷酸化过程中 5 种酶复合物是由 mtDNA 和 nDNA 共同编码,编码这些酶的核基因突变也可能产生类似于线粒体病的症状。因此,有些线粒体遗传病是 nDNA 与 mtDNA 共同作用的结果。

二、 常见线粒体遗传病

1. Leber 遗传性视神经病　Leber 遗传性视神经病(Leber's hereditary optic neuropathy, LHON)是由德国眼科医生 Leber 在 1871 年首次报道的。本病为母系遗传,存在性别差异,男女比例约为 4∶1。发病年龄通常在 20～30 岁,平均 27 岁,有的病例最早在 6 岁发病,最迟在 70 多岁。主要症状为急性或亚急性的双眼视力减退,视物模糊,多为双眼同时发病,有些病例双眼先后相差 1～6 个月发病。由于视神经的坏死,使得双眼的中心视力迅速丧失,但周围视力仍存在。患者可能还有周围神经退化、震颤、心脏传导阻滞和行动异常等表现。

目前已经发现,LHON 表型的出现至少直接或间接地与 18 种错义突变有关,约涉及 9 种编码线粒体蛋白的基因。其中最常见的突变是 1987 年由 Wallace 发现的 Wallace 突变,即 11 778 bp 由 G 变为 A,使编码 NADH 脱氢酶亚单位 4(ND4)中第 340 位高度保守的精氨酸变成组氨酸,导致粒体能量供应不足,从而诱发高耗能的视神经细胞退行性变,直至萎缩。

2. MELAS 综合征 又称线粒体脑肌病伴乳酸中毒及中风样发作综合征 (Mitochondrial, encephalo myopathy with lactic acidosis and stroke-like episodes, MELAS)，是一种以卒中样发作和乳酸性酸中毒为特征的线粒体脑肌病，是最常见的母系遗传病。主要症状为发作性呕吐、头痛、肌病、共济失调、肌阵挛、痴呆和耳聋。脑卒中样发作时表现为偏盲、偏瘫、视物模糊等。多数患者体重低，肌无力，身材矮小。由于丙酮酸无法正常代谢，从而产生大量乳酸并在血液和体液中累积，产生乳酸性酸中毒。肌组织病理检查中可见大量异常线粒体堆积形成的破碎红纤维。本病中大约 80% 的病例是因线粒体基因组中 tRNAleu 基因第 3 243 位由 A→G 点突变所导致的。此种突变是异质性的，当肌组织中突变线粒体 DNA 比例超过 90% 时，复发性休克、痴呆、癫痫和共济失调的发病风险就会增加。当达到 40%～50% 的时，就有可能出现慢性进行性眼外肌麻痹、肌病和耳聋。

3. 2 型糖尿病 糖尿病是遗传基础和环境因素共同作用的疾病，一般分为 1 型糖尿病（即胰岛素依赖性糖尿病）和 2 型糖尿病（即非胰岛素依赖型糖尿病），其中 90% 患者为 2 型糖尿病。近年来，遗传基础在此类疾病发生中所起的作用成为人们关注的焦点。目前已知 mtDNA 的 tRNA 基因 3 243 bp A→G 点突变是 2 型糖尿病的主要致病因素，此外还发现多个与糖尿病发病相关基因。除点突变外，在母系遗传的糖尿病患者中还发现 mtDNA 缺失突变。总之，mtDNA 突变与 2 型糖尿病的病因存在一定相关性。

4. 线粒体心肌病 线粒体心肌病（mitochondrial cardiomyopathy）是一类由于线粒体产能障碍导致心脏和骨骼肌受损的一类疾病，患者常有严重的心力衰竭。常见临床症状为劳动性呼吸困难、心动过速、全身肌无力伴全身严重水肿、心脏和肝脏增大等症状。mtDNA 缺失突变是各种心脏损害的主要原因。虽然在扩张型及肥厚心肌病的心肌 mtDNA 出现多种缺失，但它们都有一个共性特征，即均含有位于 8 637 bp～16 037 bp 的 mtDNA7436 缺失。该片段缺失造成氧化磷酸化障碍，细胞产能显著减少。另外，缺血型心脏病患者也伴有 mtDNA 的点突变。

5. 帕金森病 帕金森病（Parkinson disease, PD）又称震颤性麻痹，多在 60 岁以后发病。有震颤，动作迟缓、运动失调、言语不清等症状，少数患者还表现为痴呆。患者脑组织，特别是黑质中存在一段 4 977 bp 长的 mtDNA 缺失。本段缺失涉及多个编码线粒体蛋白质的基因，导致线粒体复合体 I 中的 4 个亚单位功能失常，从而使神经元能量代谢障碍，引起脑黑质中多巴胺能神经元细胞的退行性病变。此类突变为异质性，正常人细胞中突变 mtDNA 只占 0.3%，而帕金森病患者可达 5%。表明 mtDNA 突变与帕金森病有一定关系。

6. 链霉素耳毒性耳聋 链霉素等氨基糖甙类抗生素（庆大霉素、卡那霉素、妥布霉素和新霉素等）能致耳聋早已有报道，这种听力丧失与中等剂量的这类抗生素有关，具有家族性倾向。1993 年，Prezant 等通过 3 个母系遗传的氨基糖苷类抗生素致聋（aminoglycoside antibiotics induced deafness, AAID）家系的研究，首次报道了 mtDNA 编码的 12SrRNA 基因 1 555 位点 A→G 的突变，同年 Ghodsian 和 Prezant 等人在散发患者分析中也证实存在 1 555A→G 的突变。氨基糖苷类耳毒性耳聋的致病机制是氨基糖苷干扰了耳蜗内毛细胞线粒体 ATP 的产生。

三、 线粒体 DNA——核 DNA 与疾病

线粒体虽然有自己的遗传系统，但线粒体中多数酶或蛋白质是由核 DNA 编码的，它们在

细胞质中合成并经特定的方式,转送到线粒体中。除线粒体的复制、转录、翻译等受核 DNA 控制,有些核 DNA 的突变也会表现线粒体的功能障碍。故这类疾病都归入线粒体疾病中。

(一) mtDNA 和核 DNA 的相互作用

由于 mtDNA 与核 DNA 共同编码了氧化磷酸化系统的 5 个酶复合物,而 mtDNA 的复制表达过程中所需的几十种酶均由 nDNA 编码,所以线粒体在遗传上的自主性也受到核基因一定的制约。编码这些酶的核 DNA 突变也可产生类似于线粒体病的症状。

除了对 mtDNA 的基因结构进行分析外,还应对线粒体内各种酶的组成成分进行详细的生化分析,来确定何种成分有缺陷。这不仅有助于阐明线粒体病的发病机制,还能排除核遗传病的干扰,也有利于 mtDNA 与核 DNA 相互关系的研究。

(二) 核 DNA 改变引起的线粒体疾病

这类疾病主要表现为线粒体功能障碍,但呈孟德尔遗传。如编码线粒体蛋白质的基因缺陷与线粒体蛋白质转运有关的核基因突变都会引起人类的线粒体疾病。

1. **线粒体蛋白质转运的缺陷**　nDNA 编码的线粒体蛋白质是在细胞质内合成后转送入线粒体的不同部位。转运的过程有较复杂的机制。胞质内合成的前体蛋白比成熟蛋白要大一些,原因是前体蛋白比成熟蛋白多了一个前导肽(leader peptide)。前导肽作为一个识别信号与位于线粒体外膜上的受体蛋白相结合,并通过联结了内外膜的一个通道进入线粒体基质,这个转运过程是一耗能过程。进入基质的前体蛋白的前导肽被线粒体蛋白酶水解。协助蛋白转运的其他因子还包括胞质和基质内的热激蛋白(heat-shock proteins),它可使转运的蛋白保持非折叠的状态。

两种基因突变会引起蛋白转运的线粒体疾病,一是前导肽上的突变,将损害指导蛋白转运的信号,使蛋白转运受阻;二是蛋白转运因子的改变,如前导肽受体、抗折叠蛋白酶等。

2. **基因组间交流的缺损**　线粒体基因组依赖于核基因组,nDNA 编码的一些因子参与 mtDNA 的复制、转录和翻译。现发现有两类疾病的 mtDNA 有质或量上的改变,但它们均呈孟德尔遗传,因此 mtDNA 的改变只是第二次突变。

(1) 多重 mtDNA 缺失:这类患者不表现单一的缺失,而是表现 mtDNA 的多重缺失,且呈孟德尔遗传方式,可能 nDNA 上的基因存在缺陷。比较典型的如常染色体显性遗传的慢性进行性外眼肌麻痹 (autosomal dominantly inherited chronic progressive external ophthalmoplegia, AD - CPEO)。

(2) mtDNA 耗竭:这类患者主要表现为 mtDNA 完全缺损,也就是 mtDNA 量的异常而不是质的异常,患者往往病情较重,早年夭折。根据临床症状主要分为 3 类:① 致命的婴儿肝病;② 先天性婴儿肌病;③ 婴儿或儿童肌病。这些疾病均呈常染色体隐性遗传,可能是控制 mtDNA 复制的核基因发生突变所致。

一般认为绝大多数线粒体病是由 mtDNA 突变引起的,但随着对线粒体病分子机制的逐步了解,发现 nDNA 突变引起的线粒体疾病已日益增多。

第四章

多基因遗传病

导学

多基因遗传性状是由多个基因的累加效应引起的遗传性状，一般与环境因素共同作用，所导致的疾病称多基因病或多因子病。因有遗传因素在内，故发病呈家族倾向，但不符合孟德尔遗传规律，即同胞中的患病率远比 1/2 或 1/4 低，只有1‰～10%。大多数先天性畸形如无脑儿、脊柱裂和其他神经管缺损以及大多数先天性心脏病，以及许多常见的成人疾病如癌症、高血压、冠心病、痛风、精神分裂症、抑郁症及糖尿病等，不是单纯由单基因突变或染色体异常所引起的疾病，这些疾病都是由多个基因和环境因素共同作用的结果，属于多因素遗传病。

第一节　多基因遗传

一些遗传性状或遗传病的遗传基础不是一对主基因，而是多对基因。每对基因彼此之间没有显性与隐性之分，而是共显性。这些基因对遗传性状形成的作用是微小的，所以也称为微效基因 (minor gene)。但是，多对基因累加起来，就可以形成一个明显的表型效应，即累积效应。上述遗传性状的形成，除受微效基因的影响外，也受环境因素的作用。这种性状的遗传方式称为多基因遗传(polygenic inheritance)或多因子遗传 (multifactorial inheritance)。由这种遗传方式传递的疾病称为多基因遗传病。近年来的研究表明，多基因病的遗传基础上，除微效基因外，也有一些主基因的参与而且与环境因素相互作用，所以这类疾病又称为复杂疾病(complex disease)。

一、质量性状与数量性状

在单基因遗传的性状中，一个群体中的变异分布是不连续的，可以明显地把变异个体分为2～3 群，这 2～3 群个体间的差异显著，所以也称为质量性状 (qualitative character)。例如，垂体性侏儒患者的平均身高约 120 cm，正常人的平均身高约为 165 cm，它们虽然也有一定变异，但两者之间的变异分布是不连续的。这分别决定于基因型 aa 及 Aa 或 AA (图 2-4-1a)。又如以正常人的苯丙氨酸羟化酶(PAH)活性为 100%，则苯丙酮尿症(PKU)患者的 PAH 活性为 0~5％,携带者 PAH 的活性为 45％~50％。三者虽也有一定变异,但变异分布是不连续的。这分别决定于基因型 AA、aa 和 Aa (图 2-4-1b)。

多基因遗传的性状或疾病则与此不同,其变异在一个群体中是连续的,不同个体间只有量的差异,称为数量性状 (quantitative character)。例如,人的身高,在一个随机取样的群体中,如果让许多人站在一起,按个子的高矮不同排起来,就能看出他们之间是由高到矮逐渐过渡的。人数越多,两人之间的差距就越小,甚至难以辨别高矮,因此这种变异是连续的。如果把这个随机取样的群体按体高分组归类,并依各组的人数做成分布曲线,就可以看出,变异呈常态分布,只有一个峰 (图 2-4-2)。从图中可以看出,极端变异的个体,即体高矮于 140 cm 或高于 190 cm 的人是很少的,大部分人具有中等体高,近于平均值。这表明人的身高这个性状,在群体中的不同个体之间只有量的差异。另外,人类的体重、血压、智力、肤色等,也都属于数量性状。

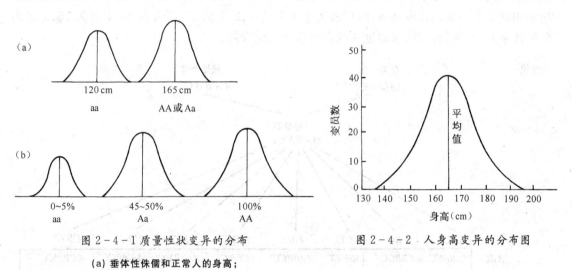

图 2-4-1　质量性状变异的分布
(a) 垂体性侏儒和正常人的身高;
(b) PKU 患者、携带者和正常人 PAH 的活性

图 2-4-2　人身高变异的分布图

二、多基因假说

多基因遗传现象是瑞典遗传学家 Nilsson-Ehle 在 1909 年研究白色和暗红色小麦的杂交实验时发现的,据此提出了多基因假说。其要点如下:① 有些遗传性状或遗传病的遗传基础不是一对等位基因,而是受两对或更多对等位基因所控制。② 这些等位基因彼此之间没有显性与隐性的区分,而是共显性。③ 每对等位基因对该遗传性状形成的作用微小,所以也称为微效基因(minor gene),但是多对等位基因的作用累加起来,可以形成一个明显的表型效应,即加性效应(additive effect)。④ 表型效应除了受微效等位基因的影响外,也受环境因素的作用。

三、多基因遗传的特点

(1) 两个极端变异(纯种)的个体杂交后,子一代都是中间类型。但也有一定范围的变异,这是环境因素影响的结果。

(2) 两个中间类型的子一代个体杂交后,子二代大部分也是中间类型,但是,子二代的变

　　异范围要比子一代更为广泛，有时，会出现一些接近极端变异的个体。这里，除去环境因素的影响外，基因的分离和自由组合对变异的产生，也有一定效应。

　　（3）在一个随机杂交的群体中，变异范围很广泛，但是，大多数个体接近中间类型，极端变异的个体很少。在这些变异的产生上，多基因的遗传基础和环境因素都起作用。

　　例如，人的身高就是多基因遗传的性状。假设有 3 对基因影响人的身高：AA'、BB'、CC'，其中 A、B、C 3 个基因各使人的身高在平均值（165 cm）的基础上增高 5 cm，A'、B'、C' 各使人的身高在平均值的基础上减低 5 cm。如果一个极高个体（$AABBCC$）和一个极矮个体（$A'A'B'B'C'C'$）婚配，子一代都将具有杂合的基因型（$AA'BB'CC'$），所以都具有中等身高。然而，由于环境因素的影响，子一代个体间在身高上仍有一些变异。如果中等身高的子一代不同个体之间婚配，子二代中大部分个体仍将具有中等身高，但是变异范围比子一代广泛，会出现少数极高和极矮的个体。这种变异首先受 3 对基因分离与自由组合的影响，如图 2 - 4 - 3 所示出现 7 个类别的基因组成，即 $0'$ 者为 1，$1'$ 者为 6，$2'$ 者为 15，$3'$ 者为 20，$4'$ 者为 15，$5'$ 者为 6，$6'$ 者为 1。其次，环境因素对变异的产生也有一定作用。

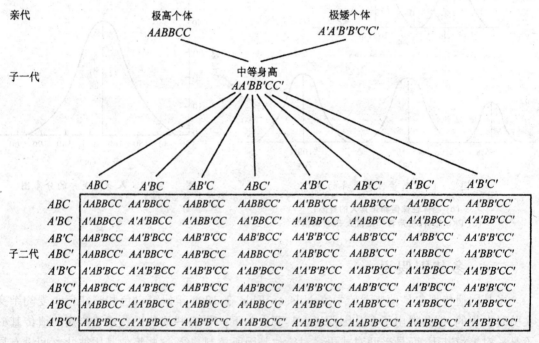

图 2 - 4 - 3　人身高的遗传图解

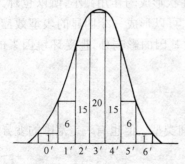

图 2 - 4 - 4　子二代身高变异分布图

　　将图 2 - 4 - 3 的子二代变异分布绘成柱形图或曲线图，则可看到近于正态分布（图 2 - 4 - 4）。

　　人类中虽然不存在上述的婚配情况，但是人类中大多数个体的基因型均为不同程度的杂合子，且有中等身高，随机婚配后，必将出现类似于上述子一代个体间婚配后的情况。

第二节　多基因遗传病

一些常见的畸形或疾病,它们的发病率大多超过 0.1％,这些病的发病有一定的遗传基础,常表现有家族倾向。但是,并不像单基因遗传病那样,同胞的发病率较高(1/2 或 1/4 等)。而是远比这个发病率低,只有 1％～10％。过去临床医生常常说这些病的发病有遗传因素或某种素质,近年来的研究工作表明,这些病就是多基因遗传病。由于除遗传因素外,环境因素在这类疾病中往往起着重要作用,故又称多因子遗传病。人类的高血压、糖尿病、冠状动脉病、精神分裂症、哮喘以及某些先天畸形(唇裂、腭裂、脊柱裂)等均属于多基因遗传病。虽然多基因病目前已知的仅有 100 余种,但是,每一种病的发病率却很高,例如原发性高血压的发病率为 4％～8％,哮喘的发病率为 4％,冠心病的发病率为 2.5％。所以总的估计 15％～20％的人受多基因病所累。

一、易患性和阈值

在多基因遗传病中,若干作用微小但有累积效应的致病基因构成了个体具有患某种病的遗传因素。这种由遗传基础决定一个个体患病的风险称为易感性(susceptibility)。而由遗传因素和环境因素共同作用决定一个个体是否易患某种遗传病的可能性则称为易患性(liability)。易患性变异像多基因性状那样,在群体中呈正态分布。在一个群体中,易患性有高有低,但大多数人呈中等水平,即接近平均值,易患性很高或很低的个体都很少。当一个个体的易患性高达一定水平,即达到一个限度——阈值(threshold)后,即将患病。阈值代表在一定环境条件下,发病所必需的、最低的易患性基因数量。阈值的存在,将群体区分为不连续的两种性状:正常人和患者(图2-4-5)。上述内容即为阈值学说(threshold theory)。

一个个体的易患性高低,目前是无法测量的,一般只能根据婚后所生子女的发病情况做出粗略估计。而一个群体的易患性平均值的高低,则可从该群体的发病率做出估计。衡量的尺度可以用常态分布的标准差作单位。例如一个群体中某病发病率是2.3％,以阈值为零作估计,易患性平均值应

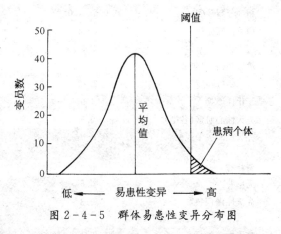

图 2-4-5　群体易患性变异分布图

该位于与阈值相距两个标准差的位置;如果群体中某病的发病率是 0.13％,以阈值为零作估计,易患性平均值应该位于与阈值相距 3 个标准差的位置(图2-4-6)。因此,从群体发病率的高低就可以估计出发病阈值与易患性平均值的距离。一种多基因遗传病的阈值与平均值相距愈近,其群体易患性的平均值愈高,阈值愈低,而群体发病率也愈高。反之,两者相距愈远,

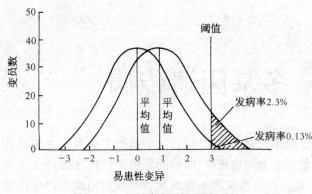

图 2-4-6　易患性的测量图解

群体易患性平均值愈低,阈值愈高,而群体发病率愈低。

二、遗传率

在多基因病中,易患性的高低受遗传基础和环境因素的双重影响,其中遗传基础所起作用的大小称为遗传率或遗传度(heritability),这一般用百分率(%)来表示。一种遗传病如果完全由遗传基础决定,遗传率就是 100%,这种情况在多基因病中是不存在的。在遗传率高的疾病中,遗传率可高达70%~80%,这表明遗传基础在决定易患性变异和发病上有重要作用,环境因素的作用较小;在遗传率低的疾病中,遗传率仅为 30%~40%,这表明在决定易患性变异和发病上,环境因素有重要作用,而遗传因素的作用不显著。研究表明,人类某些性状的遗传率分别为:语言能力68%,计算能力 12%,拼音能力 53%,比奈智商 68%。

遗传率可通过群体发病率和患者亲属的发病率来计算,也可以从双生子的发病一致率来估算,具体方法从略。

一些常见的多基因遗传病和先天性畸形的患病率和遗传率见表 2-4-1。

表 2-4-1　常见多基因遗传病和先天性畸形的患病率和遗传率

病　名	群体发病率(%)	患者一级亲属发病率(%)	遗传率(%)
唇裂±腭裂	0.17	4	76
腭裂	0.04	2	76
哮喘	4.0	12	80
精神分裂症	0.5~1.0	10~15	80
原发性高血压	4~8	20~30	62
冠心病	2.5	7	65
糖尿病(青少年型)	0.2	2~5	75
(成年型)	2~3		35
消化性溃疡	4.0	8	37
先天性心脏病(各型)	0.5	2.8	35
先天性髋关节脱位	0.1~0.2	男性先证者 4 女性先证者 1	70
脊柱裂	0.3	4	60
无脑儿	0.5	4	60
先天性幽门狭窄	0.3	男性先证者 2 女性先证者 10	75
先天性畸形足	0.1	3	68
先天性巨结肠	0.02	男性先证者 2 女性先证者 8	80
强直性脊椎炎	0.2	男性先证者 7 女性先证者 2	70
原发性癫痫	0.36	3~9	55

应当指出,遗传率估计值是由特定环境中的特定人群患病率估算得到的,不适宜扩展到其他人群和其他环境。此外,遗传率是群体统计量,用到个体毫无意义;当然,遗传率估计值会有取样误差,因此,我们一般只能说某种疾病的遗传率是高的,另一种疾病的遗传率是低的。而遗传率的高低可能影响患者亲属中的发病风险。

三、多基因病的遗传特点

尽管多基因遗传病的致病基因在家系中没有单基因遗传病那么明显的传递特征,但符合数量性状的遗传,具有如下特点:

(1) 包括一些常见病和常见的先天畸形,发病率大多超过 1/1 000。

(2) 发病有家族聚集倾向:患者亲属发病率高于群体发病率,因为系谱分析不符合一般的常染色体显性、隐性或性连锁遗传方式,即同胞中的患病率远比 1/2 或 1/4 低,只有 1%～10%,如果用 Nilsson-Ehle 的多基因假说就很容易解释。

(3) 发病率有种族(或民族)差异(表 2-4-2):表明这类疾病有遗传基础。

(4) 近亲婚配,子女发病风险增高,但不如 AR 显著。

(5) 患者双亲、同胞、子女亲缘系数相同,发病风险相同。

表 2-4-2　一些多基因病发病率的种族差异

病　　名	发病率	
	日　本	美　国
脊柱裂	0.003	0.002
无脑儿	0.006	0.005
唇裂±腭裂	0.0017	0.001
先天性畸形足	0.014	0.055
先天性髋关节脱位	0.01	0.007

四、多基因遗传病的复发风险的估计

(一) 复发风险与亲属级别的关系

一般来说,随着患者亲属级别的降低发病风险会迅速降低(表 2-4-3)。在发病率低的疾病,这个特点更为明显。假设某种多基因病的遗传率为 100%,则患者的一级亲属易患性平均值将位于群体易患性平均值与患者易患性平均值之间的 1/2 处(患者的基因与其一级亲属相同的可能性为 1/2),二级亲属的易患性平均值将位于群体易患性平均值和患者一级亲属易患性平均值之间的 1/2 处,三级亲属的易患性平均值将位于群体易患性平均值和二级亲属易患性平均值之间的 1/2 处(图 2-4-7)。从几何图形来看,与一级亲属发病率相比较,二级亲属和三级亲属的发病率将迅速降低,而不是依次递减

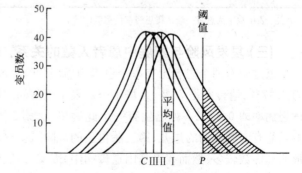

图 2-4-7　多基因遗传病患者一、二、三级亲属易患性平均值与发病率的比较

C:一般群体;P:患者;I,II,III:一、二、三级亲属

1/2。例如唇裂患者一级亲属的发病率为 4％，二级亲属则为 0.7％，三级亲属仅为 0.3％。实际上，那些遗传率低于 100％的多基因病的复发风险也有类似的规律。例如遗传率为 68％的先天性畸形足的群体发病率为 0.1％，一级亲属的发病率为 2.5％，二级亲属的发病率则为 0.2％。

表 2-4-3　一些多基因病患者不同级别亲属的发病风险对比

亲属级别	发 病 风 险		
	唇　裂	先天性髋关节脱位	先天性幽门狭窄
一般群体	0.001	0.002	0.005
一卵双生	0.40(×400)	0.40(×200)	0.15(×30)
一级亲属	0.04(×40)	0.05(×25)	0.05(×10)
二级亲属	0.007(×7)	0.006(×3)	0.025(×5)

（二）复发风险与遗传率和群体发病率的关系

多基因遗传病的复发风险与该病遗传率和一般群体发病率的高低有密切关系。当某种病的一般群体发病率为 0.1％～1％，遗传率为 70％～80％时，可应用 Edward 公式：$f = \sqrt{p}$ 求出患者一级亲属的发病率。f 代表患者一级亲属发病率，p 代表一般群体发病率。例如，唇裂在我国人群中的发病率为 1.7/1 000，遗传率为 76％，患者一级亲属的复发率为 4％，近于 $\sqrt{1.7/1\,000}$（4.1％）。如果其遗传率为 100％，患者一级亲属的复发率将近于 9％，如果其遗传率为 50％，则患者一级亲属的复发率将低于 2％。因此，得知群体患病率和遗传率，即可对患者一级亲属的患病率做出适当估计（表 2-4-4）。

表 2-4-4　遗传率、群体发病率和患者一级亲属发病率关系

遗传度	群体患病率（％）		
	0.1	1	10
50	1	5	20
60	2	6	24
70	3	8	28
80	4	10	30
90	6	13	33
100	8	16	36

注：表中数字为患者一级亲属患病率估测值（％）。

（三）复发风险与家庭中患者人数的关系

家庭中有两个患者比有一个患者的患病危险率高（表 2-4-5）。例如，唇腭裂群体患病率为 0.17％，遗传率是 76％，人群中一对表型正常的人婚配，他们第一胎罹患唇腭裂的风险是群体患病率即 0.17％。如已生有一个此病患儿，第二胎再生唇腭裂患儿的风险上升到约 4％。如已生有二胎此病的患儿，第三胎再生的风险就上升到约 10％。表明患儿的双亲产生此种畸形的基因数较多，然而在单基因遗传病中，因父母亲的基因型已定，不论已生出几个患儿，发病风险率都是 1/2 或 1/4。

表2-4-5　根据受累一级亲属的数目和遗传率推算多基因病的复发风险(%)

一般群体发病率(%)	遗传率(%)	双亲患病数 0			1			2		
		患病同胞数			患病同胞数			患病同胞数		
		0	1	2	0	1	2	0	1	2
1.0	100	1	7	14	11	24	34	63	65	67
	80	1	6	14	8	18	28	41	47	52
	50	1	4	8	4	9	15	15	21	26
1.0	100	0.1	4	11	5	16	26	62	63	64
	80	0.1	3	10	4	14	23	60	61	62
	50	0.1	1	3	1	3	9	7	11	15

（四）复发风险与病情严重程度的关系

病情严重的患者，其亲属发病风险增高。以唇裂为例，如果患者仅为一侧唇裂，则其一级亲属复发风险为2.46%，如果患者是一侧唇裂并发腭裂，则复发风险为4.21%；如果患者是双侧唇裂并发腭裂，则复发风险可达5.74%。患儿的病情越严重，表明双亲带有更多的致病基因。

（五）复发风险与性别的关系

发病率低的性别患者的亲属复发风险高。这是因为在这种情况下，不同性别的阈值高低不同，发病率低的性别阈值较高(图2-4-8)，如果一旦发病，他（她）的易患性一定很高，表明他（她）携带有更多的该病的致病基因，因而他的亲属发病风险增高。例如，先天性幽门狭窄男性发病率为0.5%，女性发病率为0.1%，男性患者的儿子发病风险为5%，女性患者的儿子发病风险则为20%。

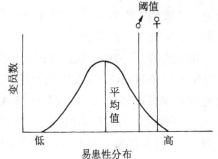

图2-4-8　阈值有性别差异的易患性分布图(先天性幽门狭窄)

鉴于多基因病的传递符合数量性状遗传规律，又由于它不像单基因遗传病那样相对地较容易认识和较方便地推算子代的发病概率，所以，对于多基因病亲属发病风险率的估计必须根据上述特点及有关资料和数据进行具体分析。

五、常见的多基因病及其诱发基因

传统的疾病诊断，是以疾病或病原体的表型改变为依据的表型诊断。由于疾病的表型改变往往出现较晚，当表型改变出现时，基因型的改变早已出现。因此，只针对表现型的诊断，容易错过治疗的最佳时期。大量遗传学与分子生物学的研究表明，除外伤外，人类疾病几乎都与基因相关。与单基因遗传病相比，多基因遗传病不是只由遗传因素决定，而是遗传因素与环境因素共同起作用。我们经常提到的常见疾病即为其中的多基因病，它具有明显的遗传异质性、表型复杂性及种族差异性等特征。

基因多态性是指基因的某些位点可以发生中性改变，使DNA的一级结构各不相同，但并不影响基因的表达，形成多态。基因的多态性可以看作是在分子水平上的个体区别的遗传标志，有很多表现的方式：最常见的是单核苷酸多态性(SNP)，还有短片段重复序列、插入和缺失多态性等。与稀有和高外显率的致病性突变不同，SNP广泛存在于人群中，是广义上基因点突变，其发生率在1%以上。易感基因的特点是基因变异本身，并不直接导致疾病的发生，而只造成机体患病的潜在危险性增加,一旦外界有因素介入,即可导致疾病发生。多基因病属高发疾病,严重影响着人类的健康。

1. **精神分裂症** 精神分裂症是一种严重的精神疾病,全世界约有1%的人患有这种疾病。表现为患者认知能力的障碍和大脑异常。目前认为,精神分裂症是一种多基因遗传病。经典的连锁分析和候选基因关联分析及最近的全基因组扫描,发现可能的精神分裂症易感基因主要包括:COMT、NRGI、DTNBP1、DISCI、G72、DAAO、RGS4等;对患者死后脑组织的分子水平研究也发现一些易感基因:DLX1、REELIN、SEMAPHORIN3A等。通过对精神分裂症患者和正常人的脑容量比较发现,精神分裂症患者的脑容量较小。一些研究中也发现,与大脑容量相关的易感基因GULP1与精神分裂症也相关,人的GULP1基因位于2号染色体上。研究表明,GULP1基因的两个单核苷酸多肽位点(SNP)rs2004888和rs4522565都显著的与精神分裂症有关。

2. **心血管疾病** 冠状动脉硬化性心脏病(简称冠心病)是由遗传和环境因素共同所致的复杂疾病,许多研究表明血管紧张素转换酶(ACE)基因、血管紧张素原(AGT)基因及内皮型一氧化氮合酶(eNOS)基因多态性与基因型表达的冠心病相关。急性心肌梗死(AMI)也被证明是与环境相关的多基因病,其家族史被认为是一个独立的危险因素。随着近年来对基因组学和分子生物学的发展,确定了一系列的AMI易感基因及相关单核苷酸多肽(SNP)位点。

除上述致冠心病的易感基因外,还包括与男性AMI相关的CX37基因的C1019T及AT1R基因A1166C。原发性高血压(EHT)也是由遗传易感性和环境因素共同决定的疾病,研究表明,AGT235M、ACEALUD和ApoBXall被证明与中国汉族人群原发性高血压有关。

3. **唇腭裂** 唇裂俗称兔唇、缺嘴、豁嘴,是口腔颌面部常见的先天性畸形。发病率约为1.82‰,全国现有患者170多万,在不同人群中有15%～20%的家族史,因此遗传因素被认为在唇腭裂的病因学中占重要地位。不同的人特定区域如1q,2p,4p,6p,14q,17q,19q均发现与唇腭裂的发病相关的基因位点。在我国,非综合征型唇腭裂发病率较高。非综合征型唇裂伴或不伴腭裂是指不伴发其他系统畸形的不属于任何综合征的唇裂、唇裂合并腭裂的总称,这是一种常见的颌面部先天畸形。已确定的非综合征型唇腭裂易感基因包括:定位于1p36.3,编码5,10原亚甲基四氢叶酸还原酶基因MTH-FR;定位于2p13,编码多肽类生长因子的基因TGFα;定位于1q32-1q41,编码蛋白质与DNA结合域的干扰素调节因子IRF6;定位于4p16的同源异型核基因MSX1;定位于11q23的脊髓灰质炎受体相关基因PVRL1等。

4. **2型糖尿病** 20世纪90年代,采用定位克隆策略发现了一些符合孟德尔遗传模式的糖尿病。但2型糖尿病与之有所不同,属于复杂的多基因遗传病,基因突变、环境因素、个体易感性这三者共同作用最终导致了疾病的发生,其中单个基因的突变只对疾病的发生起最小的作用。近年来,全基因组关联研究和数以万计的病例发现了许多对糖尿病的发生起作用的基因,如肝细胞核因子(HNF)-1β基因(TCF2)、WFS1(Wolfram)、锌转运子(SLC30A8)、周期素依赖性蛋白激酶抑制因子2A/2B(CDKN2A/2B)、胰岛素样生长因子2 mRNA结合蛋白2(IGF2BP2)。其中,TCF7L2是目前发现的在欧洲人群中作用最强的基因。一种参与葡萄糖代谢的酶基因(G6PC2),存在于中国人群空腹血糖相关的新的变异位点。这一缺陷变异基因可使个体患2型糖尿病的风险增加19%。IB(HNF1B)基因的一个变异位点,可使个体患2型糖尿病的风险增加16%。

第五章

染色体疾病

　　生物界中各物种的染色体在形态、结构和数目上都是相对恒定的。但在病理条件或环境因素的作用下,细胞中染色体的形态和数目可发生改变,即染色体畸变。当染色体发生畸变时,由于涉及的基因较多,因此受累个体将出现先天性多发畸形、智力发育障碍、生长发育迟缓等临床症状。这类由染色体异常导致的疾病称为染色体病。若常染色体发生畸变,临床上常见的有 21 三体综合征、18 三体综合征、13 三体综合征和猫叫综合征等。若性染色体发生畸变,临床上常见的有先天性睾丸发育不全综合征和先天性卵巢发育不全综合征等。

第一节 染色体畸变

　　体细胞或性细胞内染色体发生异常的改变称为染色体畸变(chromosomal aberration)。染色体畸变可分为数目畸变和结构畸变两大类。染色体畸变可以自发地产生,称为自发突变;也可以通过物理的、化学的和生物的诱变作用而产生,称为诱发突变。

一、染色体数目畸变

　　一个正常配子即正常精子或卵子所含的全部染色体,称为一个染色体组。凡是细胞核中含有一个完整染色体组的,就叫作单倍体。含有两个染色体组的叫作二倍体,如人 $2n=46$,正常二倍体染色体整组或整条数量上的增减,称为染色体数目畸变。其主要类型如下:

(一) 整倍体

　　整倍体(euploid)是指细胞内整个染色体组数目的增加或减少。整个染色体组数目的减少可形成单倍体(haploid),单倍体个体在人类尚未见到。整个染色体组数目的增加可形成多倍体(polyploid),包括三倍体、四倍体等,在流产胎儿中能见到。

　　1. 三倍体　患者的体细胞中有 3 个染色体组,即每一对染色体都多了 1 条,使染色体总数为 $69(3n)$,称为三倍体(triploid)。因为三倍体是致死性的,所以,能活到出生的三倍体患儿极为罕见,存活者都是二倍体/三倍体的嵌合体。但是,在流产胎儿中三倍体是较常见的类型。已报道的三倍体病例的核型有 69,XXX;69,XXY；69XYY 及三倍体/二倍体嵌合体。

2. **四倍体**　患者的体细胞具有 4 个染色体组,染色体总数达到 92 条$(4n)$,称为四倍体(tetraploid)。迄今只报道 1 例伴有多发畸形的四倍体活婴和一例四倍体/二倍体的嵌合体男性病例(46,XY/92,XXYY)。

整倍体形成的原因,一般认为是由于: ① 双雄受精(diandry),即同时有两个精子入卵受精(图 2-5-1);所形成的合子内则含有 3 个染色体组(三倍体)。② 双雌受精(digyny),即在减数分裂时,卵细胞因某种原因未能形成极体,或第二极体与卵核重新结合,因而卵子中保留有两组染色体,受精后则形成三倍体合子(图 2-5-2)。③ 核内复制是指在一次细胞分裂时,染色体不是复制 1 次,而是复制 2 次。而细胞只分裂了 1 次,这样形成的两个子细胞都是四倍体。④ 核内有丝分裂是指进行细胞分裂时,染色体正常地复制 1 次,但至分裂中期时,核膜仍未破裂、消失,也无纺锤丝形成和无胞质分裂,结果细胞内的染色体不是二倍体,而成为四倍体。

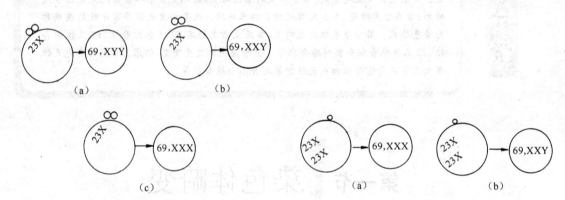

图 2-5-1　三倍体的发生机制(双雄受精)　　　图 2-5-2　三倍体的发生机制(双雌受精)

(a) 69,XYY 的形成; (b) 69,XXY 的形成;　　　　(a) 69,XXX 的形成; (b) 69, XXY 的形成
(c) 69XXX 的形成

(二) 非整倍体

非整倍体(aneuploid)是指细胞内染色体的数目增加或减少 1 条或几条。这是人类最常见的一类染色体畸变。细胞内染色体数目少了 1 条或多条,称为亚二倍体(hypodiploid);多 1 条或数条,则称为超二倍体(hyperdiploid)。

1. **单体型**　即某号染色体减少了 1 条$(2n-1)$,细胞内染色体总数为 45 条。常见的有 45,X;另外还有 45,XX(XY),— 21;45,XX(XY),— 22。除了 G 组染色体单体型外,人类尚未发现其他单体型。如同一号染色体减少 2 条$(2n-2)$,即这对染色体不存在,则称为缺体型。人类缺体型还未见报道,意味着这样的胚胎根本不能存活。

2. **三体型**　即某号染色体增加了 1 条$(2n+1)$,细胞内染色体总数为 47 条。临床上,不论常染色体病还是性染色体病,均以三体型最为常见。例如,在常染色体病中,除第 17 号尚未有三体型的病例核型报道外,其余的常染色体均存在三体型,以 13、18 和 21 三体型常见,性染色体三体型主要有 XXX、XXY 和 XYY 3 种。

3. **多体型**　某号染色体增加了 2 条或 2 条以上。主要见于性染色体异常,如四体型:48,

XXXX;48,XXXY;48,XXYY 和五体型:49,XXXXX;49,XXXYY 等。

非整倍体的产生是由于生殖细胞在减数分裂过程中染色体发生了不分离。所谓不分离是指在减数分裂的第一次分裂时,某号同源染色体不分离,不能平均分配到两个子细胞中去,结果形成一个细胞得到双份染色体,另一个细胞未得到该染色体,由此而形成的配子有一半是多一条染色体($n+1$),一半则少一条染色体($n-1$),这种异常的配子受精后将会形成三体型和单体型的合子。如果减数分裂的第一次分裂正常,而减数分裂的第二次分裂时发生二分体的不分离,也会产生($n+1$)和($n-1$)的异常配子(图 2-5-3、图 2-5-4)。现在已知减数分裂时染色体不分离多发生在后期 I。

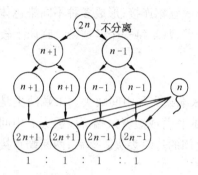
图 2-5-3 后期 I 染色体不分离

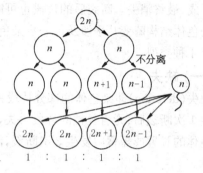
图 2-5-4 后期 II 染色体不分离所形成的配子与受精后的结果

(三) 嵌合体

含有两种或两种以上不同核型细胞系的个体称为嵌合体。例如 46,XY/47,XXY 和 45,X/46,XX 等都是嵌合体。产生原因是由于受精卵在第一次卵裂或前几次卵裂时染色体发生了不分离(图 2-5-5)。嵌合体各细胞系所占比例大小与染色体发生不分离的时间有关。如发生在第一次卵裂,则两种细胞系数目相等;如发生在卵裂后期,则正常细胞所占比例大些。产生嵌合体的另一原因是染色体遗失,在细胞有丝分裂的中、后期,某一条染色体由于偶然的行动迟缓而未能进入任何一个子细胞核,使子细胞核内的染色体少了 1 条,也叫染色体后期迟缓(anaphase lag)。未能进入细胞核内的染色体遗留在细胞质中,逐渐消失,结果该细胞即因丢失 1 条染色体而成为亚二倍体(图 2-5-6)。嵌合体患者的临床症状往往不够典型。

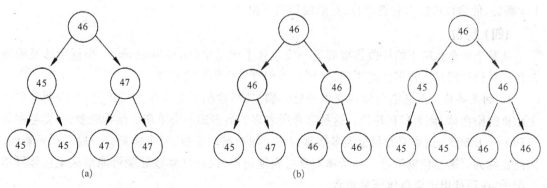

图 2-5-5 嵌合体形成图解
(a) 第一次卵裂不分离;(b) 卵裂初期不分离

图 2-5-6 染色体遗失形成的嵌合体图解

二、染色体结构畸变

染色体结构畸变(structural aberration)是染色体或染色单体断裂和重接而形成各种类型重组的结果。

人体细胞中的染色体,在体内外各种因素的影响下,可能发生断裂(breakage),产生两个或多个片段:有着丝粒片段和无着丝粒片段。大多数片段按原来结构在断面重新连接,恢复原来的染色体,这一过程称为愈合(restitution)或重建,这不引起遗传效应。另外一部分片段保持断裂状态,造成有着丝粒片段部分缺失;无着丝粒片段则滞留在细胞质中,不参加新细胞核的形成,最终消失。断裂后的片段也可能以不同方式互相连接,形成多种不同染色体结构畸变。染色体结构畸变几乎涉及每一号染色体的长、短臂,甚至每一个区或带。临床上较常见的有以下4种类型。

(一) 缺失

缺失(deletion)即染色体的部分片段丢失,包括末端缺失和中间缺失。末端缺失是指染色体发生1次断裂后,无着丝粒的片段丢失,即染色体的长臂或短臂末端片段丢失。中间缺失是指染色体的长臂或短臂内发生2次断裂,两断裂点之间的片段丢失。然后,两断端重接成1条染色体。

(二) 重复

指染色体上增加了相同的某个区段因而引起变异的现象,称为重复(duplication)。重复可以发生在同一染色体的不同位置上,通常由同源染色体间非对等交换产生。如果同源染色体的非姊妹染色单体,在不相等的位置上各发生1次断裂,重新愈合后就将形成2条正常、1条重复和1条缺失的染色体。重复基因的排列顺序可以是相同的,称串联重复(tandem repeat),也可以是反向的,称反向重复(inverted repeat)。

染色体重复了1个片段,这额外片段上的基因也随之重复,与缺失效应相比,重复的遗传效应不明显,但重复太多也会影响生活力,甚至造成死亡。

(三) 倒位

一条染色体两处断裂,中间片段作180°倒转后再与两断端相接,使其基因排列顺序被颠倒者称为倒位(inversion)。如2个断裂发生在同一个臂上,则形成臂内倒位;若两个臂上各发生1次断裂,使倒位片段含有着丝粒,则形成臂间倒位。

(四) 易位

从某个染色体断下的片段连接到另一染色体上叫易位(translocation)。根据所涉及的染色体和易位片段及连接形式的不同,又可分为相互易位和罗式易位。

1. 相互易位 两条染色体各发生一处断裂,其断片相互交换位置后重接,形成两条结构上重排的染色体,称为相互易位。这是迄今所发现的最多的一类染色体结构畸变,其发生率为1/700 ~ 1/500。这类原发易位大多数都保留了原有基因总数,对个体发育一般无严重影响,因此也称为平衡易位携带者。其个体本身可表现正常,但通过减数分裂可能形成染色体异常的配子,在后代出现染色体异常患者。

2. 罗式易位(罗伯逊易位) 是只发生在 D、G 组近端着丝粒染色体之间的一种特殊的易位形式,即两条近端着丝粒染色体在其着丝粒区发生断裂,两者的长臂在着丝粒区附近彼此连接,形成一条新染色体,两者的短臂在以后的细胞分裂中消失。

罗式易位保留了2条染色体的长臂,而缺少2条短臂。由于短臂小,含基因不多,因此这类携带者一般无严重先天畸形,智力发育可以正常,只在形成配子的时候会出现异常,造成胚胎死亡而流产或出生先天畸形的患儿。

三、染色体畸变的生物学效应

染色体是遗传物质的主要载体,染色体畸变后可引起基因的结构、数量、位置的改变,不同的染色体结构畸变产生不同的生物学效应。

(一) 缺失

当染色体的一个片段不见了,其中所含的基因也随之丧失了。如果同源染色体中一条染色体有缺失,而另一条染色体是正常的,那么在同源染色体配对时,因为一套染色体缺了一个片段,它的同源染色体在这一段不能配对,因此拱了起来,形成一个弧形的结构。缺失会影响个体的生活力(表2-5-1)。如果缺失的部分太大,那个体通常是不能生活的。

表 2-5-1　自然流产胎儿染色体异常发生率

类　型	%
45,X	20
常染色体单体	<1
常染色体三体(合计)	52
16 三体	16
18 三体	3
21 三体	5
22 三体	5
其他三体	23
三倍体	16
四倍体	6
结构重排	4

(二) 倒位

一个个体对于倒位的情况,可以是纯合体,也可以是杂合体。倒位纯合体一般是完全正常的,并不影响个体的生活。倒位杂合体在减数分裂时,同源染色体不能以直线形式进行配对,通常要形成一个圆圈,才能完成同源部分的配对。这种圆圈就称为倒位环(inversion loop)。无论着丝粒在倒位环的外面,还是在倒位环的里面,如果在环内有交换发生,那么交换过的染色单体都带有缺失和重复,进入配子后,往往引起配子的死亡,使最后所得到的配子几乎都是在环内没有发生过交换的,所以倒位的遗传学效应是可以抑制或大大地降低倒位环内基因的重组。

(三) 易位

最常见的是相互易位。相互易位的纯合体没有明显的细胞学特征,它们在减数分裂时配对是正常的,所以跟原来的未易位的染色体相似,可以从一个细胞世代传到另一个细胞世代。易位杂合体在形成配子时,一部分细胞中的染色体有缺失和重复,因而相互易位可以引起合子的不良遗传效应,甚而致死。

根据断裂发生的时间,染色体结构畸变可分为两大类型,即染色体型和染色单体型。如断

裂发生于 G_1 期,这时染色体尚未复制,可导致染色体畸变,通过 S 期的复制,可以影响同一染色体的两条单体。如断裂发生在 G_2 期,这时染色体已经复制,由两条染色单体构成,断裂通常只影响两条单体中的一条,即导致染色单体畸变。

第二节　常见的人类染色体疾病

因先天性染色体数目异常或结构畸变而引起的疾病,称为染色体病(chromosome disease)。染色体病常常涉及许多器官系统的形态和功能异常,临床表现往往是多样的,故又称染色体畸变综合征(chromosomal aberration syndrome)。在妊娠前 3 个月中的自然流产儿中,65% 有染色体异常。目前已发现的人类染色体数目异常或结构畸变约 10 000 多种,几乎涉及每一号染色体。已确定或已描述过的综合征有 100 多种。这些畸变如涉及第 1～22 号常染色体,称常染色体病,如涉及 X、Y 性染色体,则称性染色体病。新生儿中染色体异常发生率为 0.63%,这将给家庭和社会带来沉重的精神和经济负担。

一、常染色体疾病

(一) 21 三体综合征

21 三体综合征又称为先天愚型或 Down 综合征,是最早报道、也是最常见的一种染色体畸变综合征。

21 三体综合征在新生儿中的发病率为 1/1 000～1/500。其主要的临床表现:患者呈特殊的呆滞面容(图 2-5-7),如鼻梁低平、眼距宽、眼裂小、外眼角上倾、内眦赘皮、虹膜发育不全、常有斜视。耳小, 常为低位,耳郭畸形。颌小,口常半开,舌大外伸,流涎。四肢关节过度屈曲,肌张力低,所以也叫软白痴。指短,小指内弯,其中间指骨发育不良。约 50% 的患者伴有先天性心脏病,其中室间隔缺损约占一半。患者常有皮肤纹理学改变,如通贯手。所有患者均表现为不同程度的生长迟缓。男性患者可有隐睾,尚未见有生育者。女性患者偶有生育能力,所生子女 1/2 将发病。患者 IgE 水平较低,易患呼吸道感染等。患者中并发急性白血病的发病率增加了

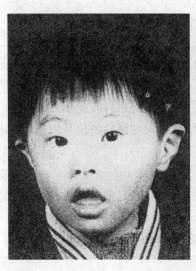
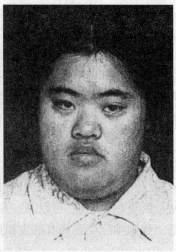

图 2-5-7　21 三体综合征患者面容

20 倍。

智力发育不全是 21 三体综合征最突出、最严重的表现。智力较好的患者可学会阅读或做简单的手工劳动;通过训练他们能够学会完成更多的劳动。智力较差者语言和生活自理都有困难。患儿性格活泼、讨人喜欢,好模仿、爱音乐,但行为动作倾向于定型,抽象思维能力受损最大。

21 三体综合征的诊断主要依靠染色体检查。根据患者的核型组成的不同可分为以下 3 种类型:

(1) 21 三体型:约 92.5% 的先天愚型患者属于此类型。患者的核型为 47,XX(XY),+21(图 2-5-8),即比正常人多了 1 条 21 号染色体。该病的形成原因主要是由于配子形成过程中发生了 21 号染色体的不分离。研究表明 21 三体型先天愚型患者 80% 是由于其母亲生殖细胞在减数分裂时不分离(其中 80% 在第一次减数分裂期),20% 是由于父亲生殖细胞减数分裂时(其中 60% 在减数分裂第一次分裂期,40% 在减数分裂第二次分裂期)发生不分离的结果。

21 三体型综合征的发病率随母亲年龄增高而增加。据 Carter 和 Evans 统计,35 岁以上的妇女生育 21 三体综合征患儿的机会显著增加,45 岁以上的妇女生育 21 三体型综合征患儿的机会增加更为明显(表 2-5-2)。这可能与高龄孕妇的卵细胞染色体容易出现不分离有关。

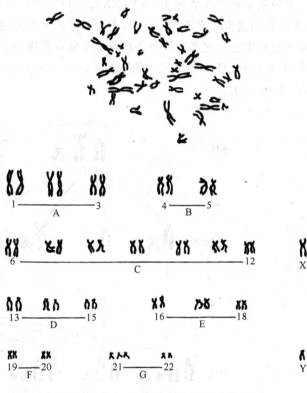

图 2-5-8　21 三体综合征患者核型

表 2-5-2　母亲年龄与 21 三体综合征发病率的关系

母亲年龄(岁)	21 三体综合征发病率
25 岁以下	1/1 800
25~29	1/1 500
30~34	1/800
35~39	1/250
40~44	1/100
45~	1/50

(2) 嵌合型:较少见,约占先天愚型患者的 2.5%。此型的发生原因是受精卵在胚胎发育早期的卵裂过程中,21 号染色体发生了不分离。患者的核型为 46,XX(XY)/47,XX(XY),+21。如果染色体不分离发生的时间越早,则异常的细胞系所占的比例就越大,临床症状就越重,反之临床症状就越轻。所以,此类型患者的临床症状多数不如 21 三体型严重、典型。

（3）易位型：此类患者约占全部先天愚型患者的 5%。其特点是多余的 1 条 21 号染色体，不是独立存在的，而是经罗伯逊易位，移至 D 组或 G 组的 1 条染色体上。所以，这些患者体细胞中的染色体的总数仍为 46 条，但实际上有一条染色体上是附有 1 条额外的 21 号染色体，从而表现出与典型的 21 三体相同的临床症状。易位型先天愚型中最常见的是 D/G 易位。例如 14/21 易位，患者的核型为 46,XX(XY)，−14，+t(14q;21q)。即核型中少了 1 条 14 号染色体，多了 1 条由 14 号长臂与 21 号长臂形成的易位染色体。这种易位约 3/4 是新发生的，1/4 是由双亲之一遗传而来的。在后一种情况下，母亲是一个易位携带者的可能性远高于父亲。易位携带者的核型为 45,XY(XX)，−14，−21，+t(14q;21q)。虽然染色体总数少了 1 条，但从总的遗传物质来看，与正常人没有什么大的区别，基本上仍处于平衡状态，因此也叫做平衡易位携带者。这类携带者外观可毫无异常表现，但与正常人结婚后所生子女中 1/4 为正常人，1/4 为 14/21 易位型先天愚型患者，1/4 为易位携带者，1/4 缺乏 1 条 21 号染色体而流产（图 2-5-9）。

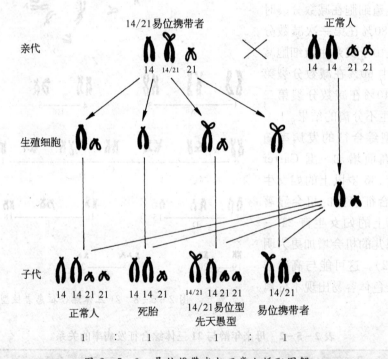

图 2-5-9 易位携带者与正常人婚配图解

3/4 的 21 三体综合征胎儿在妊娠期已自发流产，且大部分发生在妊娠头 3 个月内，仅约 1/4 胎儿能活到出生。出生后患者平均寿命 16.2 岁，50% 在 5 岁以前死亡，8% 可超过 40 岁，2.6% 超过 50 岁。

（二）18 三体综合征

18 三体综合征又名 Edward 综合征（Edward's Syndrome）。新生儿发病率为 1/3 500～1/8 000。首先由 Edward(1960 年)及 Patau 等(1961 年)描述。当时仅指出本病患者具有 1 条额外的 E 组染色体。Yunis 等(1964 年)证明为 18 号染色体三体性。根据统计资料分析，男女发病率之比为 1:4，可能女性易存活。发病率与母亲年龄增高有关。患儿平均寿命只有 70 日，仅有少数患儿可活至数年。本病的主要临床特征是生长迟缓，智力低下，肌张力亢进，呈特殊的握拳式。胸骨短,95%以上有先天性心脏病(多为室间隔缺损及动脉导管未闭)。短而弯曲的大趾,摇椅样足。隐睾,枕骨突出,耳郭畸形,低位,小颌等。核型分析表明:80%患者的核型为 47,XX(XY),+18;20%患者为嵌合型,核型为 46,XX(XY)/47,XX(XY),+18,症状较轻。

(三) 13 三体综合征

1960 年 Patau 首先描述了一个具有额外 D 组染色体的婴儿,后经显带技术证明额外的染色体是 13 号。新生儿发生率约为 1/25 000。女性明显多于男性。发病率与母亲年龄增高有关。主要特征是:生长发育明显迟缓,严重智力低下。中度小头畸形、前额倾斜、无嗅脑。虹膜缺损,偶有独眼或无眼畸形。常有唇裂或(和)腭裂、小颌、多指,各种类型先天性心脏病。男性多有隐睾,女性半数有双角子宫及卵巢发育不良。80%患者的核型为 47,XX(XY),+13,其余为易位型和嵌合型。99%以上的胎儿流产,出生后 45%患儿在 1 个月内死亡,90%在 6 个月内死亡。

(四) 5p 综合征(猫叫综合征)

1963 年 Lejeune 等首先报道了 3 例,染色体异常是第 5 号染色体短臂部分缺失。发病率占新生儿的 1/50 000,本征最主要的临床特征是患儿有猫叫样啼哭声,因而又称猫叫综合征。患者严重智力低下,生长发育迟缓。小头、满月形脸容、眼距宽、外眼角下斜。耳低位、小颌、腭裂。约 50%病例有先天性心脏病,并指,髋关节脱臼。核型为 46,XX(XY),del(5)(p15)。这表明患者的 5 号染色体短臂有部分缺失,缺失的断裂点在 p15,即自短臂 1 区 5 带以远的部分已缺失了。

二、 性染色体疾病

(一) 先天性睾丸发育不全综合征

1942 年美国 Klinefelter 等首先描述了这一综合征,故又称为 Klinefelter 综合征。1956 年 Bradbury 等在这类病人中发现 X 染色质(Barr 小体)为阳性,1959 年 Jabobs 和 Strong 证实患者的核型是 47,XXY(图 2-5-10)。即比正常男性多了一条 X 染色体,又称 XXY 综合征。

该病在男性新生儿中的发病率为 1/1 000～1/500。患者的主要临床特征是:患者外表为男性,在儿童期无任何症状,青春期开始后,症状即逐渐严重。患者身材瘦长,体力较弱。具有男性外生殖器,阴茎短小,睾丸很小或为隐睾。

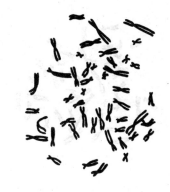

图 2-5-10 Klinefelter 综合征的核型

睾丸组织切片可见精曲小管基膜增厚,呈玻璃样变性,不能产生精子,因而不育。约有25%的患者到青春期有乳房发育。腋毛、阴毛稀少或无;胡须稀疏,喉结不明显,皮下脂肪发达,皮肤细腻如女性,其性情、体态趋向于女性化。一部分患者有智力低下,但大多数智力正常。一些患者有精神异常或有精神分裂症倾向。80%~90%患者的核型为47,XXY;10%~15%为嵌合型,常见的核型有46,XY/47,XXY;46,XY/48,XXXY等。嵌合型患者中若46,XY的正常细胞比例大时,临床表现轻,可有生育能力。另外还有48,XXXY;49,XXXXY等。由于多余的X染色体的效应,X染色体越多,其症状越严重。

47,XXY的产生原因,约60%是由于其母亲的生殖细胞形成中,减数分裂时发生了X染色体的不分离,40%是由于父亲XY染色体不分离所致。

在该病确诊后,于青春期用雄激素替代治疗,可促使第二性征发育,并改善患者的心理状态。男性乳房发育,可手术切除。

(二) 先天性卵巢发育不全综合征

又称Turner综合征。1938年Turner报道了7名身体矮小,性发育幼稚,有蹼颈及肘外翻的妇女。1954年Polani等发现Turner综合征许多病例X染色质阴性,并有卵巢发育不全。直到1959年Ford才发现患者核型为45,X。因此,Turner综合征又称为45,X综合征。

Turner综合征在新生女婴中发病率为1/5 000。在自发流产胚胎中,发生率可高达18%~20%。据资料推测45,X胚胎98%将自然流产,只有约2%发育异常程度较轻微者能存活下来。

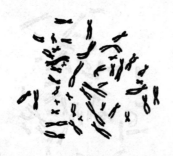

患者外观女性,身材矮小(120~140 cm),后发际低,约50%患者有蹼颈,面容呆板,肘外翻,盾状胸,乳间距宽,至青春期乳腺仍不发育,乳头发育不良,条索状性腺,外生殖器幼稚型,原发性闭经,不育。部分患者有智力发育障碍。核型分析患者的核型是45,X(图2-5-11)。约15%为嵌合体,其核型为45,X/46,XX。异常核型比例较小时,临床体征不典型,如只有体矮、原发性闭经、条索状性腺等,部分患者可表现有月经。若46,XX细胞占绝对优势,则表型似正常个体,能孕,但生育力降低。

本征发生原因是双亲之一在配子形成过程中,发生了性染色体的不分离。约75%的染色体丢失发生在父方。约有10%发生在合子后早期卵裂时,结果导致各种嵌合体。青春期用性激素治疗,可以促进第二性征和生殖器官的发育,月经来潮,改善患者的心理状态。

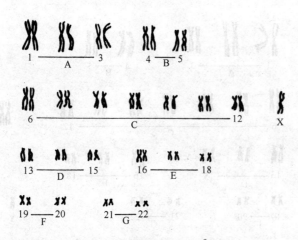

图2-5-11　Turner综合征患者的核型

（三）X三体综合征和多X综合征

1959年Jacobs等首先描述了具有3条X染色体的女性,并称之为超雌(superfemale)。这是一种女性常见的染色体异常。发病率在新生女婴中约为1/1 000;在女性精神病患者中约占4/1 000。X三体女性可无明显异常,约70%病例青春期第二性征发育正常,并可生育。约30%患者有月经减少,原发或继发闭经或过早绝经等现象,乳腺发育不良,卵巢功能异常,大约有2/3的患者智力稍低,并有患精神病倾向。除了47,XXX外,一些患者的核型为嵌合体,症状一般较轻。理论上47,XXX女性的后代中,有一半应具有47,XXX或47,XXY核型。但事实上已知的10余名47,XXX妇女所生育的30余名子女均具有正常核型。对这一现象的解释是,在女性第一次减数分裂时,具有XX的核几乎总是进入极体而被淘汰。还有患者具有4条甚至5条X染色体,一般说来,X染色体愈多,智力损害和发育畸形愈严重。额外的X染色体,几乎都来自母方减数分裂的不分离,且主要在第一次。

（四）XYY综合征

1961年由Sandberg等首次报道,也叫超雄(supermale)。发病率占男性的1/1 500～1/750。监狱中和精神病院中的男性发病率较高,约占3%。本病患者的主要临床表现多数是表型正常的男性,身材高大,常超过180 cm,有随身高增加发病频率亦随之增高的趋势。大多数有生育能力,偶尔可见尿道下裂、隐睾、睾丸发育不全并有生精过程障碍和生育力下降,患者智力正常,但性格暴躁粗鲁,行为过火,常发生攻击性犯罪行为。此时脑电图显示有异常,犯罪年龄较轻,平均为13.1岁。

除47,XYY核型外,还有48,XYYY;49,XYYYY类型患者,但较少见。这类患者性格更为暴躁,智力发育较差并有指畸形等。

47,XYY核型产生的原因,主要是由于父亲精子形成过程中第二次减数分裂时发生了Y染色体的不分离。

（五）两性畸形

两性畸形是指一些患者的性腺或内、外生殖器官、副性征具有不同程度的两性特征。

1. **真两性畸形** 患者体内兼有两性性腺,大约40%的患者一侧为卵巢,另一侧为睾丸;40%一侧为卵巢或睾丸,另一侧为卵巢睾;约20%患者的两侧均为卵巢睾。患者外生殖器及第二性征介于两性之间,其外表可为男性或女性。真两性畸形的核型可为46,XX,也可为46,XY或46,XX/46,XY。

2. **假两性畸形** 患者体内只有一种性腺,但外生殖器具有两性特征。如果性腺是睾丸,则为男性假两性畸形;如性腺是卵巢,则为女性假两性畸形。其产生原因或者是性发育过程中因性激素水平异常,或者是胚胎发育过程中受到母体异常激素的影响(如大量使用黄体酮保胎)。男性假两性畸形称男性女性化,核型为46,XY,X染色质阴性,Y染色质阳性。它可分为两类:雄激素不敏感综合征(睾丸女性化综合征)和不完全男性假两性畸形。前者外生殖器及第二性征女性化明显;后者病情较轻,表现为男性,阴茎短小,睾丸小或隐睾,乳房发育如女性。女性假两性畸形核型为46,XX。X染色质阳性,Y染色质阴性。常见有先天性肾上腺增生症(AR)。其中又以21羟化酶缺陷(Ⅰ型)为多见,其次为11羟化酶缺陷(Ⅱ型)。部分患者还伴有水盐代谢紊乱。

药物或手术治疗可部分改善两性畸形患者的临床表现。

第六章

肿瘤与遗传

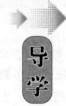

> 肿瘤是威胁人类生命的最严重的疾病之一。肿瘤的发生与遗传因素有着非常密切的关系,各种环境因素直接或间接地作用于体细胞的原癌基因、抑癌基因、染色体,经过癌基因激活、肿瘤的二次突变等遗传物质的改变,体细胞去分化并无限制地增值而形成肿瘤细胞,又经过促进和转移等过程,最后形成各种恶性肿瘤。

　　肿瘤(tumor)是人体中正在发育或成熟的正常细胞,在不同因素长期作用下,细胞增殖与凋亡失控,出现扩张性增生而形成的新生物。根据其对机体的影响将肿瘤分为两类:良性肿瘤(benign tumor)和恶性肿瘤(malignant tumor,cancer)。

　　在人们日常生活的环境中存在着不少物理的、化学的和生物的致癌因子,它们在一定条件下可以诱发肿瘤。各种电离辐射和紫外线照射可以引起白血病和皮肤癌,多环芳烃化合物可以引起肺癌,黄曲霉素可以诱发肝癌,亚硝胺可以引起各种消化道肿瘤,病毒可以引起动物肿瘤,并与一些人类肿瘤如鼻咽癌、白血病密切相关。但是,尽管人们都接触各种致癌因子,却远非人人都发生肿瘤,这表明还存在个体的易感性。影响肿瘤发生、发展的遗传因素主要有:① 一些与细胞生长和分化有关的基因在癌变过程中起关键作用,这一因素所致的肿瘤和癌前病变都属于单基因遗传。如视网膜母细胞瘤、肾母细胞瘤、神经母细胞瘤。癌前疾病如结肠多发性腺瘤性息肉病、神经纤维瘤病等,它们本身并不是恶性疾病,但恶变率很高。其发病特点为早年发病,肿瘤呈多发性,常累及双侧器官。② 一些遗传性缺陷所致的高肿瘤易感性,如染色体不稳定综合征者易发生白血病和其他恶性肿瘤,毛细血管扩张共济失调症患者易发生急性白血病和淋巴瘤,着色性干皮病患者经紫外线照射后易患皮肤基底细胞癌和鳞状细胞癌或黑色素瘤。③ 还有一些是遗传因素与环境因素在肿瘤发生中起协同作用,如乳腺癌、胃癌、肺癌、前列腺癌、子宫颈癌等,患者的一级亲属的发病率显著高于群体的发病率。

第一节 基因与肿瘤

　　近年来肿瘤的分子遗传学研究表明,一些与细胞的生长和分化有关的基因在癌变过程中起关键作用,这些基因称为癌基因和肿瘤抑制基因,它们的结构或功能异常使细胞得以无控制性生长,并最终导致肿瘤发生。

一、癌基因

能够使细胞癌变的基因统称为癌基因(oncogene)。它们原是正常细胞中的一些基因,是细胞生长发育所必需的。一旦这些基因在表达时间、表达部位、表达数量和表达产物结构等方面发生了异常,就可导致细胞无限增殖并出现恶性转化。癌基因是一个统称,是泛指与细胞恶变有关的基因序列,包括存在于病毒基因组内的病毒癌基因(viral oncogene, v-onc)、存在于动物或人细胞基因组内与病毒癌基因同源的细胞癌基因(cellular-oncogene, c-onc)。细胞癌基因亦称为原癌基因(proto-oncogene)(表2-6-1),存在于每一个正常细胞基因组里,对维持细胞正常生理功能、调控细胞生长和分化起重要作用,是细胞发育、组织再生、创伤愈合等所必需的。只是在发生突变或被异常激活后才变成具有致癌能力的癌基因,激活的原癌基因称为细胞转化基因(表2-6-2)。第一个被鉴定的人类癌基因是ras基因。ras基因家族的3个密切相关成员:H-ras、K-ras和N-ras,是在人类肿瘤中最常见的癌基因,它们在大约15%的人类恶性肿瘤中被检出,包括50%的结肠癌和25%的肺癌。

表2-6-1 原癌基因的功能

原癌基因	染色体定位	功　　能	相　关　肿　瘤
sis	22q13	生长因子	Erwing 网瘤
erb-B	17p13-22	受体酪氨酸激酶,EGF 受体	星形细胞瘤、乳腺癌、卵巢癌、肺癌、胃癌、唾腺癌
fms	5q33	受体酪氨酸激酶,CSF-1 受体	髓性白血病
ras	H-ras11p15	G-蛋白	肺癌、结肠癌、膀胱癌、直肠癌
src	20q11.2	非受体酪氨酸激酶	鲁斯氏肉瘤
Abl-1	9q34.1	非受体酪氨酸激酶	慢性髓性白血病
raf	3p25	MAPKKK,丝氨酸/苏氨酸激酶	腮腺肿瘤
vav	19p13.3-13.2	信号转导连接蛋白	白血病
myc	C-myc8q24	转录因子	Burkitt 淋巴瘤、肺癌、早幼粒白血病
myb	6q22-24	转录因子	结肠癌
fos	14q21-22	转录因子	骨肉瘤
jun	1p31-32	转录因子	肉瘤
erb-A	17q11-12	转录因子	急性非淋巴细胞白血病

表2-6-2 人类肿瘤细胞中扩增的细胞癌基因

细胞癌基因	肿　　瘤	扩增倍数
c-myc	早幼粒白血病细胞系 HL60 小细胞肺癌细胞系 原发神经母细胞瘤Ⅲ-Ⅳ级及神经母细胞瘤细胞系	20× (5~30)× (5~1 000)×
N-myc	视网膜母细胞瘤 小细胞肺癌	(10~200)× 50×
L-myc	小细胞肺癌 急粒 AML	(10~20)× (5~10)×
c-myb	结肠癌细胞系	10×
c-erbB	类表皮癌细胞系,原发胶质瘤	30×
c-K-ras	原发肺癌,结肠癌,膀胱癌,直肠癌	(4~20)×
N-ras	乳癌细胞系	(5~10)×

二、 抑癌基因

1969 年,哈里斯将癌细胞与同种正常成纤维细胞融合,所获杂种细胞的后代只要保留某些正常亲本染色体时就可表现为正常表型,但是随着染色体的丢失又可重新出现恶变细胞。这一现象表明,正常染色体内可能存在某些抑制肿瘤发生的基因,它们的丢失、突变或失去功能,使激活的癌基因发挥作用而致癌。

抑癌基因(cancer suppressor genes)正常时起抑制细胞增殖和肿瘤发生的作用。许多肿瘤均发现抑癌基因的两个等位基因缺失或失活,失去细胞增生的阴性调节因素,从而对肿瘤细胞的转化和异常增生起作用。位于染色体 13p14 的 *rb* 基因是第一个被发现和鉴定的抑癌基因,它是在研究少见的儿童视网膜母细胞瘤中发现的,后来也在成人的某些常见肿瘤,如膀胱癌、乳腺癌及肺癌中发现它丧失或失活。有些抑癌基因的突变是导致人类肿瘤发生的最常见的分子改变。如第二个被鉴定的抑癌基因 *p*53 在大多数的人类癌症如白血病、淋巴瘤、肉瘤、脑瘤、乳腺癌、胃肠道癌及肺癌等癌症中常呈失活现象。*p*53 的突变可见于高达 50% 以上的人癌中,它是人类恶性肿瘤中最常见的基因改变。

抑癌基因的产物是抑制细胞增殖,促进细胞分化,和抑制细胞迁移,因此起负调控作用,通常认为抑癌基因的突变是隐性的(表 2 - 6 - 3)。

表 2 - 6 - 3   一些抑癌基因的功能

抑癌基因	位置	功　　能	相　关　肿　瘤
rb	13q14	转录调节因子	RB、成骨肉瘤、胃癌、SCLC、乳癌、结肠癌
*p*53	17p13.1	转录调节因子	星状细胞瘤、胶质母细胞瘤、结肠癌、乳癌、成骨肉瘤、SCLC、胃癌、鳞状细胞肺癌
wt	11p13	负调控转录因子	WT、横纹肌肉瘤、肺癌、膀胱癌、乳癌、肝母细胞瘤
nf-1	17q11.2	GAP,ras GTP 酶激活因子	神经纤维瘤、嗜铬细胞瘤、雪旺氏细胞瘤、神经纤维瘤
dcc	18q21.3	细胞黏附分子	直肠癌、胃癌
*p*21		CDK 抑制因子	前列腺癌
*p*15		CDK4、CDK6 抑制因子	成胶质细胞瘤
*brca*1		DNA 修复因子,与 RAD51 作用	乳腺癌、卵巢癌
*brca*2		DNA 修复因子,与 RAD51 作用	乳腺癌、胰腺癌
pten	10q23.3	磷脂酶	成胶质细胞瘤
apc	5q21	WNT 信号转导组分	结肠腺瘤性息肉,结/直肠癌
mcc	5q21	激活 G 蛋白	散发性结直肠癌

三、 多基因遗传的肿瘤

恶性肿瘤的发生是一个多阶段逐步演变的过程,在这种克隆性演化过程中,常积累一系列的基因突变,包括癌基因、肿瘤抑制基因、细胞周期调节基因、细胞凋亡基因及维持细胞基因组稳定性的基因(DNA 修复、DNA 复制及染色体分离基因)等,可涉及不同染色体上多种基因的变化。在肿瘤进展过程中,肿瘤细胞群中常有另外的基因突变发生,授予细胞选择性优势,例如更快速的生长,或具有侵犯和转移的特性,使它们在肿瘤细胞群中占据优势(成为显性),该过程称为克隆性选择。通过克隆性选择,肿瘤变得更快速生长和增加恶性表型(表 2 - 6 - 4)。

表 2-6-4　在人类中多阶段致癌的例子

启动期	促进期	癌前病变	进展期	癌症类型
吸烟	吸烟	上皮异型增生、原位癌	吸烟	膀胱、食管、肺癌等
吸烟	吸烟	异型增生、原位癌	石棉	支气管源性肺癌
吸烟	乙醇(酒精)	白斑、原位癌	吸烟	口腔癌
自发性	砷剂	上皮异型增生、角化过度	砷剂	肺、皮肤、肝、膀胱癌
自发性	摄入热量及脂肪	异型增生	自发性	乳腺癌
紫外线	雌激素	痣	紫外线	黑素瘤、表皮样癌
自发性	雌激素/雄酮	局灶结节性增生,肝腺瘤	自发性	肝细胞癌

　　肿瘤的发生发展是一个复杂的生物学过程,它是细胞遗传物质异常的结果,同时也涉及机体的内环境中的各种因素,包括机体的免疫能力、各种生长因子和生物活性物质等。

四、基因与肿瘤转移

　　恶性肿瘤的转移是一个复杂的过程,包括瘤细胞由原发肿瘤脱落,进入细胞外基质和血管或淋巴管,并在远处适宜的组织中生长。近年来的研究发现,存在着促进转移的肿瘤转移基因(tumor metastatic genes)和抑制转移的肿瘤转移抑制基因(metastasis suppressor genes)。

　　基因的改变和表达能够促进或导致肿瘤转移,因此称这类基因为肿瘤转移基因。主要指一些编码细胞表面受体的基因,它们的突变或失活会导致细胞黏附能力的下降,促使肿瘤的发生和转移。如整合素是一类细胞表面黏合受体,能识别细胞基质中的黏附蛋白,起着固定细胞抑制其迁移的作用。这些受体基因的突变和失去功能将有利于瘤细胞的转移。

　　瘤细胞的浸润能力与其分泌的能降解基质的蛋白有关,已知内糖苷酶和Ⅳ型胶原酶能降解基底膜中的相应成分,增加瘤细胞侵袭基底膜的能力。用许多癌基因 ras、fos、mos、src,或突变了的肿瘤抑制基因如 $p53$ 基因的片段转染培养中的细胞,都可提高这些细胞的浸润和转移能力。

　　肿瘤转移抑制基因是指基因编码的蛋白酶能够直接或间接地抑制具有促进转移作用的蛋白,从而降低癌细胞的侵袭和转移能力的一类基因。例如金属蛋白组织抑制因子基因($timp$)编码一种糖蛋白,能与转移密切相关的胶原酶结合,降低瘤细胞的侵袭和转移能力。目前已经分离出几种能抑制肿瘤转移的基因如 $nm23$、$timp$ 和 $wdnm1$ 等。

　　肿瘤转移基因、肿瘤转移抑制基因与宿主有关基因的表达最终决定了肿瘤细胞的转移。

第二节　染色体异常与肿瘤

　　在对肿瘤的研究过程中发现,肿瘤细胞虽然来源于正常细胞,但几乎所有肿瘤细胞都有染色体异常,且被认为是肿瘤细胞的特征。一种肿瘤细胞染色体常有许多共同的异常,这可以用它们都来源于一个共同的突变细胞,即肿瘤发生单克隆学说来解释。但是癌细胞群体又受内外环境的影响而处于不断变异之中,因此这些细胞的核型常常不完全相同,而且在同一肿瘤的发展过程中,核型也可以不断演变。

一、 染色体数目异常与肿瘤

正常细胞中染色体数目为二倍体,恶性肿瘤细胞中染色体数发生明显的改变,多数情况下染色体数增加至三倍、四倍,甚至更多。肿瘤组织常常由不同的细胞亚群组成,但其中往往有一个主要的、决定该肿瘤遗传学特征的亚群,称之为干系(stem line)。干系以外有时还有非主导细胞系,称为旁系(side line)。然而由于条件改变,旁系可以发展为干系。有的肿瘤没有明显的干系,有的则可以有两个或两个以上的干系。但是即使在干系中,各个分裂细胞的染色体数也不尽相同。这种不均一性也是肿瘤细胞的特征之一。

恶性肿瘤细胞的染色体数一般分布在低于二倍体至高于二倍体的较宽范围内,但往往有较多分裂细胞的染色体数集中于某一数目,称之为染色体的众数(modal number),一般干系的染色体数目就是众数。肿瘤细胞的染色体众数较常见者为三倍体左右,包括亚三倍体和超三倍体。肿瘤细胞染色体的增多或减少并不是随机的,许多肿瘤比较常见的是 8、9、12 和 21 号染色体的增多或 7、22、Y 染色体的减少。

二、 染色体结构异常与肿瘤

在多种肿瘤中发现了不同类型的染色体结构异常,包括易位、缺失、重复、环状染色体和双着丝粒染色体等。如果一种异常的染色体较多地出现于某一种肿瘤的细胞内,称为标记染色体(marker chromosome)。标记染色体分为 2 种:一种是非特异性的,它只见于少数肿瘤细胞,对整个肿瘤来说不具有代表性;另一种是特异性的,它经常出现在某一类肿瘤,对该肿瘤具有代表性。

表 2-6-5 一些肿瘤常见的染色体异常

病　　名	染色体异常
慢性粒细胞白血病	Ph,即 t(9;22) t(8;14),t(2;8),t(8;22)
Burkitt 淋巴瘤	+8;7q,5q 或 -5
急性非淋巴细胞白血病	(8;21),t(15;17),t(9;22) t(11;14),+12
慢性淋巴细胞白血病	t(?;11),t(1;9),t(7;12), t(9;14)
急性淋巴细胞白血病	t(8;14),t(4;11),+21 t(4;11),+12
恶性淋巴瘤	14q+,+12
小细胞肺癌	del(3)(p14-23)
卵巢乳头状腺癌	t(6;14)
神经母细胞瘤	del 或 t(1;?)(p32-36;?)
脑膜瘤	13q
Wilms 瘤	-22,22q
睾丸癌	11p
畸胎瘤	1(12p) 1(12p)

三、 染色体不稳定综合征与肿瘤

由于 DNA 修复酶缺陷导致染色体不稳定,易发生断裂、缺失、重排而导致的综合征称染色体不稳定综合征。染色体不稳定综合征患者易患白血病或其他恶性肿瘤。

着色性干皮病(xeroderma pigmentosum,XP)是一种常染色体隐性遗传病,临床表现主要是皮肤对紫外线非常敏感,受到日光照射部位的皮肤可发生色素沉着、红斑、水痘、结疤、角化、萎缩等病变,可恶变为基底细胞癌或鳞状上皮癌等。患者常在儿童期发生恶性肿瘤,并死于癌转移。患者细胞一般不存在染色体异常,但在紫外线照射后明显上升,细胞也很容易死亡,存活下来的细胞由于 DNA 修复酶的缺陷而不能正常修复,常导致血管瘤、基底细胞癌等肿瘤发生。着色性干皮病是第一个被发现的与损伤 DNA 修复缺陷有关的疾病,患病率达 1：65 000～1：100 000,本病存在 A～G7 个亚型。病情严重程度依次递减。

核酸切除修复通路(NER)是哺乳动物细胞 DNA 修复的主要途径,也是防御紫外线致癌的主要机制。NER 分为转录互补修复(transcript complementing repair, TCR)和全基因组修复(global genomic repair, GGR)。转录互补修复可以迅速修复活性转录基因区域,全基因组修复随即继续缓慢修复基因组剩余部分,两者相互配合从而维持细胞的遗传稳定性。通常在基因转录过程中,中波紫外线(波长为 280～310 nm)照射可导致 DNA 损伤,RNA 聚合酶Ⅱ(RNAPⅡ)在损伤位点受阻。此时人类转录因子 TFIIH 被迅速吸引到损伤部位,取代 RNAPⅡ结合到 DNA 损伤位点,召集有关的 DNA 修复蛋白。待形成稳定的 DNA -蛋白质复合物后,人类转录因子 TFIIH 便自行解离下来,启动 NER 进行修复。修复过程中,XPC 和 XPE蛋白用来识别 DNA 光产物,XPB 和 XPD 是 TFIIH 蛋白复合体的组成部分,用来打开光产物附近的 DNA 双螺旋结构。XPA 保证蛋白复合体进入正确的位置之后,XPG 和 XPF 切掉损伤区域 DNA 的任何一端并将其切除,代替以完整的 DNA。

XP 患者由于其切除修复基因(XPA - XPG)发生缺陷导致 NER 通路无法正常运行,细胞更易受到紫外线诱发的死亡或畸变,引起光暴露部位皮肤发生复杂的病理改变,包括雀斑样痣、表皮增生、基底细胞癌、鳞状细胞癌、恶性黑素瘤的发生(表 2 - 6 - 6)。

表 2 - 6 - 6 着色性干皮病各亚型的致病基因及其所占比例

XP 分型	致病基因	染色体区域	蛋白名称	所占比例
A 型	XPA	9q22.33	XPA 型细胞互补 DNA 修复蛋白	25%
B 型	XPB(ERCC3)	2q14.3	TFIIH 基本转录因子复合体螺旋酶 XPB 亚单位	极少
C 型	XPC	3p25.1	XPC 型细胞互补 DNA 修复蛋白	25%
D 型	XPD(ERCC2)	19q13.32	TFIIH 基本转录因子复合体螺旋酶亚单位	15%
E 型	XPE(DDB2)	11p11.2	DNA 损伤结合蛋白 2	极少
F 型	XPF(ERCC4)	16p13.2	DNA 修复核酸内切酶 F	6%
G 型	XPG(ERCC5)	13q33.1	XPG 型细胞互补 DNA 修复蛋白	6%
V 型	XPV(POLH)	6p21.1	DNA 聚合酶 7	21%

第七章

药物遗传学

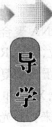

群体中不同个体对某一药物可能产生不同的反应,甚至可能出现严重的不良副作用,这种现象产生的原因相当部分取决于个体的遗传背景。患者所服药物在体内要经过吸收、分布、代谢和排泄,才能完成药物发挥药效的过程。在此过程中,许多环节都与酶和受体的作用密切相关。决定这些酶或受体蛋白的基因出现变异或缺陷,必将导致药物代谢发生异常反应。深入了解遗传变异对药物反应的影响及其分子基础,并据此预测对药物异常反应的个体,从而进行有效的防治。

药物遗传学(pharmaco genetics)是生化遗传学的一个分支学科,它研究遗传因素对药物代谢动力学的影响,尤其是在发生异常药物反应中的作用。临床医生在使用药物时,必须遵循因人而异的用药原则。因为在群体中,不同个体对某一药物可能产生不同的反应,甚至可能出现严重的不良副作用,这种现象称为个体对药物的特应性(idiosyncracy)。特应性的产生是由于药物要经过吸收、分布、代谢和排泄,才能完成药物发挥药效的过程。① 水溶性药物的吸收,需要借助膜上的载体,因此膜蛋白异常会直接影响药物的吸收。如幼年型恶性贫血患者胃黏膜缺少内因子,因此影响消化道对维生素 B_{12} 的吸收。② 药物的分布要借助血浆蛋白的运输,如血浆蛋白异常,失去与药物结合的能力,将影响药物在体内的分布。如 Down 综合征患者血浆蛋白与药物结合力降低,导致水杨酸浓度升高。③ 有些药物需与靶细胞的相应受体结合后才能发生该药的效应,如受体异常会导致异常药物反应。如华法林耐受型患者肝中的华法林受体异常,与华法林结合力降低,故需要高于正常剂量 20 倍的浓度才能起抗凝作用。④ 大部分药物在肝脏中经转化而失去活性。如与药物转化(氧化、还原、水解、与葡萄糖醛酸结合和乙酰化等)、分解有关的酶异常,会影响药物的正常代谢。如酶活性过低,使药物或中间产物积累,损害正常生理功能;若酶活性升高,代谢速率过快,则不能达到有效浓度。

第一节 药物代谢的遗传基础

理想的药物应该是既能够有效地治疗或预防疾病又不产生毒副作用,而实际上几乎不存在这样一种针对所有个体疗效既好又安全的药物,因为个体遗传结构的多样性决定了对药物应答的差异。影响药物应答的因素包括两个大的方面,遗传因素包括与药物代谢动力学和药物效应动力学相关的基因及其功能,非遗传因素包括机体的生理状态、患者的年龄、性别、药物之间的相互作用、环境和营养因素等。

进行药物代谢的酶主要存在于肝脏,可以分为Ⅰ相酶和Ⅱ相酶,Ⅰ相酶主要是细胞色素P450家族(cytochromeP450,CYPs),通过对药物进行氧化、还原、水解或羟化作用修饰功能基团使多数药物失活,少数例外被活化。此套酶系统不稳定,个体差异大,且易受药物的诱导或抑制。Ⅱ相酶有谷胱甘肽-S-转移酶、N-乙酰转移酶(NAT)、尿苷二磷酸葡萄糖醛酸转移酶(UGT1A1)及硫嘌呤甲基转移酶(TPMT)等,其与药物的结合可以单独发生或者发生在Ⅰ相代谢之后。通过代谢将大量内源性极性分子连接到药物分子上,促进药物排泄。

一、 异烟肼代谢

异烟肼(isoniazid)是常用的抗结核药,在体内主要通过N-乙酰基转移酶(简称乙酰化酶),将异烟肼转变为乙酰化异烟肼而灭活。按对异烟肼灭活的快慢,人群中可分出两类:一类称为快灭活者,血中异烟肼半衰期为45~110分钟;另一类称为慢灭活者,半衰期为2~4.5小时。此种差异是由于不同个体乙酰化酶的差异所致,此酶是由常染色体的一对等位基因控制。快灭活者(RR)与慢灭活者(rr)均为纯合子,杂合子(Rr)则具有中等乙酰化速度。由于异烟肼乙酰化速度的个体差异对结核病疗效有一定影响,如每周服药1~2次则快灭活者由于有正常的乙酰化酶,疗效较差,长期服用异烟肼后,由于异烟肼在肝内可水解为异烟酸和乙酰肼,它们对肝有毒性作用,所以一部分异烟肼快灭活者会发生肝炎甚至肝坏死。但从毒性作用看,慢灭活者缺乏乙酰化酶,导致异烟肼在体内累积,累积的异烟肼可与维生素B_6反应,使维生素B_6失活,从而导致B_6缺乏性神经损害,故一般服异烟肼需同时服用B_6可消除此种副作用。

二、 琥珀酰胆碱敏感性

琥珀酰胆碱(succinylcholine, suxamethonium)是一种肌肉松弛剂,早期作为外科麻醉剂使用,一般人在使用它时骨骼肌松弛,呼吸肌麻痹而致呼吸暂停2~3分钟,然后恢复正常。但有极少数人(1/2 000)在用药后呼吸停止可持续1小时以上,如不行人工呼吸,往往导致死亡,这种个体称为琥珀酰胆碱敏感者。但若立即输血,琥珀酰胆碱敏感者呼吸可很快恢复。这是由于琥珀酰胆碱在血中可被血浆中假性胆碱酯酶水解而解毒,故作用短暂。琥珀酰胆碱敏感者,血浆假性胆碱酯酶活性缺乏或缺如,使琥珀酰胆碱作用时间延长,以致中毒。

表2-7-1 胆碱酯酶变异型

名 称	基 因 型	酶 活 性	反 应 时 间	发 生 率
典型	E1u E1u	60~125	正常	96/100
非典型	E1a E1a	<35	延长	1/3 500
沉默型	E1s E1s	0	延长	1/10 万
耐氧化物型	E1f E1f	55	不延长	1/15 万
K变异型	E1kE1k	66	不延长	1/100

三、 葡萄糖-6-磷酸脱氢酶缺乏症

葡萄糖-6-磷酸脱氢酶(G6PD)参与红细胞戊糖旁路代谢途径,G6PD将6-磷酸葡萄糖

的氢脱下交给辅酶(NADP)形成 NADPH,NADPH 再将氢交给谷胱甘肽(GSSG)而使其变为还原型谷胱甘肽(GSH),GSH 可将 H_2O_2 转变成 H_2O,从而消除 H_2O_2 的毒性作用,保护红细胞和血红蛋白的巯基免受氧化,若 G6PD 缺乏,GSH 减少,导致血红蛋白变性形成变性珠蛋白小体(Heinz 小体),含有 Heinz 小体的红细胞通过脾(或肝)窦时被破坏而发生溶血。G6PD 基因定位于 Xq28,G6PD 缺乏症属于 X 连锁不完全显性遗传,已鉴定的基因突变主要为点突变,可产生多种生化变异型,可分为 3 类:① 酶活性严重缺乏伴有非代偿性慢性溶血(属非球形细胞溶血性贫血),无诱因作用即可反复发作慢性溶血。② 酶活性严重或中度缺乏,仅在服用伯氨喹等药物或食蚕豆后发病,我国大多数属于这一类型。③ 酶活性轻度降低、正常或升高,一般不发生溶血。

表 2-7-2　G6PD 缺乏者应禁用或慎用的药和、化学制剂及食物

药 物 种 类	药 物 名 称
抗疟药	伯氨喹,氯喹
磺胺药	磺胺,乙酰磺胺等
砜类药	氨苯砜,普洛明
止痛药	阿司匹林,非那西丁
杀虫药	β萘酚,锑波芬,来锐达唑
抗菌药	硝基呋喃类,氯霉素,对氨水杨酸
其他	蚕豆,丙磺舒,BAL,大量维生素 K 等

四、恶性高热

恶性高热是一种受体表达缺陷的遗传性疾病,临床上以接触诱发药物(主要是吸入麻醉药物和某些肌肉松弛药物)后迅速出现肌肉强直、高热、肌酶升高等症状为主要特征。由于骨骼肌处于持续的强直性收缩状态,消耗大量能量,导致体温持续快速增高。如无特异性治疗药物丹曲林(dantrolene),而一般的临床降温措施又难以控制体温的恶性升高时,最终将导致患者的死亡。此症患者中 50% 为显性遗传,20% 为隐性遗传,30% 为散发型病例。麻醉药物是诱发恶性高热的最重要因素。常见的诱发药物主要有挥发性麻醉药物,如:氟烷、异氟醚、地氟醚等;去极化肌松药如琥珀酰胆碱;神经安定剂如氟哌啶醇、氯氮平等。它们可能直接作用于 RYR1 受体,使受体开放的概率增加、受体开放状态的时间延长,最终导致肌浆网钙释放增加。

第二节　环境反应的遗传基础

环境中各种有害因子在人体内的代谢途径也可能受特定基因型的制约,而发生不同反应。

一、乙醇中毒

人们对乙醇的耐受性有种族和个体差异。乙醇敏感者,当摄入 0.3～0.5 ml/kg 体重乙醇后,就可表现为面红耳赤、皮肤温度升高、脉率加快等酒精中毒症状。而乙醇耐受者则不发生这些反应。乙醇在体内的代谢过程主要可分为两步：① 乙醇在肝中乙醇脱氢酶(ADH)作用下形成乙醛；② 乙醛在乙醛脱氢酶(ALDH)作用下进一步形成乙酸,乙醇在体内的代谢速度取决于肝中乙醇脱氢酶和乙醛脱氢酶的活性。乙醇脱氢酶为二聚体,由 3 种亚单位α、β、γ 组成,α、β、γ 受控于 3 个不同的等位基因,即 ADH_1、ADH_2 和 ADH_3。ADH_2 具有多态性。多数白种人为 ADH_{12},而 90% 黄种人为 ADH_{22},其酶活性比 ADH_{12} 高 100 倍以上,因此黄种人饮酒后,乙醇很快在高活性的乙醇脱氢酶作用下转化成乙醛,乙醛刺激肾上腺素、去甲肾上腺素的分泌,引起面红耳赤、心率加快和皮温升高等症状。而白种人产生乙醛的速度较慢,故多无这些症状。

乙醛脱氢酶主要有两种同工酶,$ALDH_2$ 的活性大于 $ALDH_1$。白种人几乎都有 $ALDH_1$ 和 $ALDH_2$；而黄种人中仅 50% 的人有 $ALDH_1$,而无 $ALDH_2$,所以黄种人氧化乙醛的速度比白种人慢。具有 ADH_{22} 及 $ALDH_1$ 者对乙醇敏感,具有 ADH_{12} 及 $ALDH_1$ 者次之,具有 ADH_{12} 及 $ALDH_2$ 者最不敏感。黄种人较白种人易产生酒精中毒的原因是由遗传决定的。大多数黄种人在饮酒后产生乙醛速度快而氧化为乙酸的速度慢,故易产生乙醛蓄积而中毒。大多数白人则与此相反,故不易发生酒精中毒。

二、 吸烟与肺癌

吸烟者易患肺癌,但远非所有嗜烟者均患肺癌。研究表明吸烟者是否患小细胞肺癌与个体遗传基础有关。烟叶中含有致癌的环状芳香碳氢化合物,但致癌性较弱。这些物质进入机体后通过细胞微粒体中的芳烃羟化酶(AHH)的作用可转变为具有较高致癌活性的致癌环化物。如果吸烟的多少相同,AHH 活性高的人更易发生肺癌,缺乏 AHH 的抽烟者不会患小细胞肺癌。

纸烟中所含的一氧化碳、一氧化氮、丙烯醛等物质可增加癌变的易感性,亚硝胺类、苯并芘等则是强烈的致癌物质。烟草中的亚硝胺是一种非常强的致癌物质,对肺组织有高度的特异性,可通过不同的机制诱发 DNA 的损坏,导致 DNA 错误的复制和突变,由其所导致的 $p53$ 突变率在非小细胞肺癌为 40%～60%,而在小细胞肺癌则高达 70%～100%。ras 基因是将化学致癌因素与肺癌联系到一起的第一个基因,ras 是一原癌基因,其激活方式为点突变,K-ras 的 12 密码子是烟草致癌化学物质的特定作用位点,在该位点中 G→T 的转变最为常见,通过基因扩增、缺失和点突变等方式均可激活 K-ras 原癌基因。

第三篇

实验指导

第三篇

实证研究

实验一 | 显微镜的使用方法和 细胞的基本结构

【目的要求】

(1) 掌握光学显微镜的主要结构和功能。
(2) 掌握低倍镜、高倍镜和油镜的使用方法,做到操作迅速而准确。
(3) 熟悉光学显微镜的保护方法。
(4) 熟悉光镜下细胞的基本结构及几种细胞器的形态。
(5) 学习临时玻片制作技术。
(6) 了解 DNA 和 RNA 在细胞内的分布。
(7) 了解细胞化学实验的基本原理。

【实验用品】

1. **仪器** 显微镜、载玻片、盖玻片、解剖剪、解剖镊、解剖针、牙签、滴管、拭镜纸、吸水纸、染色缸。

2. **标本** 活蟾蜍、人口腔黏膜上皮细胞、高尔基体(兔脊神经节)切片标本、线粒体(小鼠肠上皮细胞)标本、中心体(马蛔虫子宫横切)玻片标本。

3. **试剂** 改良石炭酸品红染液、2%碘液、70%乙醇、丙酮、香柏油、甲基绿-哌罗宁混合染液。

【实验原理】

利用化学试剂与细胞中的某些物质结合,产生有色沉淀,来确定细胞中某些化学成分的分布,是细胞化学实验的基本原理。由于 DNA 和 RNA 两种核酸的聚合程度不同(DNA 分子比 RNA 分子聚合程度高),在用两种特异性染料甲基绿-哌罗宁染液混合时,两者发生竞争,DNA 与甲基绿结合被染成绿色,RNA 与哌罗宁结合被染成红色,据此反应特点,就能立即使细胞中的两种核酸从形态方面区别开来。

【实验步骤】

(一) 显微镜的结构和使用方法

1. **显微镜的结构** 光学显微镜的结构分为三部分:机械部分、光学部分和照明部分(图

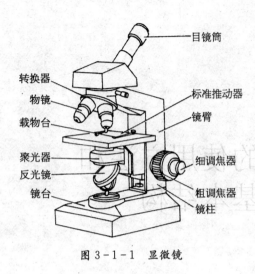

目镜筒

转换器
物镜
载物台
聚光器
反光镜
镜台

标准推动器
镜臂
细调焦器
粗调焦器
镜柱

图 3-1-1 显微镜

5-1-1)。

（1）机械部分

1）镜座（base）：位于显微镜基座，略为方形，用以稳定和支持整个显微镜。

2）镜柱（pillar）：是镜座向上垂直的短柱，联系着镜座和镜臂。

3）镜臂（stand）：连接镜柱，便于手握的弓形结构。

4）调焦器（adjustment）：位于镜柱下方两侧，呈同心圆排列，有大小两种螺旋，一般顺时针旋转时载物台下降，逆时针旋转时载物台上升，借助载物台的升降以调节焦距。大螺旋为粗调焦器（coarse adjustment knob），转动时可使载物台作较大距离和较快地升降，通常在使用低倍镜时用它迅速找到物像；小螺旋为细调焦器（fine adjuusttment knob），转动时可使载物台缓慢地升降，一般是在调节高倍镜和油镜或分辨物像清晰度时使用。

5）镜筒（cylinder）：位于镜臂上方的圆筒，上端装有目镜，下端装有物镜转换器。安装目镜的镜筒有单筒型（monocular）和双筒型（binocular）两种。

6）物镜转换器（revolving nosepiece）：物镜转换器是一个凹形的圆盘。斜装在镜筒下端，其下面有 3～4 个物镜孔，可以安装放大倍数不同的物镜。旋转物镜转换器时，即可更换物镜。

7）载物台（stage）：载物台位于镜臂前方，为一方形的平台，是玻片标本安装处。台中央有一通光孔，用以通过光线。载物台上装有标本推动器，可固定并推动载玻片，在载物台下方一侧有两个螺旋，转动时可分别使载玻片前后左右移动。

（2）光学部分

1）目镜（eyepiece）：直接插入镜筒上端。一般备有放大倍数不同的 2～4 个，上面刻有 5×、10×、15×等符号，表示其放大倍数。可以根据需要更换使用。有的目镜中有一个指针，用以指示视野中标本的某一部分。

2）物镜（objective）：装在物镜转换器上。一般分低倍镜、高倍镜、油镜三种。低倍镜镜筒最短，镜孔的直径最大，上面刻有放大倍数 8×或 10×；高倍镜镜筒较长，镜孔直径较小，放大倍数为 40×、45×或 60×；油镜最长，镜孔直径最小，放大倍数为 90×或 100×等。有些显微镜的物镜上还刻有镜口率，以 EA 示之，10×物镜的 EA 为 0.25，40×物镜的 EA 为 0.65，100×物镜的 EA 为 1.25，其数字越大，放大倍数越大。

显微镜放大倍数的计算方法：目镜放大倍数×物镜放大倍数。例如，所使用的目镜是 10，物镜是 10，则放大倍数为 100 倍。

（3）照明部分

1）聚光器（condenser）：聚光器位于载物台的下面，有一或数块透镜组成，其作用是把反光镜射来的光线聚集，并从通光孔照射到载玻片上的标本。聚光器的一侧有一螺旋，司聚光器之升降以调节光线的强弱。

2）光圈（diaphragm）：位于聚光器的下方，系由十余片金属薄片组成，其外侧有一小柄，移动小柄可以开大或关小光圈,以调节光量。

3) 反光镜(mirror):反光镜位于聚光器的下方,安装在镜柱的前方,可以向各个方向转动,使从各个方向来的光线反射入聚光器。反光镜的一面为平面镜,一面为凹面镜,凹面镜有聚光作用,适于光线较弱时使用。平面镜只有反射作用,适于光线较强时使用。

2. 显微镜的使用方法

(1) 低倍镜的使用方法

1) 取用显微镜:打开镜盒,用右手握镜臂,左手托镜座,将显微镜取出轻放在实验桌上自己身体的左前方,镜臂朝向自己,以镜座后端距桌面边缘有 3~5 cm 为宜。

2) 光源:显微镜有不带光源和带光源两类。前者用自然光源和人工光源调节;后者为电光源照明,电光源灯一般装在镜座里,可以使用镜座侧面的电压调节器调节光源强度。

3) 对光:先旋转粗调节器,将载物台略略升高,再旋转物镜转换器,使低倍镜正对载物台中央的通光孔(注意,此时物镜转换器与固定卡相碰而发出轻微的振动声音),同时感到有阻力,表示物镜已到位。将聚光器上升,开大光圈。用左眼对准目镜(同时右眼亦张开),用手转动反光镜对向光源取光,达到目镜视野内明亮均匀为止。

4) 安放载玻片:取玻片标本,先用肉眼认清标本在载玻片上的位置、正反面和标签,然后将有标本的一面向上,将玻片平放于载物台上,用标本推动器将玻片固定,然后使要观察的部分正对通光孔之中央。

5) 调节焦距(调焦):先从显微镜的侧面注视低倍镜,同时转动粗调焦器,使低倍镜镜头距玻片约 0.5 cm 为止。然后用左眼从目镜中观察,慢慢转动粗调节器,直到出现物像。若物像不太清晰,再用细调节器调节,使物像更为清晰。

6) 玻片标本与光圈的调节:如果物像不在视野中央时,可利用推动器将玻片前后左右移动调至中央,注意玻片移动方向与物像移动方向相反。反复练习可使动作随心自如;如果光线太强或太弱可将光圈慢慢关小或开大,也可下降或上升聚光器,找出最适合的光度。

(2) 高倍镜的使用方法

高倍镜的使用必须在调好低倍镜的基础上进行。

用低倍镜找到物像后,将其中要用高倍镜放大观察的部分移动到视野中央。

从显微镜的侧面注视,转换高倍镜。

从目镜中观察,可见视野中有不太清晰的物像。调节细调节器,即可得到清晰物像。注意,使用高倍镜时,不能随意旋转粗调节器,以免载物台上升幅度太大而损坏玻片或镜头。使用高倍镜所需光度比低倍镜要强,试调节光圈。如果在高倍镜下调节没有观察到物像时,则应从低倍镜重作。

(3) 油镜的使用方法

油镜的使用必须在调好高倍镜的基础上进行。

将拟用油镜观察的部分,移动到视野中央,旋转物镜转换器,使高倍镜转开,眼睛注视侧面,直接滴上少许香柏油在所观察标本的部位,转换油镜,这时油镜镜头已浸入油中,将光圈完全打开。从目镜中观察,并转动细调节器直到视野出现清晰物像为止。

观察完毕后,必须用拭镜纸蘸二甲苯少许,将镜头和载玻片上的香柏油轻轻擦净,无盖玻片的标本(如血涂片等),不能擦拭,以免损坏标本。临时制片因有水分,不能使用油镜。

3. 使用显微镜的注意事项

(1) 拿用显微镜时,必须用一手握镜臂,一手托镜座,紧贴前胸,平端平放,切勿单手提取,以免零件脱落(特别是目镜易滑落)。

(2) 不要随意取出目镜,以防灰尘入镜筒,严禁拆卸零件,以防损坏。

(3) 光学部分如有不洁,可用拭镜纸擦拭,切不可用手帕、手指或其他纸张擦拭,以免损坏镜头;其他部分如有灰尘,可用绸布擦净。

(4) 使用显微镜时,必须两眼睁开,两手并用,边观察、边记录和绘图等。

(5) 显微镜使用后,先将载物台下降,取下玻片标本,放回原处。旋转转换器,使每一个物镜都不对着通光孔,再上升载物台,使镜头固定在载物台上,将反光镜镜面竖直,聚光镜降下。最后将各部分擦净,检查零件有无缺损,然后放还镜箱内。

(二) 细胞形态结构的观察和细胞内 DNA 和 RNA 的显示与观察

1. 蟾蜍红细胞内 DNA 和 RNA 的显示与观察

(1) 取一只活大蟾蜍,处死。打开蟾蜍胸腔,剪开心脏,取一小滴血于载玻片的一端,另取一张载玻片的一端边缘浸在血滴内待血沿边缘展开后,以 45°角均匀用力迅速地向前推,使血液在载玻片上形成均匀的薄层血膜。晾干,置于显微镜下观察,可见蟾蜍血细胞呈椭圆形,细胞质呈浅红色,细胞核呈椭圆形(图 3-1-2)。

(2) 另外制作一张血涂片,在 70% 乙醇中固定 5~10 分钟。

染色:待血涂片干后,滴数滴甲基绿-哌罗宁混合染液于涂片上,染色 20 分钟,再用蒸馏水或自来水洗去多余的染液,用吸水纸吸去涂片上多余的水分,但血膜处不可吸得过干。

RNA 和 DNA 的显示分化:将涂片浸在纯丙酮中进行分化约 1 分钟即可观察。

镜下观察:用高倍镜进行观察,可见到血细胞中的核仁和细胞质被染成红色;细胞核被染成蓝绿色(图 3-1-3)。

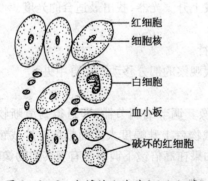

图 3-1-2 大蟾蜍血涂片(示血细胞)

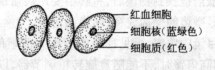

图 3-1-3 大蟾蜍血涂片

[附] 试剂配制

甲基绿-哌罗宁混合染液

(1) 0.2 mol/L 醋酸缓冲液(pH4.8)

冰醋酸 1.2 ml,加蒸馏水至 100 ml。

醋酸钠(NaAc·3H_2O)2.72 g,溶于 100 ml 蒸馏水中。

使用时两液按 2:3 比例混合。

(2) 2% 甲基绿染液

甲基绿(methyl green) 2 g 溶于 100 ml 0.2 mol/L 醋酸缓冲液(pH4.8)中。

注：甲基绿粉中往往混有影响染色效果的甲基紫,它们必须预先除去,其方法是将配置溶液用分液漏斗加等量氯仿洗数次,静置一夜,置 4℃ 冰箱保存备用。

(3) 1% 哌罗宁染液

哌罗宁(吡红 G,或焦宁 G,PyroninG 进口分装) 1 g 溶于 100 ml 0.2 mol/L 醋酸缓冲液(pH4.8)中。

临用时将 2% 甲基绿和 1% 哌罗宁液按 5:2 比例混合,即为甲基绿-哌罗宁混合染液。

2. 人口腔黏膜上皮细胞标本的制备及观察

(1) 取载玻片、盖玻片各一张,擦拭干净,取消毒牙签一根轻轻刮取口腔颊部上皮细胞少许,涂抹在载玻片中央,滴一滴 2% 甲基绿染色,盖上盖玻片,然后用吸水纸吸取多余的染液,置于低倍镜下观察。

(2) 可见呈不规则形状的细胞,在高倍镜观察,在细胞中央有一卵圆形的细胞核,细胞膜极薄,细胞质均匀一致(图 3-1-4)。

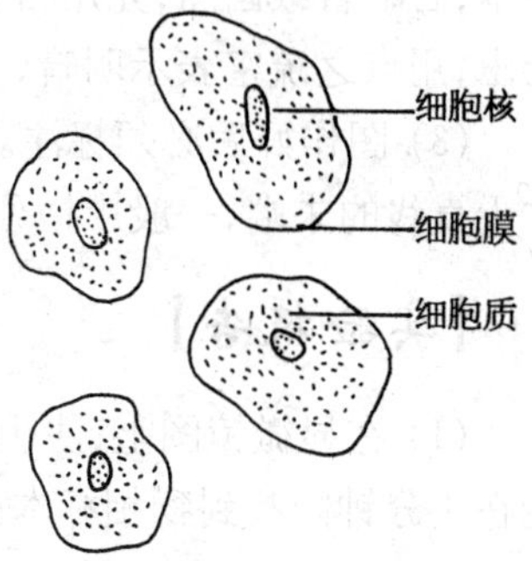

细胞核
细胞膜
细胞质

图 3-1-4 人口腔
黏膜上皮细胞

(三) 几种细胞器的观察

(1) 高尔基体的观察：取家兔脊神经节切片,置于低倍镜下观察。可见许多淡黄色椭圆形或不规则的神经细胞。在高倍镜下可见细胞中央几乎无色的圆形细胞核,有的核内可见染成淡黄色的核仁,在细胞核的周围细胞质中有许多染成深褐色呈弯曲的线状、颗粒状和网状的结构,这就是高尔基体(图 3-1-5)。

(2) 线粒体的观察：取小鼠十二指肠横切片,置于低倍镜下观察,可见许多皱襞。换高倍镜观察,可见上皮细胞呈柱状,细胞界限不很清晰。换油镜观察,可见细胞核位于细胞的中央,在细胞的两端有蓝色的线状或颗粒状结构,这就是线粒体(图 3-1-6)。

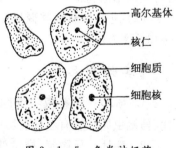

高尔基体
核仁
细胞质
细胞核

图 3-1-5 兔脊神经节
细胞(示高尔基体)

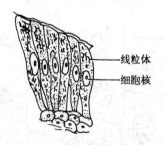

线粒体
细胞核

图 3-1-6 小鼠十二指肠
上皮细胞(示线粒体)

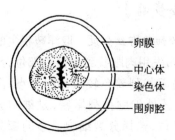

卵膜
中心体
染色体
围卵腔

图 3-1-7 马蛔虫受精卵

(3) 中心体的观察：细胞(示中心体)取马蛔虫(*Parascaris equorum*)子宫横切片,在低倍镜下寻找其受精卵分裂期的细胞,然后换成高倍镜观察,可见分裂中期细胞两极各有一颗深蓝色的圆形小粒,为中心粒。在中心粒周围的明亮区,为中心球。在中心球周围隐约可见许多纤细的、辐射状分布的星射线。中心粒和中心球,合称中心体(图 3-1-7)。

(四) 生物学作图要求和方法

(1) 生物学作图前应仔细观察标本,严格要求依照实物绘制,不能随意增添、减少。但可根据标本的大小予以适当放大或缩小,但图中各构造的大小应与实物成比例。不能抄袭书上或他人的图。

(2) 生物学作图以点线为主,画图时一般将报告纸放在显微镜右侧,两眼睁开,左眼观察标本,右眼看纸画图,先用铅笔在纸上轻轻勾出结构的轮廓,然后逐渐加以修正再用点、线正式绘出,用点之疏密表示明暗,不能涂阴影。注意加点时铅笔要求竖直点。

(3) 图作好后必须标注。画图位置一般偏向纸的左侧,右侧用尺子引出直线,并将其名称注于直线的末端,一般应横列而不直写,所画之线最好与图画纸上下边缘平行,切忌互相交叉。

【实验报告】

(1) 在显微镜图上,注明其结构名称。要求能熟练使用显微镜,即拿到 1 张玻片标本后,能在 1 分钟内找到物相标本。

(2) 绘制蟾蜍血细胞 DNA 和 RNA 显示及人口腔黏膜上皮细胞图,并注明各部分名称。

实验二 ▏细胞的有丝分裂

【实验目的】

(1) 观察动植物细胞有丝分裂,掌握细胞分裂各时期的形态特征。

(2) 进一步熟练掌握显微镜的使用方法和绘图方法。

【实验用品】

1. 标本　洋葱根尖细胞有丝分裂切片、马蛔虫卵细胞有丝分裂切片。

2. 器材　显微镜、拭镜纸、二甲苯、改良石炭酸品红染液等。

【实验步骤】

1. 植物细胞有丝分裂　取洋葱根尖的纵切片标本,先用肉眼找到根尖的部位,然后在低倍镜下找到着色较深的生长点(图3-2-1)。该处细胞排列紧密,是细胞分裂旺盛的部位,选择分裂细胞最多的部分移到视野中央,转换高倍镜,仔细寻找不同

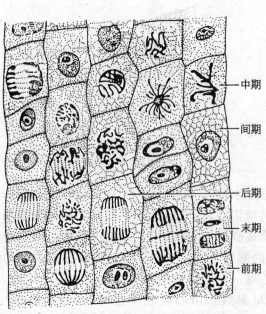

图 3-2-1　洋葱根尖细胞(示有丝分裂各期)

时期的细胞并观察其形态特点。

间期：细胞核较小，核膜清晰，核仁明显，细胞质及细胞核内的染色质均匀分布。

前期：细胞进入分裂时，核膨大，核内染色质浓缩，形成纤细的染色质丝（chromonema），逐渐缩短变粗，成为具有一定形态的染色体。

前期末：核膜破裂，核仁消失。

中期：染色体移向细胞中央，并排列在赤道部位，每条染色体的着丝点位于赤道的平面上，构成赤道板（equatorial plate），在赤道板的两侧形成纺锤体。这时的染色体已纵裂成两条染色单体（chromatid），中间借着丝粒相连。

后期：染色体在纺锤丝的牵引下分成相等的两组，分别拉向细胞两极。

末期：到达两极的两组子染色体，通过解旋，伸长变细成为染色质丝，晚期末，染色质丝逐渐恢复成染色质，核膜形成，核仁出现，纺锤体消失，在两核之间出现新的细胞壁，分成两个子细胞，又进入到间期状态。

2. **动物细胞有丝分裂（示教）** 取马蛔虫子宫横切片，置低倍镜下观察（图 3 - 2 - 2），可见视野内有许多受精卵，每一受精卵的外围有一层较厚的卵壳，壳内有宽大的围卵腔，受精卵细胞悬浮在围卵腔中，换高倍镜可看到不同分裂时期的分裂象。

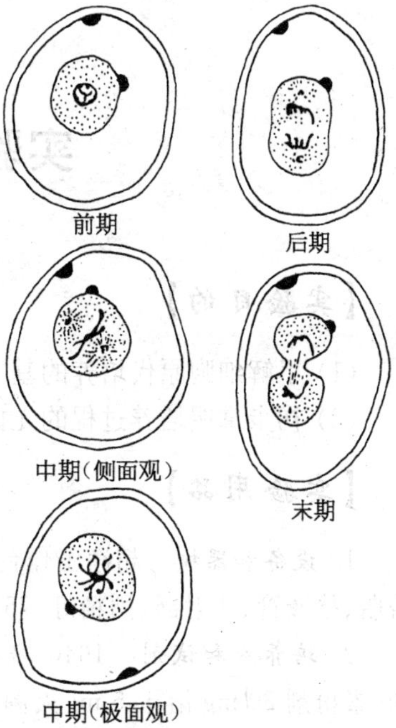

前期：中心粒分裂为二，分别向细胞两极移动，细胞核膨大，染色质逐渐浓缩成染色质丝，进而缩短变粗形成染色体，核仁、核膜消失。

中期：染色体排列在细胞赤道面上，形成赤道板。此时的极面观，可见染色体排列如菊花状，可以清楚地观察到染色体的数目。此时的侧面观，可见染色体排列在细胞中央，两极各有一个中心粒，其周围有星射线和中心球，中心粒之间有纺锤丝与染色体着丝粒相连。

后期：纵裂后的染色体受纺锤体的牵引，分别向细胞两极移动，细胞中央部分的细胞膜开始内陷。

末期：两极的染色体逐渐解旋，伸长形成染色丝。晚末期，染色丝变成染色质，核仁、核膜重新出现，形成新核，纺锤丝、星射线消失。细胞膜的内陷逐渐加深，最后以横缢方式，形成两个子细胞。

图 3 - 2 - 2 马蛔虫受精卵细胞（示有丝分裂各期）

3. **新鲜洋葱根尖细胞有丝分裂标本的制备及观察**

1）取材：选择培养好的洋葱根尖，截取根尖的游离端 1 cm 长。在上午 11 时以后取出。

2）固定：将取下材料立即放入固定液（甲醇∶冰醋酸＝3∶1）中固定 2～3 小时。

3）漂洗：将固定好的材料放入 95％乙醇中漂洗 1～2 次，以洗去附着的固定液（如暂不制片，可将材料放入 70％乙醇做短期保存）。

4）水解：上述材料放入 60℃ 1 mol/L 的盐酸中水解 10～15 分钟。使根尖组织变得疏松，便于在制片时将细胞散开。

5）低渗：将材料经水洗后放入蒸馏水中低渗 30 分钟，使细胞膨大，染色体散开。

6) 取根尖：将材料放在载玻片上,小心剪取根尖末端乳白色部分(约 0.3 cm),弃去其余部分。

7) 染色：用改良石炭酸品红染液染色。

8) 压片：慢慢盖上盖玻片,不使气泡产生,再加盖吸水纸,左手按住吸水纸将盖玻片固定,不使滑动,右手用铅笔的后端轻轻敲玻片上的吸水纸,把细胞压开。用力不要太猛,以免压碎玻片。

9) 观察：将切片置于显微镜下观察,寻找根尖细胞有丝分裂的各期。

【实验报告】

(1) 绘洋葱根尖有丝分裂各时期典型的细胞(画 4 个图)。

(2) 动、植物细胞有丝分裂过程有何异同?

实验三 | 细胞培养

【实验目的】

(1) 了解细胞原代培养的基本方法。

(2) 初步掌握培养过程的无菌技术。

【实验用品】

1. **设备和器械** 超净工作台、恒温培养箱、倒置显微镜、水浴箱、离心机、滤器、培养瓶、血培养瓶、移液管、注射器、酒精灯、75%乙醇棉球、换药碗、记号笔。

2. **培养液和试剂** 1640 培养基(1640 粉剂 275 mg 溶于 25 ml 灭菌三蒸水)、肝素溶液(肝素粉剂 20 mg 溶于 5 ml 灭菌三蒸水)、PHA 溶液(PHA10 mg 溶于 2 ml 灭菌三蒸水)、碳酸氢钠溶液(330 mg 溶于 5 ml 灭菌三蒸水)、双抗(即青、链霉素统一配制)、血清(统一购买)。

3. **实验动物** 家兔。

【实验步骤】

(一) 细胞培养的概念及意义

细胞培养是从有机体取出细胞、组织或器官,使其在离体的人为选择或控制的环境中,能继续生存并繁殖的一种方法。

细胞培养便于应用各种化学和生物学等外界因素探索和揭示细胞生命活动的规律,便于应用各种不同的技术方法研究和观察细胞结构和功能的变化,可长期研究和观察细胞遗传行为的改变;可同时提供大量生物性状相同的细胞作为研究对象,耗费少,比较经济。因此,细胞培养技术和知识,在生物学和医学各个研究领域中,如遗传学、免疫学、肿瘤生物学等方面已得到广泛应用。近年来,在分子生物学、细胞工程、放射生物学、老年医学以及环境保护等方面,细胞培养也逐渐发展为一种重要技术,并取得很大成果,因此,我们有必要了解细胞培养的基本知识及操作过程。

细胞培养可分为原代培养和传代培养。直接从体内获得的细胞进行首次培养为原代培养;当原代培养细胞增殖达到一定密度后,则需要做再培养称为传代培养。这里主要了解细胞原代培养的基本方法。

(二)无菌操作的要领和要求

由于体外培养的细胞缺乏机体抗感染功能,所以,操作中要努力做到最大限度的无菌,防止感染。

(1)培养前的准备:根据实验内容的要求收集好已消毒的所需用品,置于超净工作台内,避免操作时,往返取物增加污染机会。

(2)超净工作台消毒:打开紫外灯照射 30 分钟后关闭,使工作台内保持无菌环境。

(3)洗手:洗手后进入无菌间,打开超净工作台风机,用 75％乙醇棉球擦手(或用 0.1％苯扎溴铵溶液洗手)。

(4)火焰灭菌:在超净工作台无菌环境中操作时,首先要点燃酒精灯,以后一切操作如安装吸管橡皮头,打开或封闭瓶口等,都要经过火焰灭菌(或在近火焰处进行)。

(5)操作时:进行细胞培养操作时,动作要准确敏捷,但又不能太快,以防空气流动增加污染机会。不能用手触及器皿的消毒部分,如已接触,要用火焰烧灼消毒或更换。为拿取方便,工作台面上的用品要有合理布局,原则上是左手使用的用品放在左侧,右手使用的用品放在右侧,酒精灯置于中央。吸取每一种液体都要用专一的吸管,以防不同液体互相污染或混淆不同细胞。

(三)原代细胞培养操作过程

本实验采用微量全血技术,方便省力。我们用全血做培养对象,是在 PHA 刺激下由淋巴细胞转化而成的淋巴母细胞。

1. 器皿的准备

(1)每组准备培养瓶 3 个,血培瓶(或青霉素瓶)10 个,移液管 3 支,注射器 3 支,注射针头 5 个,细菌滤器 3 个,剪刀镊子各一把。

(2)将培养瓶、血培瓶、移液管、注射器在洗液中浸泡 3 日,自来水冲洗 15～20 次,蒸馏水刷洗 3 次,双蒸水刷洗 3 次,三蒸水刷洗 1 次,注射针头、滤器用蒸馏水、双蒸水、三蒸水各冲洗 3 次。60℃烤箱中烘干,然后将醋酸纤维脂膜光面向上装入滤器。

(3)将上述物品装入盒内或直接用纸包好,103～138 kPa 灭菌 30 分钟,待压力降为 0 时取出,烘干备用。

2. 操作过程

(1)按上述要求做好超净工作台消毒、洗手等准备工作。

(2)点燃酒精灯,将滤器置于无菌培养瓶口上,将 20 ml 注射器接于滤器上口,依次加入以下液体并将其用过滤膜滤入培养瓶中:

1640 培养液 25 ml＋血清 5 ml＋PHA 1 ml

然后取下滤器,加入青、链霉素各 4 000 u。

(3)调整 pH:用无菌移液管吸取混合后的培养基,滴一滴在试纸上面。必须注意移液管不能接触试纸。用碳酸氢钠溶液将 pH 调至 7.2。

（4）分装：每个血培瓶中加 5 ml 培养基，分装时不要讲话，瓶口最好始终斜向一方，并尽量接近火焰。

（5）取血及加样：常规消毒后，由兔耳静脉取血 1.5～2 ml，取前，吸肝素润湿针管。每个瓶中加血 0.3 ml（约 25 滴）。转摇培养瓶，使血液与培养基完全混合，胶布封住瓶盖，写明学号。

（6）37℃温箱中培养 72 小时。其间每日摇动培养物 1 次。

3. **培养物的粗略检查**

（1）是否有污染现象：从温箱中取出培养瓶，不要摇动，若液体浑浊或液体中有絮状物，为明显的微生物污染。微生物污染会严重抑制血细胞生长。

（2）pH 的变化情况：一般说来，随着细胞生长，培养基的 pH 会逐渐下降（即培养基的颜色由红变黄）。若 pH 升高，则可能是细胞死亡的结果。另外，瓶盖不严，也会造成 pH 的上升。

（3）是否有凝血现象：轻摇培养瓶，若所有的沉淀都能均匀散布于培养基中，情况正常；若有大的血块，则会影响细胞生长。

以上只是粗略的观察，由于淋巴细胞是悬浮在培养液中，而不是贴在瓶壁上生长，所以，其实际生长情况究竟如何，仅凭上述观察尚无法判断，而通过染色体标本制备可以协助回答这一问题。

【实验报告】

细胞原代培养过程中如何防止污染这是一个很重要的问题。结合自己整个实验操作，你认为哪几个步骤是关键？如有污染，请分析原因。

实验四 ┃ 家兔解剖

【实验目的】

（1）观察家兔主要器官系统的形态和自然位置，了解哺乳动物的主要特征。
（2）掌握实验动物的解剖方法，为医学实验提供必要的实验动物知识和动手能力。

【实验用品】

1. **标本**　活家兔（3 kg 左右），家兔消化系统、泌尿生殖系统、呼吸系统和神经系统的解剖标本，家兔的循环系统灌注标本，羊（狗、猪）心脏的解剖标本。
2. **器材**　全套解剖器械、注射器、线绳、纱布、3% 戊巴比妥（蒸馏水）、生理盐水等。

【实验步骤】

（一）家兔外形的观察

家兔为哺乳类动物，全身被毛，身体分为头、颈、躯干、四肢、尾五部分。头部眼前方为颜面部,眼后方为颅部。头部有眼、耳、鼻等特殊感受器,眼有能活动的上下眼睑。兔的耳郭较长、较大,能转动,有收集声波的作用。唇肉质,具触须,有触角作用,上唇中央,有缺口,称兔唇。头后端接颈部。躯干部后端有尾,其基部腹面前方有生殖器。用手翻一下外生殖器,可区别雄性的阴茎和雌性的阴门。雌性躯干部腹面有4~5对乳头,肛门腹前方有阔缝状雌性生殖孔,雄性在肛门前有泌尿生殖孔,较小,位于阴茎末端。阴茎两侧基部有阴囊,性成熟时睾丸经腹股沟管降于阴囊。家兔前肢短,有五指,后肢长,四趾,指(趾)端有爪。

(二) 活家兔解剖前的处理

1. **麻醉** 用3%戊巴比妥1 ml/kg(体重)作静脉注射,在兔的耳缘静脉向心方向注入。注意在给药时一定要缓慢推入药液,如给药过快,能引起兔子死亡,造成麻醉失败。

2. **处死** 用空气注射法。首先两人合作,将兔腹面朝上,四肢分开。用线绳把四肢和头部固定在兔解剖台上,然后,在兔的耳郭边缘找到耳静脉向心方向注入空气10~15 ml,形成空气栓塞,使其缺氧而死亡。

3. **剥离和暴露** 用湿布润湿腹毛,将毛分向两侧,左手持有齿镊提起生殖器前方的皮肤,右手持手术剪沿腹中线,从尿殖孔前向前剪开皮肤至下颌部,用解剖刀分离切口两侧的皮肤露出腹面肌肉。再用同样方法,用有齿镊提起腹壁肌肉,用解剖剪沿腹中线剪开腹壁(注意:剪刀尖应稍向上,以免伤及内脏)至胸骨剑突处,由此处分别向两侧剪成横切口,以暴露腹腔内的脏器(图3-4-1)。由胸骨体剑突正中央,用手术剪剪至颈部锁骨联合处,剪开后,由术者用手将兔的前胸肋骨扒向两侧,使胸腔完全暴露。采用麻醉方式解剖的兔子,会看到心脏在跳动,因此要先观察心脏的跳动及主动脉、肺动静脉的血液循环情况。在剪至锁骨联合处时,一定要避开颈部的动静脉,避免出血,否则,将造成动物大量失血死亡,导致实验失败。

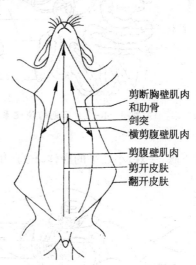

剪断胸壁肌肉和肋骨
剑突
横剪腹壁肌肉
剪腹壁肌肉
剪开皮肤
翻开皮肤

图3-4-1 家兔解剖示意图

(三) 内脏器官自然位置的观察

腹腔脏器自然位置:提起剑突,以手轻轻将肝脏压向后方,可见腹腔前壁为圆帽状的膈,其后为红褐色大而分叶的肝。囊状的胃位于肝的左背侧,腹腔余部几乎全为盘曲的肠占据。腹腔后方耻骨联合之前,可见一梨形囊为膀胱,其大小随尿量多少而异。轻轻掀起胃,可见一紫红色扁平的脾紧贴于胃大弯左侧部。推开一侧肠管,可见腹腔背壁,脊柱两侧各有1只红褐色豆形肾脏。肾前内侧缘有一黄色圆形的肾上腺,观察完毕后,再剖开胸腔。

(四) 消化系统观察

包括消化管和消化腺。

1. 消化管(digestive tube)

(1) 口腔(oral cavity)及食管(esophagus):口腔内有肉质的舌。口腔后部为咽(pharynx)后鼻孔通于此处。咽后接肌性的食管,位于气管背侧。食管向后穿过膈与胃贲门相接。

(2) 胃(stomach):在膈之后,为一囊状结构,前与食管相连,后连十二指肠。与食管交界处的称贲门,与十二指肠交界处称幽门,胃的前方凹面称胃小弯,后方凸面称胃大弯。囊状结

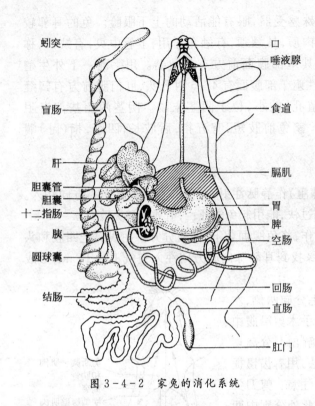

蚓突
盲肠
肝
胆囊管
胆囊
十二指肠
胰
圆球囊
结肠

口
唾液腺
食道
膈肌
胃
脾
空肠
回肠
直肠
肛门

图3-4-2　家兔的消化系统

构的中间部分称胃体,胃体上连有一袋状腹膜结构,称大网膜。胃大弯左侧,有一长条形暗红色脏器,为脾脏,属淋巴系统。

(3) 肠(intestine):其长度为体长的15~16倍,这与其食草性有关。肠分为小肠(包括十二指肠、空肠、回肠)和大肠(包括盲肠、结肠、直肠)。回肠和结肠之间有一较大的圆球囊,自此分出一支粗大的盲肠,其前段粗大,表面具螺旋溢痕,末端变细,外表光滑,称蚓突(vermiform appendix),盲肠有消化纤维的功能。直肠末端开口于肛门(图3-4-2)。

2. 消化腺(digestive gland)　包括唾液腺、肝脏、胰脏等。

(1) 唾液腺(salivary gland):包括颌下腺、耳下腺(腮腺)及舌下腺。颌下腺,为一对暗粉红色腺体,位于左右颌角处。耳下腺,一对,位于下颌后缘,耳的下方皮肤与肌肉之间,似脂肪组织,呈浅红色。

舌下腺,一对,小而平的腺体,位于舌下深部(图3-4-3、图3-4-4)。

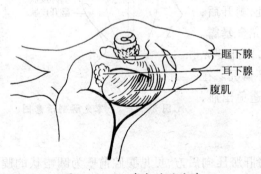

眶下腺
耳下腺
腹肌

图3-4-3　家兔的唾液腺

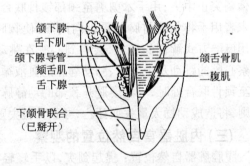

颌下腺
舌下肌
颌下腺导管
颏舌肌
舌下腺
下颌骨联合
(已掰开)

颌舌骨肌
二腹肌

图3-4-4　家兔的颌下腺和舌下腺

(2) 肝脏(liver):位于腹腔前部,红褐色,分五叶,在中央叶的背面有一绿色胆囊,从胆总管后行开口于近幽门处的十二指肠(图3-4-5)。

(3) 胰脏(pancreas):呈粉红色,分散分布在十二指肠前段弯曲的肠系膜上,胰腺管开口于十二指肠。

(五) 呼吸系统观察

呼吸系统包括呼吸道和肺两部分(图3-4-6)。

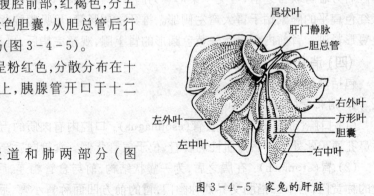

尾状叶
肝门静脉
胆总管
右外叶
方形叶
胆囊
右中叶
左外叶
左中叶

图3-4-5　家兔的肝脏

1. **呼吸道**（respiratory tract） 由鼻、咽、喉和气管组成。

（1）**鼻**（nose）：位于口的背方，分为前鼻孔、后鼻孔、鼻腔。始于前鼻孔，经鼻腔、后鼻孔、咽部的喉口入喉腔、气管、主支气管入肺。

（2）**喉**（larynx）：位于咽的腹壁，气管前端，由软骨组成，腹面中央最大的一块为甲状软骨，其下为环状软骨，甲状软骨的背方有两块小的杓状软骨，其腹前方为会厌软骨。甲状软骨两侧各有一暗红色长圆形腺体——甲状腺。

（3）**气管**（trachea）：位于喉之后一管道，由许多环状软骨构成，其后方分成两主支气管入肺。

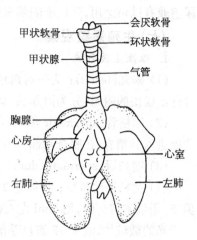

图 3-4-6 家兔的呼吸系统

2. **肺**（lung） 呈海绵状，位于胸腔内纵隔两侧，分左、右两肺，左肺分 2~3 叶，右肺分 4 叶，肺分叶不对称与心脏的位置有关。肺本身无肌肉，呼吸作用靠肋间肌的收缩与膈肌的升降来完成（肺以肺泡增大气体交换面积，使呼吸功能得以加强）。

（六）泌尿系统的观察

泌尿系统包括肾脏、输尿管、膀胱、尿道 4 个部分（图 3-4-7）。

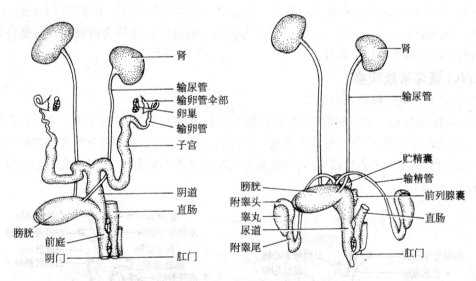

图 3-4-7 家兔的尿殖系统

1. **肾**（metanephros） 一对，为豆形、暗红色，位于腹腔腰部脊柱两侧紧贴附于脊柱两侧，右肾略前，左肾稍后。肾前内侧各有一黄色小圆形的小腺体为肾上腺，为重要的内分泌腺。肾内侧有一凹陷处，称肾门，为血管、输尿管出入肾之处。

2. **输尿管**（ureter） 一对细长略呈长白色的肌性小管，自肾门发出，沿脊柱两侧后行直达膀胱。

3. **膀胱**（urinary bladder） 一梨形囊，位于直肠后部的腹面，与尿道相通。

4. **尿道**（urethra） 泌尿系统最末的一段管道，前与膀胱相连，后端开口于体外。雄兔的尿道兼有排精之用,开口于阴茎末端;雌兔的开口于阴道前庭。

(七) 生殖系统观察

1. 雄性生殖系统

(1) 睾丸(testis):为一对白色的卵圆状器官,睾丸的前、后端及背面贴附着由睾丸输出小管纤曲成团的附睾(分为附睾头、体、尾),其下接白色细管为输精管末端为贮精囊。

(2) 输精管(spermatic duct):由附睾发出,分别进入腹腔,绕过输尿管腹侧,沿着膀胱的背壁进入储精囊,在膀胱基部背方开口于尿道前列腺部。

(3) 前列腺(spermatic duct):位于输精管末端背侧的腺体,其分泌液参与精液的组成。

(4) 兔精子的观察:将体重3 kg以上(性成熟)的兔睾丸用手术剪剪下一部分,将储精囊剪下,用手术剪剪碎,用5 ml左右的生理盐水(温度在37℃左右)稀释,制成兔精子悬浮液,取一干净的载玻片,滴1～2滴悬浮液到载玻片上,盖上盖玻片,然后放在显微镜下观察,先用低倍镜观察,可以看到满视野的活精子,其游动速度各异,然后转用高倍镜观察,可以很清晰地观察到精子的形态结构。在室温下,精子可以存活2小时左右。

2. 雌性生殖系统

(1) 卵巢(ovary):一对,呈粉红色,由系膜悬挂于腹腔后部两背侧,成熟时表面呈颗粒状。

(2) 输卵管(oviduct):一对,位于卵巢外侧,悬挂于系膜上的一对弯曲小管,其前端开口处膨大,呈喇叭口,后端连膨大的子宫。

(3) 子宫(uterus):左右输卵管后端扩大部分。兔为双角子宫。子宫开口于阴道。

(4) 阴道(vagina):左右子宫后端会合为阴道。阴道向后延伸为前庭。其腹面有尿道的开口,前庭以泄殖孔开口于体外。

(八) 循环系统观察

包括心脏、动脉、静脉及微血管。

1. 心脏(heart)

位于胸腔内,其外包被一层很薄的心包膜,在左右肺之间,心尖稍偏左方。小心剪开心包膜,可见心脏由左心房、右心房、左心室、右心室四部分组成,前部为左、右心房,呈红褐色,后部为心室呈圆锥形,其壁较心房厚。从左心室发出主动脉弓,右心室发出肺动脉(图3-4-8)。

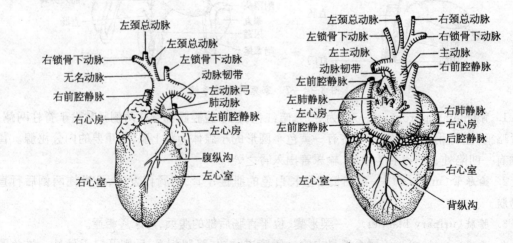

图3-4-8　家兔心脏的腹面观和背面观

2. **动脉** 动脉管壁较厚,呈白色,主要由以下血管组成(图3-4-9)。

(1)主动脉弓:从左心室发出的一条大血管,向左弯曲而成弓形,由它发出的主要动脉有:① 无名动脉(innominate artery):是从主动脉开始弯曲处分出的第一支大动脉,较粗短。由它分为右颈总动脉和右锁骨下动脉,分别供给右侧头部、颈部和右前肢的血液。② 左颈总动脉(common carotid artery);由无名动脉之后直接由主动脉弓发出。③ 左锁骨下动脉(subclavian artery):从左颈总动脉稍后发出,分支到左前肢。

(2)背主动脉(dorsal aorta):为主动脉弓向心脏后方沿背中线后行的一条大血管。由它分出下列各支:① 肋间动脉(posterior intercostal artery):有背主动脉胸段向两侧发出的成对小动脉,分布于肋间肌。② 腹腔动脉(coeliac artery):

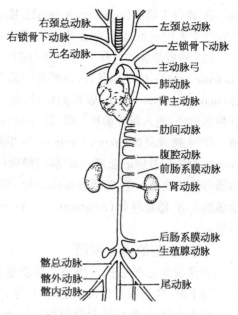

图3-4-9 家兔的动脉系统

为背主动脉穿过膈肌后发出的第一支动脉,分布到肝、脾、胰、胃、十二指肠等处。③ 前肠系膜动脉(anterior mesenteric artery):紧接腹腔动脉发出的第二支动脉,分布于小肠、盲肠、结肠等处。④ 肾动脉(renal artery):由背主动脉发出的一对动脉,分别进入左、右肾、肾上腺及附近的体壁。⑤ 后肠系膜动脉(posterior mesenteric artery):位于肾动脉之后发出的一条细小的动脉,分布于结肠后段和直肠。⑥ 生殖腺动脉(genital artery):靠近后肠系膜动脉由背主动脉发出的一对细小动脉,进入左、右生殖腺,分布于睾丸或卵巢。⑦ 髂腰动脉(lumbar artery):由背主动脉发出的成对动脉,分布到腰背部肌肉。⑧ 髂总动脉(common iliac artery):背主动脉末端分成两条髂总动脉,由它再分为髂外动脉分布到后肢,髂内主脉分布到盆腔、膀胱、直肠等处。⑨ 尾动脉(caudal artery):由背主动脉末端基部发出,分布于尾部。

(3)肺动脉(pulmonary artery):由右心室发出,分左右两支入左右肺,所含血液为静脉血。

3. **静脉** 管壁较薄,易破裂。用解剖镊将心尖翻向前方,可见与右心室相连一对前腔静脉和一条后腔静脉(图3-4-10)。

(1)前腔静脉:一对,位于心脏前侧方,从心脏背面进入右心室。沿右前腔静脉基部向前寻找汇入前腔静脉的分支。① 颈外静脉(external jugular vein):位于颈部外侧的一对粗大血管,接受头外部的血液。颈横静脉连接左、右颈外静脉。② 颈内静脉(internal jugular vein):位于气管两侧的细小血管,接受来自脑颅腔及颈部回心的血

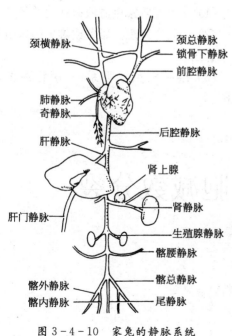

图3-4-10 家兔的静脉系统

液。③ 锁骨下静脉(subclavian vein)：接受前肢的静脉血。④ 奇静脉(azygous vein)：位于胸腔背壁中央的一条血管，接受来自后部肋间肌的血液，入右前腔静脉。

(2) 后腔静脉：于背主动脉并行的一条粗大血管，收集以下静脉血回心脏。① 肝静脉(hepatic vein)：位于膈肌后，由肝脏向前方发出，较短，在膈之后方汇入后腔静脉。② 肝门静脉(hepatic portal vein)：收集消化道、脾、胰的静脉血，进入肝脏，分支成毛细血管。然后，经肝静脉出肝，进入后腔静脉。③ 肾静脉(renal vein)：与肾动脉平行，收集来自两侧肾脏的血液。④ 生殖腺静脉(genital vein)：与生殖腺动脉伴行的静脉。⑤ 髂外静脉(external iliac vein)：收集后肢回心血液。⑥ 髂内静脉(internal iliac vein)：收集盆腔、膀胱、直肠、尿道及生殖器等部的血液。⑦ 髂腰静脉(lumbar iliac vein)：位于生殖腺静脉之后，收集来自腰背部的静脉血。⑧ 髂总静脉(common iliac vein)：由髂内和髂外静脉汇合而成。其前行汇入后腔静脉。

(九) 心脏的内部解剖

循环系统观察完毕，可剪下心脏观察其内部结构。

剪下时，注意保留与其相连的动、静脉血管的基部，以观察其相互间的关系。

剪下心脏后，先辨认背腹面和左右侧，然后将其纵剖为背腹两半，洗去淤血，可见左右两半互不相通，但同侧的房室之间有房室孔相通。房室孔周围有透明的瓣膜，以附在心室内壁指状乳头肌上的腱索控制其开闭。左侧的为二尖瓣(mitral valve)，右侧的为三尖瓣(tricuspid valve)，其作用主要是控制血液倒流，在肺动脉和主动脉弓基部，均有袋状的半月瓣(semzlunar valve)(图3-4-11)。

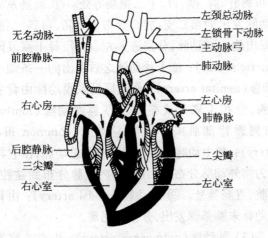

左颈总动脉
无名动脉
左锁骨下动脉
主动脉弓
前腔静脉
肺动脉
右心房
左心房
肺静脉
后腔静脉
二尖瓣
三尖瓣
右心室
左心室

图 3-4-11 哺乳动物心脏结构

【实验报告】

(1) 作表说明家兔血液循环的途径。

(2) 绘制你所观察雌兔或雄兔的尿殖系统示意图。

(3) 绘制家兔呼吸系统、消化系统示意图。

实验五 ┃ 生殖细胞减数分裂

【实验目的】

(1) 掌握动植物生殖细胞减数分裂过程和各期特点。

(2) 进一步熟练临时玻片制片技术。

【实验用品】

1. **标本** 蝗虫精巢固定标本、蚕豆花蕾固定标本。
2. **仪器** 载玻片、盖玻片、镊子、醋酸洋红染液、吸水纸、显微镜。

【实验步骤】

(一) 蝗虫精巢精母细胞减数分裂的制备与观察

1. **取材与固定** 雄性蝗虫(2n＝23)腹部末端向上,形似船尾,雌性蝗虫(2n＝24)腹部末端分叉。在夏秋季可用新鲜材料,采集成熟雄性蝗虫,剪去头、翅及后肢,剪开腹部前端的背侧,取出腹腔中的 2 个精巢,放入 Carnoy 固定液(无水乙醇与冰醋酸按 3∶1 混合即可)30 分钟至 1 小时,再移到 95％乙醇中 15 分钟,最后移到 70％乙醇中即可使用,也可长期保存备用。

2. **染色与压片** 取一小段精巢,用解剖针挑取少量(1 mm 以内)精巢小管放到载玻片上压碎,滴醋酸洋红染液一滴,染色 20 分钟,盖上盖玻片,上覆 1～2 层吸水纸,用左手手指和中指按住盖玻片边缘(防止错动),用铅笔橡皮头轻轻扣压盖片。

3. **镜检** 将标本放在低倍镜下找到分裂象,并移至视野中央,换成高倍镜观察减数分裂各个时期形态特点(图 3－5－1)。

第一次减数分裂包括:前期Ⅰ、中期Ⅰ、后期Ⅰ、末期Ⅰ 4 个时期。

(1) 前期Ⅰ:时间较长,染色体变化复杂,可分为 5 个时期:

1) 细线期(leptotene):细胞核较大,染色体细长,绕成一团,难分辨。

2) 偶线期(zygotene):同源染色体开始靠拢配对(联会)形成二价体,配对时先从染色体一端开始,然后扩展到整条染色体,形成二价体。

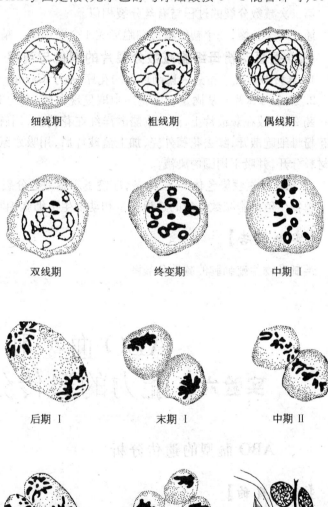

图 3－5－1 蝗虫精卵细胞的减数分裂

3）粗线期（pachytene）：配对的染色体缩短变粗、姐妹染色单体可见配对的同源染色体形成四分体，同源非姐妹染色单体之间出现交叉。

4）双线期（diplotene）：同源染色体开始分开，但交叉部位仍在一起。

5）终变期（diakinesis）：染色体变得更加粗短，核仁、核膜消失。

（2）中期Ⅰ：各二价体排列在赤道面上，形成赤道板，纺锤体出现（因压片关系，纺锤体不易见）。

（3）后期Ⅰ：配对的同源染色体分开，分别向两极移动，其中一组是 11 条染色体，另一组是 11＋X，出现了染色体减半现象。

（4）末期Ⅰ：染色体到达两极，形成染色质，核膜、核仁出现，细胞膜中部缢缩，形成 2 个次级精母细胞。

第二次减数分裂的过程与有丝分裂相似。

通过两次分裂，一个初级精母细胞形成 4 个精细胞。精细胞经过变态形成精子。

（二）蚕豆花粉母细胞减数分裂片的制备与观察

1. **取材与固定**　蚕豆采集刚现蕾的花序，放于 Carnoy 氏液固定（方法同蝗虫）。

2. **染色与压片**　从固定好的花序中取呈现白色、大约 1 mm 的花蕾，用镊子剥开花蕾，取出花药 2 个，放在载玻片上，滴一滴醋酸洋红在花药上，用解剖针轻压花药，挤出花粉母细胞，使花粉母细胞散开，除去花药外壳，加上盖玻片后，用吸水纸盖在盖玻片上，用拇指适度压下，使材料分开，并吸干周围的染液。

3. **镜检**　蚕豆染色体 $2n=12$ 条，在镜下观察减数分裂各期形态特点。

植物生殖细胞减数分裂的过程基本和动物生殖细胞相同，从略。

【实验报告】

绘制动物生殖细胞的减数分裂图。

实验六　ABO 血型和 PTC 尝味能力的遗传分析

一、ABO 血型的遗传分析

【实验目的】

（1）进一步掌握 ABO 血型的遗传规律。

（2）同时学会血型鉴定的基本操作。

【实验用品】

1. **标本**　人外周血。

2. 仪器　显微镜、双凹玻片、高压消毒载玻片、采血针、特种铅笔、高压消毒干棉球。

3. 试剂　血型定型试剂(单克隆抗体)、生理盐水、强力碘消毒棉球、5 种浓度的 PTC 溶液(1/300 万、1/75 万、1/40 万、1/5 万、1/2.4 万)。

【实验原理】

ABO 血型是红细胞的一种血型。它是根据红细胞膜表面存在的不同种类的特异性抗原来确定的。这种抗原(凝集原)的主要化学成分是糖蛋白和糖脂,且具有遗传性。在高等动物及人体的血清中,存在着具有抗御异己的特殊蛋白质,总称为抗体。侵入体内的外来物质,因其可引起机体产生抗体,总称抗原。抗体的产生,是动物对外来的物质的一种防御反应,其作用在于消灭外来物质,以免其危害生命,称为免疫反应。这种免疫反应不仅见于异种的动物,也存在于同种的不同个体之间,人类的血清对于不同个体的红细胞,也常具有破坏的作用,使异体的红细胞凝集,最后导致其解体。现已知人类的红细胞膜上有两种抗原,叫做凝集原 A 和 B,血清中有相应的两种抗体,叫做凝集素 α 和 β。凝集素 α 可使含有凝集原 A 的红细胞凝集,凝集素 β 可使含有凝集原 B 的红细胞凝集。一个人的血清中只能含有不会使自己红细胞凝集的抗体。凡红细胞中含有凝集原 A 的,血清中则含有凝集素 β,红细胞中含有凝集原 B 的,血清中则含有凝集素 α,红细胞中含有 A 和 B 的,血清中必然没有抗体,红细胞中不含任何抗原的,血清中则含有凝集素 α 和 β。因此根据红细胞中抗原的种别及有无,人类的血液可分为四型:A、B、AB 及 O 型。人类决定 ABO 血型的基因位于 9 号染色体 P 臂上。其具体情况可见表 3 - 6 - 1。

表 3 - 6 - 1　ABO 血型的构成

血　　型	A	B	AB	O
红细胞表面抗原	A	B	AB	—
血清的抗体	β	α	—	α、β

使用抗 A、抗 B 血型单克隆抗体即可做 ABO 血型鉴定,参见表 3 - 6 - 2。

表 3 - 6 - 2　抗 A、抗 B 血型单克隆抗体做 ABO 血型鉴定

与抗 A 单抗反应	与抗 B 单抗反应	判定血型
+	—	A
—	+	B
—	—	O
+	+	AB

单克隆抗 A、抗 B 抗体是应用现代生物技术制备的,用以检测人体 ABO 血型,与人血清制备的抗体用法完全一致。

【实验步骤】

(1) 取一洁净的双凹玻片,在两凹的上方用玻璃铅笔分别标上 A 和 B 记号。

(2) 在 A 凹内滴一滴抗 A 单抗,在 B 凹内滴一滴抗 B 单抗,注意两种血清应严格区分不得混用及混合。

(3) 将受检者耳垂和一次性采血针分别用强力碘棉球消毒。耳垂在消毒时按离心方向进行,待干后用采血针刺破耳垂,用高压消毒载玻片两端的一角分别采血(有的实验指导书中指出"或者采指尖血",考虑到每日都要洗数次手,因此采手指尖血造成的感染概率要增大,固不宜采用)。然后,将一端的血与抗 A 单抗混合,另一端的血与抗 B 单抗混合,待静置 3～5 分钟,注意,两凹中的液体绝对不能相互混合,一旦混合必须重做。在耳垂采完血后,应马上用高压消毒的干棉球压在采血创口上,防止继续出血和感染。

(4) 取上述双凹玻片,用肉眼或低倍镜观察,看有无凝集现象出现。观察时可将玻片震动数次,如果有凝集发生,则越动凝集块越大,如无凝集,则振动后,血细胞均匀分散。

(5) 为了准确起见,若 10 分钟过后仍无凝集现象,可延长几分钟,以免造成假阴性的错误。因为有时血型定型试剂放置时间久效价降低,或红细胞抗原敏感性低,因此反应时间可能延长。

【实验报告】

(1) 写出自己的实验结果,并判断自己的血型。

(2) 统计全班同学的 ABO 血型不同类型的比例。

(3) 根据子女出现的血型(合子的表现型)按伯恩斯坦(F. Bernstein, 1924)的复等位基因学说推论父母有关血型基因型。

二、 PTC 尝味能力的遗传分析

【实验目的】

(1) 了解 PTC 尝味能力的实验原理。

(2) 学习基因性状的分析。

【实验器材】

各种浓度的 PTC 溶液(1/300 万、1/75 万、1/40 万、1/5 万、1/2.4 万)。

【实验原理】

人类对苯基异硫脲(pheny 1 - thio-carbamide, PTC)的味觉反应不同。这种味觉识别能力是遗传的。PTC 是一种白色晶状体药物。具有苦涩味(也有少数人感到甜味)。有人能尝出苦味,叫 PTC 尝味者,这决定于显性基因 T 的存在,有的人不能尝出苦味,叫做味盲,这决定于纯合的隐性基因 tt。在中国人中,味盲约占 1/10。基因型 TT 和基因型 Tt 的人,都有味尝能力,但纯合子 TT 的个体对 PTC 的尝味能力高,杂合子 Tt 个体对 PTC 的尝味能力较低,味盲的人尝味能力最低,甚至连 PTC 结晶也尝不出来。

【实验步骤】

每人取浸泡五种浓度 PTC 的纸片(1/300 万、1/75 万、1/40 万、1/5 万、1/2.4 万),自低浓度到高浓度分别尝味。将你尝味后的结果记录于下表(表 3 - 6 - 3)。

表 3 - 6 - 3　尝味能力记录表

PTC 溶液浓度	味　觉
1/300 万	
1/75 万	
1/40 万	
1/5 万	
1/2.4 万	

　　根据对 PTC 尝味能力的高低,可以推测出该性状的基因型。其判断标准是:尝味能力在 1/300 万~1/75 万之间者的基因为显性纯合子(TT),在 1/40 万~1/5 万之间者为杂合子 (Tt),在 1/2.4 万以上者为隐性纯合子(tt)。按这个标准,判断你自己的基因型。然后由同学统计全班几种结果的总人数。计算其结果填于下表(表 3 - 6 - 4)。

表 3 - 6 - 4　结果统计表

	1/300 万~1/75 万 TT	1/40 万~1/5 万 Tt	>1/2.4 万 tt
总人数			
百分比			

【实验报告】

什么叫不完全显性遗传?

实验七　小鼠骨髓细胞染色体标本的制备和观察

【实验目的】

(1) 掌握小鼠骨髓细胞染色体的制作方法。

(2) 熟悉小鼠染色体的形态和数目。

【实验用品】

1. 标本　小鼠。

2. 仪器和器材　解剖剪、解剖镊、5 ml 注射器、4 号针头、10 ml 刻度离心管、试管、毛细滴管、培养皿、冰水载玻片、托盘天平、恒温水浴箱、离心机、显微镜。

3. 试剂　500 μg/ml 秋水仙素、0.075 mol 氯化钾溶液、甲醇、冰醋酸、吉姆萨染液、香柏油。

【实验原理】

染色体(chromasome)是在细胞分裂过程中,染色质高度螺旋化后的一种形态。它由长臂

(q)和短臂(p)两部分组成,中间被着丝点分开。根据长短臂的大小及着丝点位置的不同,将染色体分为三类,即中央着丝粒染色体、亚中央着丝粒染色体和近端着丝粒染色体。不同的生物,其染色体的组成类型不同,如人类的体细胞染色体具有全部三种类型,而小鼠的体细胞染色体则全部都为近端着丝粒染色体,其数目为 $2n=40$。

【实验步骤】

1. **取材** 向小鼠腹腔内注入秋水仙素($5\ \mu g/g$),4～8 小时后用脱臼法处死小鼠,解剖,取出股骨,刮净骨上的肌肉并洗净,剪去股骨的两端,用注射器吸取预温至 37℃ 的 0.075 mol 氯化钾溶液,缓慢冲洗骨髓腔,将骨髓冲入离心管,然后,将毛细滴管插入离心管内缓慢地反复抽吸,使骨髓细胞团冲散,制成均匀的细胞悬液。

2. **低渗** 向上述离心管内回入预温至 37℃ 的氯化钾溶液至 9 ml,混匀后置 37℃ 水浴箱内水浴 30 分钟。

3. **离心** 将两离心管配平后,对称放入离心机内,4 000 转/分钟离心 10 分钟,取出,弃上清液,留 0.5 ml 沉淀物,用弹指法将细胞分散,制成细胞悬液。

4. **固定** 向离心管内加入新配制的固定液(甲醇:冰醋酸＝3:1)至 5 ml,充分混匀后,室温下固定 25 分钟,然后再离心固定两次,最后一次看细胞多少留取适量沉淀物,混匀制成细胞悬液。

5. **制片** 取少量细胞悬液,由高处(30 cm 左右)滴到预冷的载片上,每片两滴,用口吹散,晾干。

6. **染色** 将标本放入培养皿内,用吉姆萨染液覆盖于载玻片上,15 分钟后取出载片,清水冲洗,晾干。

7. **观察** 首先,将制好的标本放在低倍镜下寻找分散良好的中期分裂象,再转高倍镜或油镜观察。通过观察可见小鼠染色体全部呈"V"字形,或"U"字形,都为近端着丝粒染色体,短臂很难看出。

8. **注意**

(1) 小鼠的体重最好在 22～25 g 之间,因其体重较大,股骨相对较大,便于取材(骨髓)。因小鼠的后足相对较长,有的同学取材时误把胫腓骨当成股骨,而把股骨从中间剪断,以至无法取到骨髓。

(2) 冰水载玻片以冰水上面结一层薄冰为宜。

【实验报告】

(1) 绘制小鼠骨髓细胞染色体图。

(2) 说明小鼠骨髓细胞染色体的主要制备过程。

(3) 在本实验中,秋水仙素、低渗液、固定液和冰水的作用是什么?

实验八 | 人类染色体的核型分析

【实验目的】

掌握正常人染色体核型特征及其分析方法。

【实验用品】

1. 标本 正常人体细胞中期分裂象照片。
2. 器材 剪刀、镊子、培养皿、糨糊、牙签。

【实验原理】

人类正常体细胞染色体数为46条,其中22对为常染色体,1对为性染色体。依着D体制:根据染色体的相对长度和着丝粒的位置,将其中44条常染色体两两配合成对,形成同源染色体,共22对,同时将它们按大小顺序编号(No.1~22)并分成A、B、C、D、E、F、G 7组,其中性染色体X放在C组,Y放在G组,每组染色体都有其特定的形态特征。

1. A组(No.1~3) 是最大一组染色体。

No.1是一对最大型的中央着丝粒染色体;

No.2较No.1稍短,是一对最大型的亚中央着丝粒染色体;

No.3是该组中最短的一对中央着丝粒染色体。

2. B组(No.4~5) 比A组短,是两对亚中央着丝粒染色体,长短臂区分明显,组内两号不易辨别。

3. C组(No.6~12和X染色体) 是中等大小的亚中央着丝粒染色体。该组只有最大的No.6和最小No.12容易识别,其余各号间难以区别。以下特点可供识别时参考:No.6、7、8、11着丝粒近于中央,No.9、10、12长短臂区别明显。

4. D组(No.13~15) 中等大小,是较大近端着丝粒染色体,短臂末端有随体,组内各号间不易识别。

5. E组(No.16~18) 这3对染色体各有特点,彼此间容易区分。

No.16是本组最大的一对中央着丝粒染色体;

No.17为亚中央着丝粒染色体,稍大;

No.18是本组最小的一对亚中央着丝粒染色体。

6. F组(No.19~20) 是两组最小的中央着丝粒染色体,彼此间不易区别。

7. G组(No.21~22和Y染色体) 是一组最小的近端着丝粒染色体,21和22号短臂末端有随体,彼此不易区分。Y染色体属于G组,形态与前者不同,它稍大,两长臂互相平行,无随体。

【实验步骤】

取同一细胞的两张照片,一张贴在报告纸上方中央,另一张则将染色体逐个剪下(注意防止丢失),然后按 Denver 体进行染色体分组配对,并按顺序排列起来,贴在同一报告纸的下面,注意应将长臂放于短臂下端,而且末端对齐(图 3-8-1、图 3-8-2)。

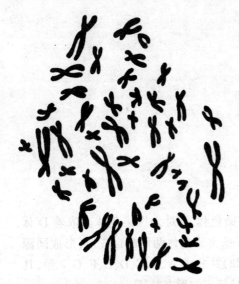

图 3-8-1　人淋巴细胞分裂
中期染色体及核型(男)

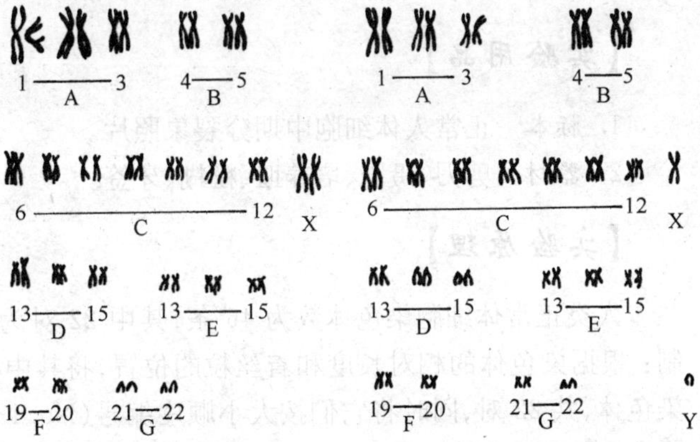

图 3-8-2　人淋巴细胞分裂中期染色体及核型

【实验报告】

核型剪贴。

要求:

(1) 染色体不能丢失。

(2) A组、E组各号鉴别必须准确,其他各组间不能混淆。

(3) 粘贴整齐有序。

(4) 卷面清洁。

核型分析版

被检者姓名:　　　　性别:　　　　年龄:　　　　标本来源:

日期:　　　　编号　　　　核型:

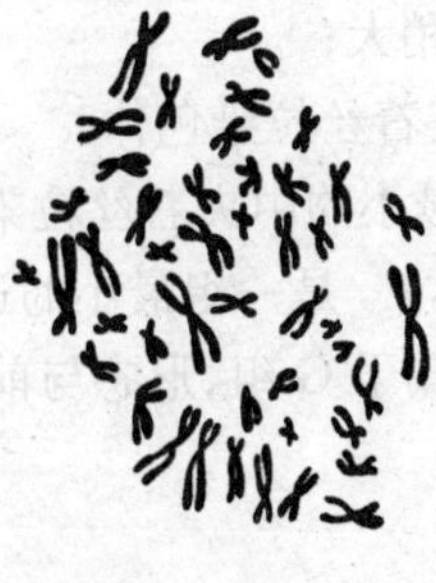

```
      1     2     3     4     5
   6    7    8    9    10   11   12
  13   14   15        16   17   18
        19   20        21   22
```

分析者：

实验九 | 姐妹染色单体交换(SCE)

【实验目的】

(1) 学习姐妹染色单体交换技术。

(2) 进一步辨认染色体组号。

【实验用品】

1. **标本** 未染色的人类染色体标本、小鼠。

2. **器材** 光学显微镜、恒温水浴箱、培养皿、立式染色缸、紫外线灯管、盖玻片和拭镜纸。

3. **试剂** 5-溴脱氧尿嘧啶核苷(BrdU)、秋水仙素、吉姆萨染液(Giemsa 染液)、2×SSC液、细胞培养液、荧光染色液。

【实验原理】

5-溴脱氧尿嘧啶核苷(5 - Bromodeoxyuriainc,BrdU)在 DNA 复制的过程中,可被当作核苷酸前体掺入新合成的 DNA 链中胸腺嘧啶的位置,故哺乳类动物细胞在含有 BrdU 的培养液内经两个细胞分裂周期后,其染色体的两条姐妹染色单体的 DNA 双链,一股含有 BrdU,另一股没有,另外一条染色单体的 DNA 则两股都含有 BrdU。当用吉姆萨染液染色时,可以看到这种差别,即 DNA 双链中一股有 BrdU 的则染色深,而 DNA 双链中两股均有 BrdU 的则染色浅,姐妹染色单体上染色体深浅相间的现象显示了染色单体间 DNA 互换情况。

姐妹染色单体互换(sister chromatid exchange,SCE)是在 DNA 损伤修复过程中,两条姐妹染色单体间的臂上发生了部分节段互换。SCE 的互换频率是反映 DNA 损伤程度的最敏感指标。细胞遗传学家观察到某些化学致突变物或致癌物可以大幅度提高姐妹染色单体互换频率。一些遗传病患者的恶性肿瘤发病率高,他们的外周血淋巴细胞的姐妹染色单体互换频率也大大高于正常人。对于一些具有遗传倾向的恶性肿瘤高危人群,坚持服用一些扶正作用的中药如人参、三七、黄芪、女贞子等,在提高自身的免疫功能同时还能降低姐妹染色单体互换频率,SCE 检测为我们在临床中筛选预防肿瘤、抗肿瘤的中药提供了重要依据。SCE 还可以应用于某些疾病的深入研究,广泛应用于环保监测及病理遗传学的研究。

【实验步骤】

姐妹染色单体互换可用离体哺乳动物细胞进行,亦可在整体动物体内进行。我们分别介绍两种实验方法。

1. 人外周血姐妹染色单体交换标本的制作和观察

(1) 取一无菌的 10 ml 细胞培养液(pH7.2～7.4)和 0.1 ml BrdU 液,调整瓶中 BrdU 的浓度为 10 $\mu g/ml$。

(2) 向瓶中加入人外周血 0.3 ml,摇匀后,用黑纸避光置于 37℃的恒温箱中培养 72 小时。

(3) 取出培养瓶,加入秋水仙素 0.4～0.8 $\mu g/ml$ 后,再放回恒温箱中继续培养 4 小时(以上操作均在无菌条件下进行)。

(4) 按常规方法制备染色体切片,并将其放入 70～80℃的烤箱中烘 1～2 小时或于 37℃恒温箱中保存备用。

(5) 实验时,取出切片并将标本面朝上平放于培养皿中,放入 2×SSC 溶液,以液体不超过标本表面为宜,并在标本上覆盖一张比标本稍微大的拭镜纸,使纸边垂到 2×SSC 溶液中,以保持标本湿润,然后将培养皿置于 45～48℃恒温水浴箱中温育,并用 15 W 紫外灯垂直照射标本 30 分钟,灯与标本距离应保持 6 cm 左右。

(6) 照射后,轻轻去掉拭镜纸,立即用蒸馏水冲洗标本(水温为 40℃左右),然后用 1：20 的 Giemsa 染液(pH6.98)染色 5～10 分钟,再用蒸馏水冲洗,干燥后观察。

(7) 取质量较好的 SCE 玻片标本,在低倍镜下寻找分散良好的中期分裂象细胞。在此细胞中,可以看到每一条染色体的两条染色单体染色深浅不同,这是由于在染色体中都含有 BrdU 和 DNA 双链不易着色的缘故。进一步仔细观察,可见有些染色体的两条染色单体上,其染色深浅也不相同,即一条染色单体上有一部分着色深,而有一部分浅,并且两条染色单体的深浅色正好相对应。这种现象表明姐妹染色单体间发生了互换,其中每一个深浅颜色的交替,记作一次交换(图 3-9-1,图 3-9-2)。

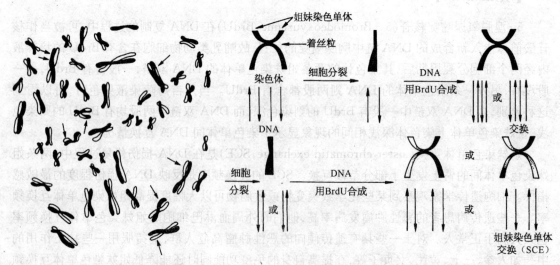

图 3-9-1　姐妹染色体分化染色
中期分裂象(箭头示一次互换)

图 3-9-2　姐妹染色单体互换原理图
图上部分说明染色体着色深和浅的形成机制

2. 小鼠骨髓细胞姐妹染色单体互换标本的制作用小鼠骨髓细胞观察染色体互换 方法是先将 BrdU 琼脂片埋藏在小鼠皮下,剂量为 7～10 mg/20 g 体重。然后经腹腔注入秋水仙素,2 小时后处死动物,取出股骨,抽取骨髓细胞,以后的操作过程同实验七小鼠骨髓细胞染色体标本制备。骨髓细胞制作后,经过 1 星期时间,可采用以下两种方法染色:

(1) 紫外线照射加吉姆萨染液染色法:取直径约 10 cm 的大培养皿,皿底垫滤纸,加水使潮湿,放上有骨髓细胞的玻片,加几滴 2×SSC 溶液(等量的 0.3 mol/L 氯化钠、0.03 mol/L 柠檬酸钠溶液,pH6.8)。把培养皿移至 80℃左右的水浴箱上,以 30 W 的紫外线灯,在距离 6 cm 处垂直照射 30 分钟。然后用吉姆萨染液染色 15～20 分钟。

(2) 荧光染料加吉姆萨染色法:将载有骨髓细胞的玻片放入荧光染色液中染色 20 分钟,洗净。将玻片放在平皿中,置于 30 W 紫外线灯下照射 45 分钟,用蒸馏水洗净,放入 5%吉姆萨液中染色 15～30 分钟,然后用蒸馏水洗 1 次,自然干燥。

3. 姐妹染色单体互换的计算

(1) 人类染色体 SCE 频率计算:选择细胞轮廓完整,染色体数目为 $2n=46$ 的细胞记行记数。凡在染色单体端部出现的互换,记为一个 SCE;在染色单体中间出现的互换,记两个 SCE,在着丝粒部位发生的一次互换,若判明不是染色单体在着丝粒部位发生的扭转时,可记为一次 SCE,但应列入着丝粒区互换(CME),然后按下列公式计算 SCE 频率:

$$SCE(频率) = \frac{n \text{ 个中期相 SCE 之和}}{n}$$

($n \approx 30 \sim 50$)

一般说来,中国人正常的 SCE 频率为 5.7+0.4。

(2) 小鼠骨髓细胞姐妹染色单体 SCE 频率计算方法同上。

【实验报告】

检查 5 个中期分裂象,并计算 SCE 频率(人或小鼠 SCE 标本片)。

实验十 | 人类染色体及核仁形成区的观察

【实验目的】

(1) 掌握人类染色体的形态、数目及性别差异。

(2) 了解人类染色体银染核仁形成区的显微形态特征。

【实验用品】

1. 标本 人外周血液淋巴细胞染色体标本。

2．仪器和器材　显微镜、水浴箱、培养皿、吸管、染缸。

3．试剂　5 mol 盐酸、50％硝酸银(用时现配)、0.1％甲酸。

【实验原理】

人体外周血液淋巴细胞是成熟的免疫细胞，在正常情况下是处于 G_0 期的。PHA(phytohemagglutiin，植物血凝素)是人和其他动物有丝分裂的刺激剂，它能使处于 G_0 期的淋巴细胞转化为淋巴母细胞，从而转入旺盛的有丝分裂，如果在细胞有丝分裂的高峰加入秋水仙素(colchicine)那么就可以破坏细胞中的纺锤体形成，使细胞停止于细胞分裂的中期，这样再通过一系列的制片过程，即可获得清晰且分散良好的人类染色体玻片标本。

正常人类的染色体共有 46 条，按其着丝点所存在的位置不同可分为 3 种，即中央着丝粒染色体、亚中央着丝粒染色体和近端着丝粒染色体。在近端着丝粒染色体的短臂区，由于存在有转录的 rRNA 的基因，并且该基因在间期细胞核中是形成核仁的基本成分，因而称其为核仁形成区(nucleolus organizer region，NOR)。在该区中，由于存在有可将 Ag^+ 还原为 Ag 的某种酸性蛋白质，因此可通过银染的方法，将该区镀上呈棕黑色的银，即为银染核仁形成区(AgNOR)。它的数量可在某种程度上反映出该细胞 rRNA 基因的活性。

近年来，通过生化和免疫化学的研究证明，能与 Ag^+ 特异性结合的某些酸性蛋白质为RNA 聚合酶 I，其功能是催化 rDNA 转录成 rRNA，进而形成核仁。

【实验步骤】

1．**人体外周血液淋巴细胞染色体玻片标本的观察**　取已制备好的人染色体玻片标本，放于载物台上。通过低倍镜观察，可见大小不等的蓝紫色圆形结构，在即为淋巴细胞的间期核，其中呈棒状的结构就是染色体。注意由于此玻片标本几乎整片都有细胞分布，并且没有盖片，因此在观察时应分清正反面，以免将标本擦掉或无法在高倍镜下观察到分裂象。当在低倍镜下，按一定顺序寻找到较好的染色体中期分裂象时，再转高倍镜和油镜仔细观察并计数。在计数时，为了避免遗漏或重复，可将一个细胞内的全部染色体按自然分布划分成小区，分别计算各小区的染色体数，再相加即得出该细胞内的染色体总数。注意在观察和计数时，要区分好男女性别。

2．**人类染色体银染标本的制备及观察**

(1) 取少许已制备好的处于中期的人外周血液淋巴细胞悬液，滴 1～2 滴于刚从冰水中取出的冷载片上，吹散悬液，使细胞均匀分布于载片上，空气干燥制成染色体玻片标本。

(2) 标本浸入装有 5 mol 盐酸溶液的染缸中，常温处理 5 分钟。取出，用水反复冲洗，晾干后将标本面朝上放于培养皿中。

(3) 0.1％甲酸和硝酸银，按 1∶1 配制成 50％的硝酸银溶液，取该溶液 0.5 ml 滴加到标本上，盖上擦镜纸，放于 56℃的水浴箱中处理 3～5 分钟，至擦镜纸呈棕色，取出载片，去掉擦镜纸，用水反复冲洗，室温晾干，镜检。

(4) 在低倍镜下，可见标本背景呈浅黄色，染色体着色较深，其中 NOR 区呈现棕黑色。选择一染色体分散良好的中期分裂象，转换高倍镜和油镜继续观察，并精确计数 10～20 个细胞中，每个细胞各有多少条染色体的 NOR 区染成棕黑色，计算 AgNOR 的平均数。正常人的AgNOR 值为 4～8 个/核型。一般说来，细胞中的数量可在某种程度上反映出该细胞 rRNA

基因的活性。

【实验报告】

(1) 绘制一个人的外周血液淋巴细胞中期分裂相图,并注明 A、D、F、G 组的组别或号数。

(2) 计算出你所观察的人类染色体的 AgNOR 数

$$AgNOR \ 均值 = \frac{N \ 个核型中含 \ AgNOR \ 染色体的总数}{N \ 个核型}$$

实验十一 人类性染色质检测

【实验目的】

(1) 掌握 X 染色质标本的制备方法。

(2) 熟悉 X 染色质的形态特征和计数方法。

(3) 了解 Y 染色质的形态特征及制备方法。

(4) 熟悉性染色质检查的临床意义。

【实验用品】

1. 仪器 显微镜、水浴箱、载玻片、盖玻片、牙签、烧杯、镊子、蒸馏水、拭镜纸、吸水纸、染色缸、记号笔。

2. 标本 人口腔黏膜上皮细胞。

3. 试剂 95％乙醇、5 mol/L HCl、Mcllvaine 缓冲液(pH5.6)、硫堇染液、甲醇、0.005％氮芥喹吖因。

【实验原理】

性染色质是在间期细胞核中染色体的异染色质部分显示出来的一种特殊结构。人类性染色体有 X 和 Y 两种,所以性染色质也有 X 染色质和 Y 染色质。

(一) X 染色质

根据 Lyon 假说,人类间期细胞的 X 染色质只有一条有转录活性,当多于一条时,其多余的 X 染色质将形成异固缩染色质块(X 小体)存在于细胞核的边缘,经过染色处理,可在显微镜下看到这一结构。正常女性体细胞中有两条 X 染色体在间期只有一条有活性,另一条失活呈异固缩状态,即形成 Barr 小体,又叫 X 染色质或 X 小体。X 染色质大多位于核膜内侧缘,1 μm 左右,深染。正常女性间期细胞中,X 染色质阳性检出率为 20％～70％,大多数为 30％～50％,高时可达 70％以上,男性细胞中则平均低于 1％。可采取口腔黏膜细胞、绒毛细胞、羊水细胞等进行检查。

(二) Y染色质

男性间期细胞用荧光染料染色时,可以看到细胞核中有一个大小 0.3 μm 左右圆形或卵圆形的强荧光小体,称之为 Y 染色质或 Y 小体。在正常男性一个细胞中可检测到 1 个 Y 染色质,一般阳性涂片中检出率应达细胞数的 25%～50%。正常女性细胞中不存在。

在临床上,X 染色质和 Y 染色质的检测是性染色体数目异常患者的辅助诊断手段。

【实验步骤】

(一) X染色质的制备和观察

1. 取材　受检女性用清水漱口 3 次,将口腔内杂物漱出。然后用牙签的钝面刮取口腔颊部黏膜上皮细胞。

2. 涂片　将刮取的上皮细胞,均匀涂在洁净的载玻片上,并用记号笔标上记号,以识别标本正反面。

3. 固定　将涂片置入 95% 乙醇溶液内固定 20～30 分钟,用蒸馏水洗 3 次,取出晾干。

4. 染色　将固定后的标本浸入蒸馏水中片刻,再浸入 30℃ 的 5 moi/L 的 HCl 溶液中水解 20 分钟,取出用蒸馏水洗 3 次(换水)。待干后加入硫堇染液染色 30 分钟。再用蒸馏水漂洗 3 次,稍干后盖上盖玻片,用手指轻轻压,用吸水纸吸去盖玻片周围的余液。

5. 镜检　在低倍镜下,可见口腔上皮细胞核为圆形或卵圆形,染成紫蓝色,胞质不着色。换油镜,选择典型的可计数细胞进一步观察。在可计数细胞内,仔细寻找 X 染色质。X 染色质的特征是:染色深,轮廓清晰,呈平凸形、圆形、扁平形或三角形,大小约 1.5 μm,多位于核膜内侧缘。统计 X 染色质的阳性率(至少应观察 100 个细胞)。

(二) Y染色质的制备和观察

1. 取材　涂片同 X 染色质的制备(男性受检)。

2. 固定　将涂片在甲醇中固定 30～50 分钟,取出后用蒸馏水洗 3 次(换水)。

3. 染色　在 0.005% 氮芥喹吖因中染色 5～10 分钟。用自来水冲洗 3 分钟,再用 Mcllvaine 缓冲液(pH5.6)冲洗,洗去染液、分色。在标本上滴 2～3 滴 Mcllvaine 缓冲液(pH5.6),然后加盖玻片并用吸水纸吸去多余的缓冲液。

4. 镜检　静置 30 分钟后,用荧光显微镜观察。低倍镜下,可见散在的口腔上皮细胞,核染成黄色;换油镜寻找 Y 染色质。Y 染色质的特征是黄色荧光亮点直径约为 0.3 μm,可位于核膜内缘,也可位于核中央。统计 Y 染色质的阳性率(至少应观察 100 个细胞)。

【实验报告】

(1) 观察 100 个可数细胞,计算 X 染色质或 Y 染色质检出率。

(2) 绘制你所观察到典型的 X 染色质或 Y 染色质的形态特征和在细胞中的分布状况。

[附] 试剂配制

1. 硫堇染液

(1) A 液(1% 硫堇):1 g 硫堇溶于 100 ml 50% 乙醇中,滤纸过滤,保存备用。

(2) B 液(醋酸钠缓冲液):将 9.7 g 醋酸钠(NaCH$_3$COO · 3H$_2$O)和 14.7 g 巴比妥酸钠(C$_3$H$_{11}$O$_3$N$_2$Na)溶于 500 ml 蒸馏水中。

（3）C 液（0.1 mol/L HCl）：吸取 12 mol/L HCl 8.5 ml，缓慢加入到 991.5 ml 蒸馏水中混匀即成。

（4）硫堇染液：按照 A∶B∶C＝40∶28∶32 的比例混合 3 种溶液，调 pH 至 5.7，即成硫堇染液。

2. Mcllvaine 缓冲液（pH5.6）

（1）A 液（0.1 mol/L 柠檬酸）：柠檬酸 2.1 g 加蒸馏水溶解至 100 ml。

（2）B 液（0.2 mol/L 磷酸氢二钠）：磷酸氢二钠（$Na_2HPO_4 \cdot 12H_2O$）7.16 g，加蒸馏水溶解至 100 ml。

（3）Mcllvaine 缓冲液（pH5.6）：取 A 液 8.4、B 液 11.6 ml 混合即成。

3. 0.005％氮芥喹吖因　取 5 mg 氮芥喹吖因，溶于 100 ml 蒸馏水中即成。

4. 5 mol/L HCl　吸取 12 mol/L HCl　416.7 ml，缓慢加入到 583.3 ml 蒸馏水中混匀即成。

附 录

附录 1　非挥发性麻醉药对实验动物的常用量(mg/kg)

药物常用浓度 (g/100 ml)	蛙	小鼠	大鼠	豚鼠	家兔	猫	狗	鸡	麻醉持续时间与特点
戊巴比妥钠 (1~4)		40~50 (ip)	40~50 (ip)	40~50 (ip)	25~30 (iv) 30~40 (ip)	30~40 (ip)	25~30 (iv) 30~40 (ip)	40~50 (im)	2~4 小时。注射后作用迅速,中途补充 5 mg/kg 可再维持 1 小时。静注宜慢,注射过快可使呼吸抑制而死亡。最常用,肌肉松弛不够完全。雄鼠体内代谢快,麻醉时间比雌鼠短
硫喷妥钠 (2~4)		25 (iv) 50~80 (ip)			20~30 (iv)	30~50 (ip)	20~30 (iv)		30 分钟,用于手术动物,静注宜慢,以免呼吸抑制而死亡,连续用药有蓄积作用
苯巴比妥钠 (10)			100~110 (sc)		100~150 (ip、iv)	140~160 (ip)	90~120 (ip、iv)	200 (im)	8~12 小时,需经 15~20 分钟才进入麻醉,麻醉较稳定
乌拉坦 (25%)	200~500 (淋巴囊) 蟾蜍 1000 (淋巴囊)	1 000~ 1 500 (ip)	1 000~ 1 500 (ip)	1 000~ 1 200 (iv) 1 000~ 1 500 (ip)	1 000~ 1 200 (iv) 1 200~ 1 500 (ip)	1 000~ 1 500 (ip)	1 000 (iv)		2~4 小时,对呼吸和神经反射影响小,但可降低血压
氯醛糖		50~80 (ip)			50~80 (ip、iv)	50~80 (in、ip)	100 (po) 60 (iv)		5~6 小时,对血管及神经反射影响小,安全,肌肉松弛不够安全
氯醛糖与乌拉坦混合液(含氯醛糖 1 份,乌拉坦 7 份)		氯 60+ 乌 420 (ip)			氯 60+ 乌 420 (ip、iv)	氯 60+ 乌 420 (ip)			5~6 小时,对心血管及神经反射影响较小

注:戊巴比妥钠和氯醛糖溶液要新鲜配制,久置低温下易析出结晶,用时需稍加热。

附录2 各种实验动物不同给药途径的常用容量

给药途径	小鼠 ml/10 g	大鼠 ml/100 g	家兔 ml/kg	豚鼠 ml/只	狗 ml/只
灌胃	0.2～0.3 (0.8～1.0)	1～2 (6～8)	10 (100)	4～5 (4～6)	200 (500)
皮下注射	0.1～0.2	0.3～0.5	0.5～1.0	0.5～2	3～10
腹腔注射	0.1～0.2	0.5～1.0	2～3	2～5	5～15
肌内注射	0.05～0.1	0.1～0.2	0.1～0.3	0.2～0.5	2～5
静脉注射	0.1～0.2	0.3～0.5	2～3	1～5	5～15

附录3 常用营养液的组成和配制

成分及储备液浓度	生理盐水	任氏液 Ringer sol.	任-洛氏液 Ringer Lock sol.	台氏液 Tyrode	克氏液 Kreb sol.	戴克降氏液 De-Jalon sol.
$NaCl$	9 g 153.99 mmol	6.5 g 111.21 mmol	9 g 153.99 mmol	8 g 136.88 mmol	6.9 g 118.06 mmol	9 g 153.99 mmol
KCl 0.1 g/ml		0.14 g 1.88 mmol 1.4 ml	0.42 g 5.63 mmol 4.2 ml	0.2 g 2.68 mmol 2.0 ml	0.35 g 4.69 mmol 3.0 ml	0.42 g 5.63 mmol 4.2 ml
$MgSO_4 \cdot 7H_2O$ 0.1 g/ml				0.26 g 0.96 mmol 2.6 ml	0.29 g 1.07 mmol 2.9 ml	
$NaH_2PO_4 \cdot 2H_2O$ 0.05 g/ml		0.006 5 g 0.042 mmol 0.13 ml		0.065 g 0.42 mmol 1.3 ml		
KH_2PO_4 0.1 g/ml					0.16 g 1.18 mmol 1.6 ml	
$NaHCO_3$		0.2 g 2.38 mmol	0.5 g 5.95 mmol	1 g 11.9 mmol	2.1 g 24.99 mmol	0.5 g 5.95 mmol
$CaCl_2$ 0.094 g/ml		0.12 g 2.16 mmol 1.08 ml	0.24 g 4.32 mmol 2.16 ml	0.20 g 3.60 mmol 1.8 ml	0.28 g 5.06 mmol 2.52 ml	0.06 g 1.08 mmol 0.54 ml

续　表

成分及储备液浓度	生理盐水	任氏液 Ringer sol.	任-洛氏液 Ringer Lock sol.	台氏液 Tyrode	克氏液 Kreb sol.	戴克降氏液 De-Jalon sol.
			蒸馏水加至 1 000 ml			
葡萄糖		2 g 11.1 mmol	1 g 5.5 mmol	1 g 5.5 mmol	2 g 11.1 mmol	0.5 g 2.77 mmol
通气		空气	O_2	O_2 或空气	$O_2+5\% CO_2$	$O_2+5\% CO_2$
用途	哺乳类小量静脉注射	用于蛙类器官组织	用于哺乳类心脏等	用于哺乳类肠肌	哺乳类及鸟类各种组织	大鼠子宫

注：① 配制 $CaCl_2$ 溶液时，必须先将 $CaCl_2$ 单独溶解后，才能与其他成分配成的溶液相混合，否则会产生沉淀。② 葡萄糖于临用前加入，以免细菌生长。③ 每种营养液下均列出每种成分在 1 000 ml 中所含的重量(g)毫摩尔(mmol)及相当于储备液的毫升(ml)数。

附录4　几种易变质药物溶液的配制和保存方法

在中药药理实验中常用到一些化学药物,这些药物的水溶液性质很不稳定。对此可以按下列方法配制与保存。

1. **氯乙酰胆碱**　本品在水溶液中易水解失效,但在 pH4 的溶液中比较稳定。可以用 5 g/100 ml 的磷酸氢钠溶液配成 1 mg/ml 左右的氯化乙醚胆碱,用小瓶分装,密封后置冰箱保存,约可保持药效 1 年。临用时用生理盐水稀释至所需浓度。

2. **盐酸肾上腺素**　本品在溶液中易氧化失效,在碱性溶液中破坏更快。宜用生理盐水稀释配制,不能以任氏液或台氏液稀释。盐酸肾上腺素的稀溶液一般只能保存数小时,如在溶液中添加微量(10^{-4} mol/L)维生素 C,可显著提高其稳定性。

3. **洋地黄**　洋地黄的有效成分为苷类物质,在水溶液中易水解失效。常以片剂和酊剂保存,在实验前调制成水溶液供使用。调制方法：取适量洋地黄配置蒸发皿中,在水浴上蒸干,冷却后加生理盐水配成适当浓度,过滤后置冰箱保存。此稀释液只能保持药效 3 日。

4. **磷酸组胺**　本品在水溶液中易变质失效,但如溶液呈酸性则较稳定。可仿照氯乙酰胆碱方法,以 5 g/100 ml 的磷酸氢钠配制保存液,临用前以生理盐水稀释至所需浓度。

5. **水杨酸毒扁豆碱**　本品在水溶液中易氧化变质,在制剂中宜适当添加抗氧化剂。取水杨酸毒扁豆碱 0.1 g 及亚硫酸氢钠 0.05 g 加水至 100 ml 制成 0.1 g/100 ml 的水杨酸毒扁豆碱溶液。用棕色瓶贮存,可保持药效 1 星期。如发现溶液呈粉红色,即不可用。

6. **催产素及垂体后叶素**　本品在水溶液中易变质失效,但如以 0.25% 醋酸溶液配制成每 1 ml 含催产素或垂体后叶素 1 u 的贮存液。用小瓶分装,灌封后置冰箱中 4℃ 左右保存(不宜冰冻),约可保持药效 3 个月。临用前再用生理盐水稀释至所需浓度。如发现溶液出现沉淀,即不可用。

中草药中含有糖类和蛋白质等营养性物质,微生物容易繁殖,其水浸液、浸膏等很易霉败变质。为便于保存,防止其霉败,可加入适量防腐剂。常用防腐剂有乙醇,用量在 20% 以上;

甘油,中性溶液中用量为 30%,酸性或碱性溶液中用量为 20%;苯甲酸,一般浓度为 $0.1\sim0.3$ g/100 ml,最好先配成 20 g/100 ml 的醇贮存剂;对羟基苯甲酸酯类(尼泊金类),甲酯用量为 $0.05\sim0.08$ g/100 ml,乙酯为 $0.03\sim0.05$ g/100 ml,丙酯为 0.03 g/100 ml,丁酯为 0.01 g/100 ml。

附录5 中药药理实验常用符号

度量衡及剂量符号

L(1)	升(1 L=1 000 ml)	kg	千克(公斤)(1 kg=1 000 g)
dl	分升(10^{-1} L)(1 dl=100 ml)	g	克(1 g=1 000 mg)
ml	毫升(10^{-3} L)(1 ml=1 000 μl)	mg	毫克(10^{-3} g)(1 mg=1 000 μg)
μl	微升(10^{-6} L)(1 μl=1 000 nl)	μg	微克(10^{-6} g)(1 μg=1 000 ng)
nl	纳升(10^{-9} L)(1 nl=1 000 pl)	ng	纳克(10^{-9} g)(1ng=1 000 pg)
pl	皮升(10^{-12} L)	pg	皮克(10^{-12} g)
m	米(1 m=1 000 mm)	mol/L	摩尔每升(1 mol/L=1 000 mmol/L)
cm	厘米(10^{-2}m)(1 cm=10 mm)	mmol/L	毫摩尔每升(10^{-3}mol/L)
mm	毫米(10^{-3}m)(1 mm=1 000 μm)	μmol/L	微摩尔每升(10^{-6}mol/L)
μm	微米(10^{-6}m)(1 μm=1 000 mm)	nmol/L	纳摩尔每升(10^{-9}mol/L)
nm	纳米(10^{-9}m)		

ppm:百万分之一(如 1 kg 中药中含 1 mg 某微量元素,即为 1 ppm),现用 10^{-6} 表示

Pa	帕(1 mmHg=133.3 Pa)	kPa	千帕
LD	致死量	LD_{50}	半数致死量
ED_{50}	半数有效量	MLD	最小致死量
MED	最小有效量	U,u	单位

中药量:老秤(16 两为 1 市斤)1(市)斤=500 g,1 两=10 钱=30 g,1 钱=3 g
　　　　新秤(10 两为 1 市斤)1(市)斤=500 g,1 两=10 钱=50 g,1 钱=5 g

时间符号

a(y)	年	h	小时
mo	月	min	分钟
d	日	s	秒

电和放射强度

Ω	欧(姆)	$\mu\Omega$	微欧
Hz	赫(兹)	A	安(培)
mA	毫安	V	伏(特)
mV	毫伏	μV	微伏
Bq	贝可	Ci	居里
mCi	毫居里		

用药途径符号

id(ID)	皮内注射	sc(H)	皮下注射
ip(IP)	腹腔注射	im(IM)	肌内注射
iv(IV)	静脉注射	iv(IV, gtt)	静脉滴注
po(PO)	口服,经口	ig(IG)	灌胃

化验符号

RBC	红细胞	WBC	白细胞
Hb	血红蛋白	NPN	非蛋白氮
UN	尿素氮		
ALT	丙氨酸氨基转氨酶(SGPT 血清谷-丙转氨酶)		

其他

♂	雄性	♀	雌性
x	均数	s	标准差
±	加或减	>	大于
<	小于	Bp	血压
ECG(EKG)	心电图	OD	光亮度
wt	体重	vol	容量
n	只(动物数)		